主编

侯春林　池征璘　邹永根

显微外科
疑难手术病例精编

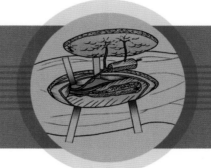

MICROSURGICAL
DIFFICULT CHOREOGRAPHY
SURGICAL CASES

上海科学技术出版社

图书在版编目（CIP）数据

显微外科疑难手术病例精编 / 侯春林，池征璘，邹永根主编 .
—上海：上海科学技术出版社，2017.8
ISBN 978-7-5478-3577-7

Ⅰ . ① 显⋯　Ⅱ . ① 侯⋯　② 池⋯　③ 邹⋯　Ⅲ . ① 显微外科手术 –
病案 – 分析　Ⅳ . ① R616.2

中国版本图书馆 CIP 数据核字（2017）第 113818 号

显微外科疑难手术病例精编

主编　侯春林　池征璘　邹永根

上海世纪出版股份有限公司
上海 科 学 技 术 出 版 社　出版
（上海钦州南路 71 号　邮政编码 200235）

上海世纪出版股份有限公司发行中心发行
200001　上海福建中路 193 号　www.ewen.co
上海盛通时代印刷有限公司印刷
开本 889×1194　1/16　印张 16　插页 4
字数 350 千字
2017 年 8 月第 1 版　2017 年 8 月第 1 次印刷
ISBN 978-7-5478-3577-7/R · 1375
定价：138.00 元

内容提要

  显微外科一直是国内外的研究热点，临床应用也日益增多，大量关于显微外科的著作和论文面世，进一步推动了显微外科的发展。但显微外科对手术医师的专业解剖知识和显微技术要求极高，更要求手术医师具备丰富的临床经验和应变能力，尤其是在处理疑难病例时。因此，显微外科医师迫切需要详细描述显微外科理念和手术细节的专业图书以供临床参考和学习。

  本书分为再植、再造、皮瓣创面修复、神经修复与功能重建、肿瘤修复重建及其他显微应用6章，包含70余个典型病案例，每个案例分病例介绍、治疗方法选择、手术方法、注意事项等。与国内外已出版的同类书相比，本书更注重在结合国内外显微外科研究方面最新进展的同时，介绍实际操作与技术。编写时提炼相关手术的关键步骤和细节，配以详细的手术过程图片和解剖绘图，按照由浅入深的顺序详细叙述手术步骤，深入直观地展现显微外科医师实施手术方案时所需遵循的原则和需把握的细节。

  本书可为显微外科初、中级医师提供相关指导，又可作为高级显微外科医师临床工作中必备的参考资料，还可作为医学院校学生、研究生的重要参考书。

编委名单

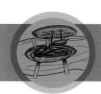

主　编
侯春林　池征璘　邹永根

主编助理
宋达疆　尹　刚

编著者
（以姓氏笔画为序）

卜繁旺	王　相	王　欣	王树锋	王道明	车永琦	巨积辉
尹　刚	田　林	白辉凯	刘国江	刘育杰	池征璘	李文君
李　靖	李　赞	杨永利	杨克非	吴传城	吴学军	邹永根
宋达疆	张文龙	张亚斌	张　迅	张敬良	武俊旗	幸超峰
林浩东	林　涧	周丹亚	周明武	周　晓	庞　帅	庞仲辉
郑晓菊	胡其恭	胡瑞斌	侯　刚	侯建玺	侯春林	侯瑞兴
姜　涛	姚永锋	栗鹏程	郭子文	郭桥鸿	郭　翔	唐　亮
姬传磊	黄建新	曹学新	喻建军	曾赛华	谢书强	雷彦文
裴少琨	裴国献	颜　良	潘佳栋			

主编简介

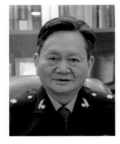

侯春林

男，1945年2月出生，江苏苏州人。1967年毕业于第二军医大学医疗系，1981年获矫形外科硕士学位。现任第二军医大学附属长征医院骨科一级教授、主任医师、博士生导师。曾任中华医学会理事、中华显微外科学会主任委员、中国修复重建外科学会主任委员、全军显微外科专业委员会主任委员、上海市显微外科学会主任委员等学术职务。

长期致力于骨科临床、教学及科研工作，擅长手外科、显微外科和修复重建外科。先后主编出版了《带血管蒂皮瓣肌皮瓣转移术》《带血管蒂组织瓣移位手术图解》《筋膜皮瓣与筋膜组织瓣》《皮瓣外科学》《穿支皮瓣手术图解》和 *Surgical Atlas of Perforator Flaps* 等6部中英文皮瓣外科专著。2016年主编出版了《中华医学百科全书——显微外科学》和《显微外科名词》2部专著。发表学术论文200余篇，获国家及军队二等以上重大科技成果奖16项。先后被评为上海市十佳中青年医师、上海市十佳科技精英、全军优秀教师、总后科技银星、全军育才奖金奖。1993年获政府特殊津贴，1994年被国家人事部及总政治部授予有突出贡献中青年专家。

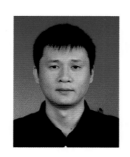

池征璘

男，1974年8月出生，温州市人，毕业于温州医学院。现工作于温州医科大学附属第二医院，从事手外科、显微修复重建外科二十余年，擅长手指再造、四肢创伤及各种复杂创面的修复与重建。发表论文30余篇，SCI 10余篇，参编《脊柱微创外科学》及参译《穿支皮瓣乳房重建术》等多部著作。现任中国康复医学会修复重建外科专业委员会常务委员、中国修复重建外科继续教育工作委员会主任委员、中国修复重建外科专业委员会再植再造学组委员、中国医促会肿瘤整形外科与功能性外科分会常务委员、中国医促会肿瘤整形外科与功能性外科分会皮瓣学组副主任委员、中促会骨伤分会骨显微专业委员会副主任委员、中国医师协会整形医师分会手整形专业委员会委员、中国研究型医院学会创面防治与损伤组织修复专业委员会常务委员、中国研究型医院学会创面防治与损伤组织修复专业委员会穿支皮瓣学组副组长、手足显微外科论坛主任委员。

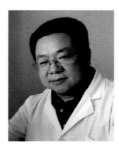

邹永根

男，1975 年出生，2001 年毕业于泸州医学院临床医学本科，2007 年获博士学位。2013 年于美国俄亥俄大学附属医院（UH）完成 PHD 学习。现任西南医科大学附属第二医院骨科教授、主任医师、硕士生导师。兼任中华医学会创伤外科专业委员会委员、中国修复重建外科专业委员会委员、中国修复重建外科再植与再造副主任委员、中国修复重建外科继续教育工作委员会副主任委员、中国医师协会儿童骨科分会全国委员、中国医师协会骨科医师分会骨与关节发育畸形残疾预防工作委员会委员、中国国际经济技术合作促进会肿瘤外科皮瓣修复学组副组长、四川省创伤外科专委会委员、四川省显微外科专委会委员、四川省骨科专委会委员、四川省中西医结合骨科专委会常委、重庆市中西医结合骨科专委会副主任委员、泸州市中西医结合骨科专委会主任委员。主要从事四肢创伤及手足显微外科临床工作，承担科研课题 5 项，主编学术专著 3 部，发表论文 53 篇，其中 SCI 收录 11 篇。

前　言

  显微外科作为 20 世纪外科领域的一门新兴学科，50 多年来取得了飞速发展。而中国显微外科在几代人的努力下，一直走在世界前列。显微外科技术的广泛应用，已使许多采用传统技术无法治疗的临床难题得以解决，修复了众多肢体的残缺和畸形，甚至挽救了无数患者的生命。但在临床工作中，一方面我们仍会不断面临各种各样新的问题，而要解决这些问题在目前出版的众多显微外科专著中，又找不到现成的答案。另一方面，在一线工作的显微外科工作者，在各自的医疗实践中不断探索解决这些疑难问题的新方法、新技术，积累了丰富的临床经验。本书就是集中介绍近年来采用显微外科技术治疗疑难病例的经验。该书由全国工作在一线的显微外科专家共同编写而成，其中不少方法为作者首创，有的尚未公开发表。因此，《显微外科疑难手术病例精编》是一部不同于一般显微外科专著的临床经验集，通过70 余个典型病例，介绍治疗疑难、复杂、罕见伤病的成功经验，希望达到启迪临床思维、促进临床创新的目的。

  全书包括再植、再造、皮瓣创面修复、神经修复与功能重建、肿瘤修复重建及其他显微应用等 6 个部分，包括 70 余个典型病例。每个案例包括病例介绍、治疗方法选择、手术方法及注意事项 4 个部分，并配有临床病例照片，以突出临床实用性和科学性。

  本书为作者利用业余时间编写而成，定有不足之处，恳请广大读者批评指正。

侯春林　池征璘　邹永根

2017 年 2 月

目 录

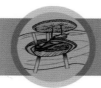

第一章 再 植

第二章　再　造

第三章　皮瓣创面修复

第四章　神经修复与功能重建

第五章 肿瘤修复重建

第六章 其他显微应用

第一章
再 植

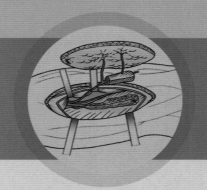

1 | 前臂离断合并四指离断再植

山东省德州手足外科医院·曹学新

单纯前臂离断或断指病例临床上较为常见，且手术简单、成活率高，但前臂离断同时合并四指离断的病例则少见，再植肢体完全成活的更是罕见[1-4]。本文作者收治一例左前臂远端完全离断同时合并左手示指、中指、环指和小指完全离断患者，急诊给予再植，离断肢体全部成活。

· 病例介绍 ·

患者，女性，52岁。2015年3月25日因左手机器冲压伤2小时入院。左前臂自腕关节以近6 cm完全离断，示指自近节远端完全离断，中指、环指和小指自近节基底完全离断，指蹼皮肤相连，肢体完整，创缘欠整齐，前臂部分肌腱自近端撕脱抽出，前臂残端部分肌肉挫灭。尺骨、桡骨远端粉碎性骨折，示指、中指、环指和小指近节骨折。伤后14小时成功完成断肢、断指再植，术后1年随访再植肢（指）体完全成活（图1-1）。

■ 治疗方法选择

本病例系前臂离断同时合并四指完全离断，患者再植欲望强烈，但伤情复杂、手术部位多，再植难度大，且患者年龄大，体质弱，入院时已大量失血，所以需要制订一个合理的手术方案。既要保障患者生命安全，又能取得再植成功，而再植顺序变得尤为关键。一般方法有3种，手术方法及优缺点见表1-1。

表 1-1 **手术方法及优缺点**

手术方法	优 点	缺 点
自远及近，即先行腕掌部与手指再植，后行前臂再植	腕掌部与手指的再植可以在无血状态下进行，且体位自由，能够缩短手术时间	腕掌部缺血时间长，易出现肌肉组织坏死，导致感染甚至肢体坏死
自近及远，即先行前臂再植，后行腕掌部与手指再植	腕掌部肢体可以尽早恢复血运，避免肌肉组织坏死	远端进行四指再植时，会造成大量失血。同时上臂反复使用气囊止血带有神经损伤的可能，手术时间也会延长
先吻合一条尺动脉或桡动脉恢复腕掌部肢体供血，再进行其他组织修复	腕掌部能更早地恢复供血	在进行其他组织修复，尤其是骨折内固定时，始终要小心避免损伤已吻合的动脉，造成一定的顾忌，且也存在大量失血的弊端。另外，骨折固定之后还会出现血管迂曲的可能性，必要时需要重新吻合，这也会导致手术时间延长[5]

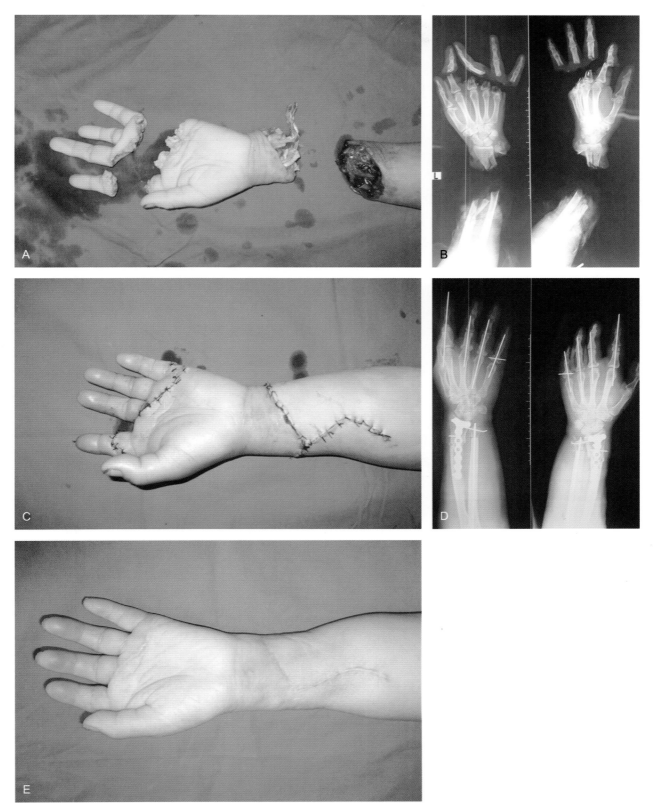

图 1-1　前臂及四肢离断再植

A. 术前伤情；B. 术前 X 线；C. 术后；D. 术后 X 线；E. 术后 1 年

本文作者的手术方案是：先行腕掌部与手指指骨固定，修复指深屈肌腱，然后四指分别修复一根指固有动脉和指固有神经，指背侧指伸肌腱和静脉先不予修复。接着固定近端尺桡骨，随即吻合尺动脉，恢复远端肢体全部供血。然后再修复前臂及手指其余组织。优点是远端大部分的组织修复在无血状态下进行，既能大大缩短手术时间、保证手术质量、减少出血量，又能避免腕掌部缺血时间过长，造成肌肉组织坏死。

■ 手术方法

入院后急诊在臂丛麻醉下行清创再植术，上臂上气囊止血带，手术由 3 人分 2 组进行，1 人行前臂残端清创，彻底去除失活肌肉组织，标记血管、神经、肌腱，创面彻底止血。另外两人由具有丰富再植经验的医师担任，彻底清创，断指指骨均缩短 0.3~0.4 cm，以 1.5 mm 克氏针纵行固定，找到指深屈肌腱远近两个断端，标记其近端断端并留牵引线防止回缩，为防止粘连去除指浅屈肌腱，缝合指深屈肌腱。每个断指吻合 1 条指固有动脉，修复指固有神经，指伸肌腱和指背静脉暂不修复，手掌部伤口皮肤简单缝合。尺骨、桡骨予以短缩 4 cm，桡骨复位后以斜 "T" 形重建钢板固定，尺骨以 1 枚 3.0 mm 克氏针纵行固定，并以 1 枚 1.5 mm 克氏针固定下尺桡关节，修复关节韧带。随即吻合尺动脉，放松止血带，腕掌部和断指一次性通血成功，肢体离断后至通血成功历时 7 小时整。放血 20 分钟后，不上气囊止血带，以血管夹夹闭尺动脉，每小时松开 1 次，依次修复腕部肌腱、正中神经、尺神经、桡神经浅支，吻合桡动脉及其伴行静脉 2 条，吻合腕部静脉 4 条，修复指伸肌腱，吻合手指静脉 9 条，最后缝合所有伤口皮肤。

术后患者卧床 1 周，患肢制动，局部烤灯照射，给予抗感染、抗痉挛、抗凝血治疗，术后 4 小时示指发生静脉回流障碍和环指动脉供血障碍，考虑为局部淤血压迫所致，以止血钳撑开伤口放出淤血后随即均缓解，给予伤口更换引流条。后再植肢体稳定，顺利成活。

■ 注意事项

◎ 肢体多平面离断的再植不同于单平面离断的再植，术前需制订周密计划。合理的再植顺序尤为关键，可以缩短手术时间，减少出血，提高再植成功率。

◎ 清创要彻底，失活的肌肉要彻底去除。一旦发生坏死或感染，将会影响到吻合的血管，导致再植失败。

◎ 血管吻合要精细，尤其是远端吻合口。前臂血管再通后，相比单纯断指的血管压力是稍低的，这就需要高质量的血管吻合。

◎ 上臂不要反复使用气压止血带。反复使用气压止血带可导致：①可能会对吻合后的血管造成影响，导致痉挛或栓塞；②因再植手术时间长，频繁使用止血带可能造成上臂神经损伤；③止血带反应可能会造成患者不适、躁动，导致配合度降低，影响手术操作。一般情况下，只在前臂清创和尺桡骨固定时应用止血带，之后的组织修复只需以血管夹夹闭尺、桡动脉，每小时放松 1 次即可。

参考文献

[1] 赵东升，张长生 . 一手同时断腕、断指再植成功一例报告 [J]. 手外科杂志，1992，1；54-54.

[2] 李光富，柯凤梅，戴黎明，等 . 断腕合并断指再植成功一例 [J]. 中华手外科杂志，2007，23（4）；251-251.

[3] 李晓林，穆广态，王涛 . 断腕合并断指再植成活 1 例 [J]. 宁夏医学杂志，2013，35（2）；192-192.

[4] 赵国红，谢振军，孙华伟，等 . 断腕合并多指离断再植成功一例 [J]. 中华显微外科杂志，2009，32（3）；183.

[5] 裴国献，魏宽海 . 手部多平面离断再植 [J]. 中国现代手术学杂志，2000，4（3）；169-172.

2 上肢离断异位再植

北京积水潭医院·杨克非

1963 年，上海交通大学附属第六人民医院陈中伟、钱允庆、鲍约瑟成功实施世界首例断肢再植成功，开创了世界显微外科新纪元。1977 年 7 月 6 日，北京积水潭医院杨克非针对双上肢严重毁损患者，成功实施了肢体异位再植，将右手肢体远端移位于左上肢重建了手功能。

·病例介绍·

患者，男性，18 岁，工程兵战士。工地火车压伤，患者神志清醒，血压未能测到。经抢救，止血，输血 2 500 ml 后，血压上升，病情稳定。具体伤情：右上肢与肩部离断，上臂及前臂上段已严重破损，前臂下段和手组织完整；左上肢与前臂中段离断，远断端已丢失；右下肢与大腿中上段离断，远断端已破碎；左股骨粉碎性骨折，肢体血液循环存在，肢体肿胀；右胸 8 条肋骨闭合性骨折，血气胸。在 1977 年 7 月 6 日利用右上肢残留的远端，移位再植于左上肢，经术后长期康复训练，取得了十分完美的功能恢复（图 2-1）。

■ 治疗方法选择

由于该患者多个肢体均严重受损，无法进行原位再植。其中左上肢近端毁损，远端保留完整，而右上肢远端毁损，近端保留完整，故设计将右手移植到左上肢残端上，进行移位再植，以最大限度重建手功能。而右下肢已严重毁损，故行高位截肢术[1-4]。

■ 手术方法

右手移植到左前臂　先将尺桡骨进行了固定。受当时条件所限，仅有 3 枚螺钉，将骨断端修成梯状，手掌向内，尺骨断端对桡骨，桡骨断端对尺骨，相反的梯状骨相对，各用 1 枚螺钉固定，较稳定。

肌腱吻合　在吻合肌腱时遇到问题，因为手和前臂各是对侧的肢体，近端桡侧与远端尺侧相对，近端尺侧与远端桡侧相对。考虑到肌腱的滑动，不能将同名肌腱交叉吻合，只能近端尺侧肌腱与远端桡侧肌腱吻合，近端桡侧肌腱与远端尺侧肌腱吻合，修复后的肌腱是平行走行而没有交叉。这为以后伤手的功能恢复创下了有利的条件。

神经吻合　考虑到每条神经都有它特殊的支配感觉及运动功能，则远近端是同名神经相对吻合，即近端正中神经旋转 180° 后与远端正中神经吻合。旋转 180° 是因为在前臂下段正中神经的运动支在断端的各自一侧，希望旋转后运动支可相对，尽量恢复拇短展肌的功能。远近侧尺神经端-端吻合。桡

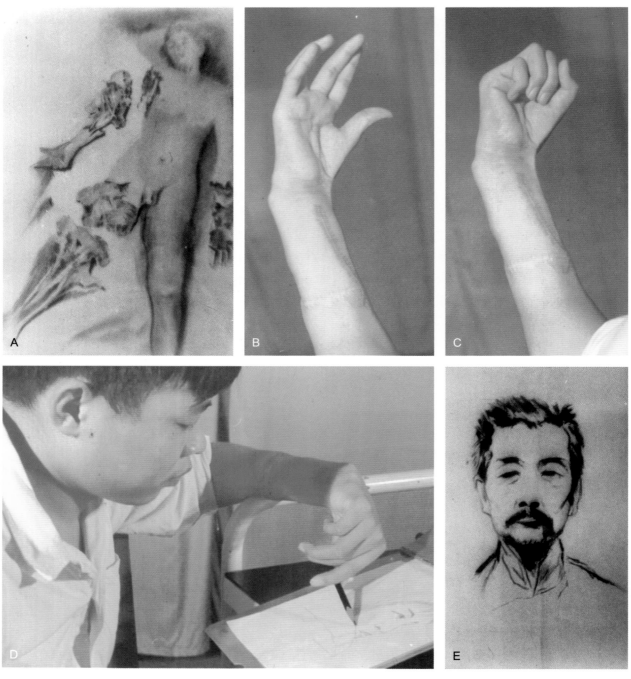

图 2-1 上肢离断移位再植
A. 术前四肢创伤；B. 移位再植后；C. 移位再植后手功能；D. 术后左手握笔；E. 绘画作品

神经感觉支未做修复。

血管吻合 近侧桡动脉与远侧尺动脉吻合。手部的桡动脉已损坏，未做修复。前臂背侧修复了3条较大的静脉。伤后14小时患肢血液循环建立，患手血液循环良好。手术前后共输血4 100 ml。

术后康复训练 伤后3周，前臂用石膏托保护，进行手指屈伸练习，2个月后骨折愈合，加大练习活动量。伤后2.5个月，伤手可充分屈和伸。因肌腱远近端尺桡侧相反而相对吻合，指令和活动完全相反。重新训练患者，2个月后，患者重新建立了反射。伤后半年，手部感觉恢复，功能越来越好。伤后2.5个月左股骨愈合，右下肢装配假肢，患者能独自行走。因手是相反对接，拇指在前臂的尺侧，患者用他自己的特殊姿式进行活动，如写字、持物、画画等。患者生活能自理，能维修电器等，还能画出生动的图画，复员后被送到四川某艺术学校学习。

■ 注意事项

◎ 急诊时因患者伤情严重，应首先进行抢救，待全身条件改善平稳后，再进行断肢再植功能重建，才可获得较好的结果。

◎ 因再植肢体远近端是对侧上肢，手术修复要精心设计，精细操作，才可获得良好的功能。

◎ 再植手术后需要尽早进行功能练习，要长时间坚持，不同时期要用不同的方法和不同的强度，这样才能获得理想的功能。

◎ 异位再植的肢体，需要重新建立反射，在医务人员指导下，经过反复训练，才可获得重建功能。

◎ 同名神经相对吻合，能得到良好的感觉恢复和手部内在肌功能重建。

◎ 桡骨对尺骨、尺骨对桡骨相接，虽然骨支架较牢固，但前臂丧失了旋转功能。若只将桡骨对桡骨相接，尺骨不接，这样是否可获得一些前臂旋转功能。

◎ 对多发肢体损伤，尽量利用不能原位再植的组织进行异位再植修复，可给患者重建一些宝贵的功能。

参考文献

[1] 侯春林，刘小林.中国显微外科历史回顾[J].中华显微外科杂志，2015，38（5）：417-419.
[2] 谷云峰，陈福生，李军，等.手交叉异位再植成功一例[J].中华手外科杂志，2013，29（4）：255.
[3] 侯建玺，谢书强，王宏鑫.前臂毁损离断异位寄养二期回植再造一例[J].中华手外科杂志，2012，28（3）：186-187.
[4] 于鹤童，张欣，赵明智.右小腿异位再植于左小腿一例[J].中华显微外科杂志，2011，34（4）：350.

3 合并脑外伤上肢离断再植

郑州仁济创伤显微外科医院·侯建玺 谢书强

急性硬膜外血肿患者一般都伴有不同程度颅骨骨折和脑挫裂伤，且 GCS 评分一般为 3~9 分，在短时间内病情发展快，变化大。如抢救及时，就能减少因硬膜外血肿增大引起的继发性脑疝，从而降低死亡率和致残率。而四肢离断伤则需要立即对肢体施行再植术，再植的效果与缺血时间有直接联系。本文作者报道了一例合并左侧急性硬膜外血肿及右上肢离断伤患者急诊行断肢再植、硬膜外血肿清除术，患者顺利渡过危险期并再植肢体成活。

·病例介绍·

患者，男性，29 岁。2015 年 5 月 27 日以"左侧硬膜外出血和右上肢不全离断伤"急诊入院。查体：生命体征不稳定，体温 36.4 ℃，脉搏 112 次 / 分，呼吸 29 次 / 分，血压 100/60 mmHg。神志模糊，烦躁不安，查体欠配合。双侧瞳孔不等大，左侧瞳孔直径约 4.5 mm，右侧瞳孔直径约 2.5 mm，对光反应迟钝。右上臂中段除外侧有约 1/5 皮肤组织相连外，余完全离断；伤口污染严重，皮肤及软组织广泛剥离，软组织挫毁较重；远端肢体苍白无血运。尽快完善术前检查，在全麻下行颅内血肿清除手术，同时右断臂清创再植术。术后颅内血肿清除彻底，患者清醒。患肢血液循环正常并顺利渡过危险期，肢体成活，伤口一期愈合，2 周拆线，前臂减张口二期缝合并顺利愈合（图 3-1）。

■ 治疗方法选择

本例患者颅脑外伤合并上肢离断，严重创伤造成生命体征不稳定，急诊手术评估颅脑外伤 GCS 评分小于 9 分，手术风险必须在可控范围内方能施行断肢再植术。机体创伤后，由于患者精神紧张、疼痛、出血、血浆蛋白渗出等作用，可使纤维蛋白原应激性增高、血液流动性差，从而干扰血液凝血和抗凝血系统的平衡，以至出现高血凝状态，增加断指再植等显微外科的手术失败率[1]。但又有作者认为，肢体开放性创伤后，只要不发生失血性休克，或休克能迅速得到纠正，则施行急诊显微外科手术是安全的[2]。因而，建议对多发伤患者的肢体断指再植手术应持谨慎态度。

■ 手术方法

开颅手术　在左侧颞顶部切一个 8 cm × 10 cm 大小的"U"形皮瓣，后掀开骨瓣，见硬膜外大量淤血，将淤血清除，出血部位彻底止血。见无明显渗血后将颅骨置于原位固定。此时观察患者生命体征

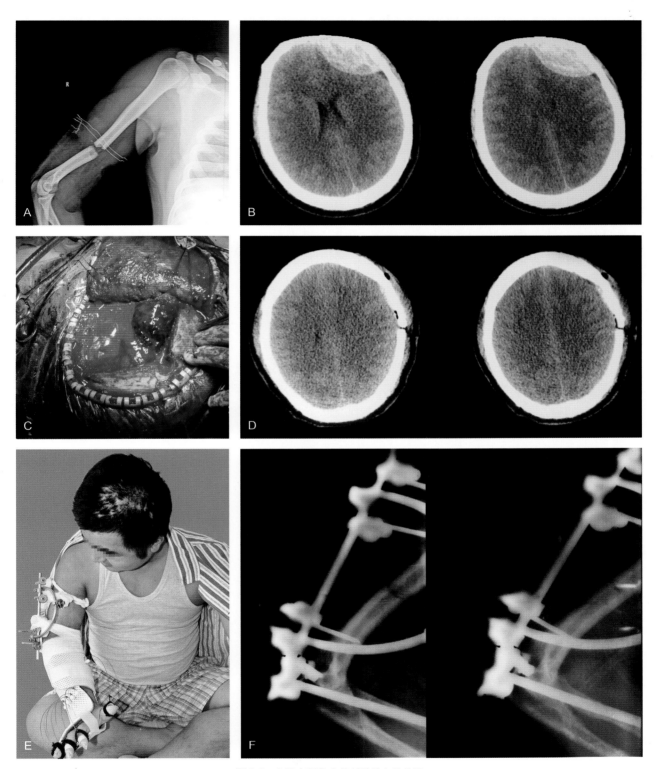

图 3-1 上臂离断伤合并硬膜外血肿救治
A. 右上肢离断；B. 硬膜外下血肿；C. 掀开骨瓣清除瘀血；D. 硬膜外血肿清除；E. 术后康复；F. 术后 X 线

稳定，双瞳孔等大、等圆。

断肢再植术　离断创面清创处理，修剪皮缘及污染失活的组织，清除部分挫伤、污染、失活肌肉，分别显露肱动脉及伴行静脉、正中神经、尺神经、桡神经及臂内侧皮神经、前臂外侧皮神经并标记。清创完毕后行肱骨外固定支架固定，"8"字或褥式缝合肱三头肌、肱肌及肱二头肌腱，镜下以 9-0 无创缝合线精细吻合肱动脉及伴行静脉，松开血管夹，见一次性通血良好，以 7-0 无创缝合线外膜缝合正中神经、尺神经、桡神经及臂内侧皮神经、前臂外侧皮神经。在通血条件下，检查吻合各条血管无漏血且通血良好，创面无明显活动性出血，依次缝合伤口，前臂切开减张引流，无菌纱布包扎。

术后处理

（1）及时进行血常规及生化检查，预防急性肾功能衰竭及各种并发症的发生。

（2）合理补充血容量、防止水电解质紊乱、酸碱平衡失调，采取中性治疗（不止血、不活血）。

（3）严密观察患者生命体征和瞳孔意识变化，以及肢体血运情况，及时换药，预防伤口感染等。

■ 注意事项

肢体再植或颅内血肿清除手术并不复杂，但两个手术在一个患者身上同时开展，风险巨大。一个术后需要"抗凝、抗痉挛、消炎"治疗，而另一个术后需要止血、凝血治疗。两个矛盾的手术，如何评估风险，化解矛盾给我们提出新的要求[3, 4]。

◎ 术中彻底精细地止血，引流通畅。

◎ 彻底清创，高质量、精准地吻合血管。

◎ 术后采取营养支持、抗感染及中性治疗，适当补充血容量，严密的生命体征监测。

◎ 严密观察患者生命体征和瞳孔意识变化，以及肢体血运情况，及时换药，预防伤口感染等。

◎ 及时进行血常规及生化检查，预防急性肾功能衰竭及各种并发症的发生。

◎ 术中精细地手术，术后全方位地精心治疗及防范并发症，最终使患者转危为安。

参考文献

[1] 范启申，王成琪，曹斌，等 . 高凝血状态在断指再植中的系列研究 [J]. 中华手外科杂志，1998, 14：8-10.
[2] 曾炳芳，张先龙，眭述平，等 . 肢体创伤后人体凝血状态变化的研究 [J]. 中华创伤杂志，2000, 16（9）：556-558.
[3] 林立，叶淦湖，林昂如，等 . 伴有脑外伤的严重多发伤断肢再植和皮瓣移植一例 [J]. 中国急救医学，2003, 358.
[4] 陶建坤，王伟，王晓宏 . 急性硬膜外血肿 48 例临床分析 [J]. 中国临床神经外科杂志，2010, 15（8）：369-371.

4 | 高龄临产妇合并肢体毁损伤救治

郑州仁济创伤显微外科医院·侯建玺 谢书强

肢体再植或剖宫产手术都是很正常的手术，并不复杂。就现在的医疗技术来说成功率及安全性都没有太大问题[1]。但两个手术同时在一个患者身上开展，风险非常大。一个手术需要"抗凝、抗痉挛、消炎"治疗，而另一个手术需要止血、凝血治疗[2, 3]。这在患者身上就会出现很多麻烦和矛盾，如何评估风险、化解矛盾，这给我们提出了新的要求。本文作者报道了一例高龄孕产妇合并右上肢不全离断行断肢再植及剖宫产术，顺利分娩，断肢成活并随访 5 年报道。

·病例介绍·

患者，女性，38 岁。孕 39 周，右上肢被机器卷入挤压伤 3 小时余，于 2007 年 12 月 2 日转入我院。

查体：体温 35.4 ℃，脉搏 112 次 / 分，呼吸 29 次 / 分，血压 100/60 mmHg，神志清，精神差，失血貌，痛苦面容。右上臂中段不全离断仅前内侧 3 cm 皮肤相连，肱二头肌、肱肌、桡神经、尺神经、正中神经相连，骨折端外露，余均挤挫离断。前臂自肘关节下不全离断，前臂内侧皮肤撕脱缺损约 18 cm×5 cm。肘关节脱位，桡骨中段骨折，肘正中静脉、肱动脉于分叉处挫伤栓塞。皮肤软组织挫伤严重，可见骨折断端，手腕部掌侧完全开放，腕关节脱位并骨折，尺桡动脉挫断，正中神经、尺神经挫断。上臂中段、前臂及腕关节处畸形，活动受限，有骨擦感及骨擦音。右前臂及手部苍白，远端毛细血管反应消失，张力低，皮温凉。腹部可触及子宫底于脐上 10 cm 处，可闻及胎心音 146 次 / 分，律齐，腹部两侧闻及肠鸣音 2~3 次 / 分，腹横纹处有一横行 10 cm 皮肤瘢痕。B 超检查：①晚孕单胎存活。②羊水多。右上肢 X 线片显示：①右肱骨中段骨折。②右尺桡骨中段骨折。③右尺骨茎突骨折。心电图显示窦性心动过速。

在臂丛麻醉下行急诊右上肢清创再植术，同时监测胎心音变化，手术进行 2 小时 15 分钟时，监测显示胎儿心率 97 次 / 分，出现宫内窘迫综合征。遂紧急给予硬膜外麻醉并剖宫产手术及再植手术同时进行，顺利娩出一正常女婴 3.7 kg。术中止血彻底，宫缩正常遂关腹。3 小时后左上肢再植完成，一次通血良好。5 年后随访，患者分娩女婴发育健康，已入学。患者右上肢外形良好，功能大部分恢复，肩、肘关节伸展自如正常，腕部背伸 20°，屈 50°，第 1~5 指血运好，指体饱满，感觉正常，两点分辨觉 6~7 mm，有出汗，能从事日常生活及劳动（图 4-1）。

■ 治疗方法选择

该患者右上肢绞挤离断伤并皮肤缺失，需行急诊手术清创再植，但该患者为高龄临产妇，用药及

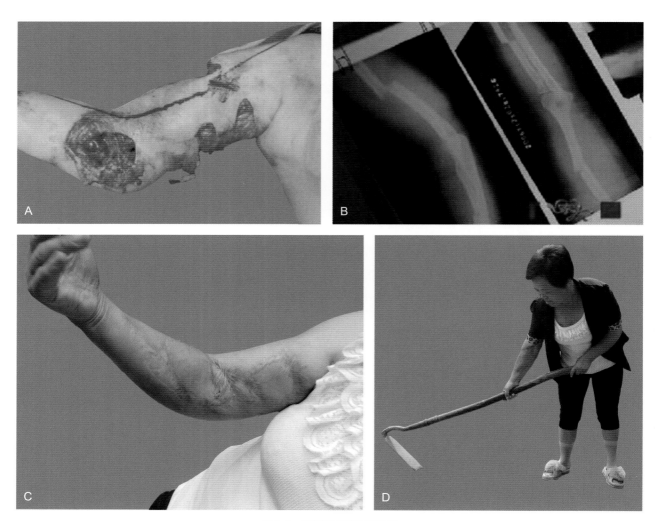

图 4-1　高龄产妇肢体毁损伤
A. 术前；B. 术前 X 线；C. 术后；D. 术后功能恢复

创伤应激，术中、术后长时间的平卧体位等均可能影响胎儿发育，甚至危及患者和胎儿安全，而术中长时间麻醉，术后需用抗凝、防止血管痉挛及抗菌药物治疗，对于一般患者来讲都很正常，但对于临产孕妇及胎儿都具风险，必要时行剖宫产术。在患者及家属强烈要求保肢、保胎儿的要求下，由骨科、妇产科及麻醉科医护人员组成救治团队，争取最短时间完成再植手术，做好再植术中进行剖宫产的准备。术中应密切观察患者全身反应，监测胎心音情况，尽可能应用对胚胎影响较小的药物。

■ 手术方法

再植术　急诊在右臂丛麻醉下（硬膜外置管备用）行右上肢清创再植术，术中探查见右上肢损伤严重，肱骨中段、尺桡骨中段及尺骨茎突骨折，肌肉组织挤挫损伤广泛并前臂血管断裂，神经挫伤重。皮肤呈广泛脱套损伤并前臂前外侧大部分皮肤缺失。术中给予彻底卷地毯式清创后固定骨折修复损伤的血管、神经及肌腱，脱套皮肤修薄回植，术中密切观察患者全身情况。监测胎心音变化，手术进行 2 小时 15 分钟时，进行剖宫产术，3 小时后左上肢再植完成，一次通血良好。

剖宫产术　硬膜外麻醉并剖宫产手术，术中仔细逐层分离切开，严密止血，手术顺利，娩出一正常女婴 3.7 kg。术中止血彻底，宫缩正常遂关腹。

术后处理　术后全身营养支持，抗感染治疗，防止发生并发症。针对再植及剖宫产手术，采取中性治疗，补充血容量，应用消炎、活血中药等药物，密切观察患者及新生儿生命体征、患肢血运情况及腹部出血情况。同时积极与患者沟通，加强其对疾病的认识，建立治疗的信心，减少恐惧和焦虑情绪，积极配合治疗。为避免对小儿影响，给予人工喂养。

■ 注意事项

◎ 止血药与活血药如何使用？断肢术中及术后需要应用活血抗凝、防止血管痉挛药物治疗，而孕妇或产妇应避免使用此类药物，甚至产后需用止血、收缩子宫类药物，这对断肢再植成活会有较大的影响。如何处理两者的矛盾？我们认为术中采取彻底清创尤为重要，仔细止血，认真去除失活组织，减少术后感染及局部血肿对血管的影响，并要求高质量多吻合血管。

◎ 术后采取营养支持、抗感染治疗，适度应用中药活血又止血的药理作用，适当补充血容量，术后密切观察患者及新生儿生命体征、患肢血运情况及腹部出血情况。并积极主动与患者沟通，加强其对疾病的认识和信心，减少恐惧和焦虑情绪，积极配合治疗。术后告知患者及家属利弊关系，动员人工喂养等。使患者顺利渡过危险期，后期积极开展行之有效的功能康复训练，为肢体功能恢复奠定了基础。

参考文献

[1] 侯春林, 刘小林. 中国显微外科历史回顾 [J]. 中华显微外科杂志, 2015, 38 (5)：417-419.
[2] 范启申, 王成琪, 曹斌, 等. 高凝血状态在断指再植中的系列研究 [J]. 中华手外科杂志, 1998, 14：8-10.
[3] 曾炳芳, 张先龙, 眭述平, 等. 肢体创伤后人体凝血状态变化的研究 [J]. 中华创伤杂志, 2000, 16 (9)：556-558.

5 | 前臂毁损离断异位寄养二期回植

郑州仁济创伤显微外科医院·侯建玺　谢书强

　　大肢体的离断常伴有严重的复合伤、休克等急诊再植相对禁忌证，对于毁损性断肢以往多行截肢术。但对于远端肢体相对完整而近端肢体毁损的离断，由于常伴有骨骼、神经、血管以及皮肤软组织大面积缺损，异位寄养不失为一种挽救肢体的新方法，该方法在手指、手掌离断的病例取得了较好的效果。本文作者报道了一例前臂自肘下毁损性完全离断，伴肘关节皮肤软组织缺损，急诊抗休克综合治疗后再植于右小腿内侧，二期行回植，并取得了良好的外形及功能。

·病例介绍·

　　患者，女性，9岁。因车祸伤后2小时来院。查体：体温35.8 ℃，脉搏154次/分，呼吸46次/分，血压73/41 mmHg，处于休克状态。左前臂自肘下毁损性完全离断，肱骨髁上约3 cm皮肤缺损，肘关节裸露，环状韧带撕脱，桡骨小头脱出，肘关节至腕上约13 cm软组织毁损仅尺桡骨存在且粉碎性骨折。入院后立即进行输血、补液抗休克治疗，待生命体征稳定后在全麻下行断肢清创暂时性寄养于右小腿，近端包埋于侧胸腹壁。寄养顺利成活后54天连带小腿内侧肌皮瓣进行回植手术，移植再造左前臂，患肢恢复外形及长度，右小腿创面经植皮成活，愈合良好。经康复治疗，肘关节恢复屈伸功能，术后4个月复查肘部残存肌肉肌力4级，移植肌肉肌力达3级，手指存在屈指功能，再造前臂恢复保护性感觉。右下肢行走正常（图5-1）。

■ 治疗方法选择

　　本例患儿9岁，左前臂于肘部完全离断，前臂毁损严重，伴休克，若急诊一期再植不仅离断肢体成活困难，并有生命危险。但患儿9岁，家长力求保留肢体，因此选择一期异位再植不失为一种有效保留肢体的方法[1-6]。对于异位再植的供区选择有以下几点：健侧前臂、髂腹部、足背、股前外侧及小腿。我们认为选择小腿内侧寄养是较理想部位，因小腿内侧可提供较大面积的皮肤（小腿内侧皮瓣），有多条血管移植（胫后动脉及伴行静脉、大隐静脉、小隐静脉、皮下静脉）。手术分二期进行，一期抗休克基础上将断肢寄养于右侧小腿内侧，同时左侧肢体残端包埋于侧胸壁。

■ 手术方法

　　异位寄养　断肢寄养组将离断肢体彻底清创，标记尺、桡动脉，掌背侧伸屈肌腱残端编制缝合，暂时固定于尺桡骨。尺神经正中神经残端标记，然后于右小腿踝上内侧切口，将尺桡骨向近端埋入筋

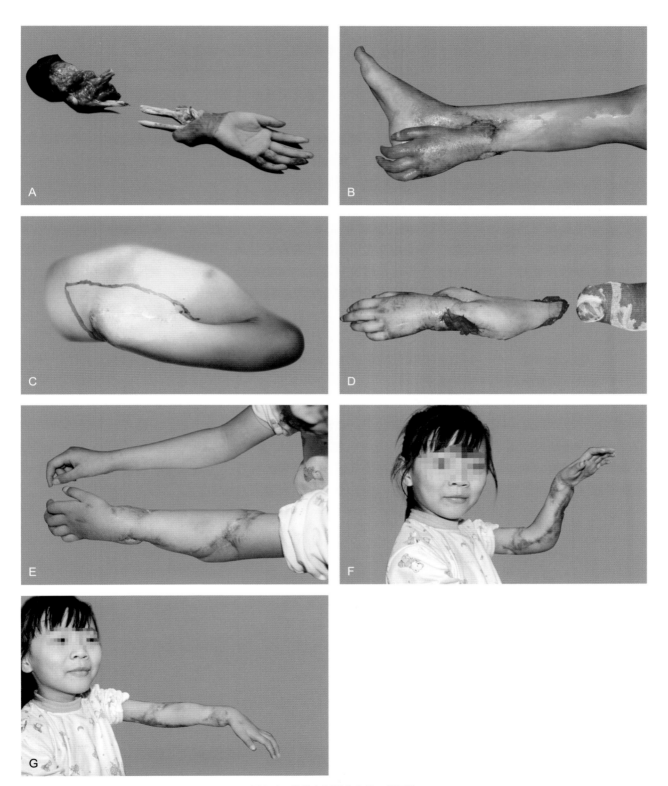

图 5-1　前臂离断异位寄养二期回植

A. 左前臂完全撕脱离断；B. 左前臂准备寄养于右小腿；C. 左上肢埋藏于左胸腹部；D. 左前臂二期再植；E. 术后 4 个月随访；
F. 肘关节屈曲 85°；G. 腕关节屈曲 30°

膜下，找到胫后血管切断，远端结扎。胫后动脉近端与桡动脉端－端吻合，其伴行静脉与桡动脉伴行静脉吻合，大隐静脉与头静脉吻合，找到皮下相对应静脉吻合，重建血运，缝合皮肤，手掌背切开减压，包扎石膏固定（图 1-5B）。

近端创面清创包埋　进行断肢近端彻底清创，将桡骨小头复位，用骨圆针固定。缝合修复关节囊及环状韧带，肱动静脉、头静脉、贵要静脉结扎标记，尺神经、正中神经及桡神经残端标记，彻底止血后于左侧胸腹部设计切口，切取随意皮瓣，将尺桡骨近端及肘关节包埋于皮下缝合覆盖创面。手术历经 7 小时顺利完成。

回植手术　术前 X 线检查测量前臂长度，术后 54 天，根据骨骼及组织缺损长度设计回植方案。断肢近端侧胸腹部皮瓣断蒂时携带相应长度皮肤，侧胸腹部创面直接缝合。找到事先标记的血管和神经，根据血管、神经及皮肤缺损长度于右小腿内侧设计肌皮瓣。

（1）切取寄养肢：沿胫骨前沿切口掀开皮瓣，大隐静脉及隐神经包含在内，小心仔细分离胫后血管，连同踇长屈肌及趾长屈肌同时分离，保护肌支血管，自胫神经上小心分离出两块肌肉的神经分支。皮瓣后侧切开，将腓肠神经外侧支包含在皮瓣内自筋膜下分离，纵行切开踝管，避免尺动脉与胫后动脉远端吻合处损伤，将胫后血管向远端游离至足底内侧切断。结扎远端，使尺动脉有足够长度吻合，将胫后血管于小腿上段切断，近端结扎，仔细分离保护胫后血管及通往两块肌肉的肌支血管，彻底游离肌皮瓣连同寄养肢一起取下，将寄养肢移至左上肢远端，小腿内侧创面取左侧腹部全厚植皮加压包扎。

（2）骨支架重建：小心剥离骨折端组织，暴露出尺桡骨两骨折端部分骨干，断端稍作修整，对位后分别采用 4 孔钢板进行尺桡骨固定。

（3）断肢回植：将两块肌肉近端与肱骨内髁处组织缝合固定，两条肌支神经与正中神经镜下缝合。将桡动脉与肱动脉端－端吻合，伴行静脉吻合。尺动脉与肱动脉端－侧吻合，大隐静脉与贵要静脉吻合，皮瓣内静脉与头静脉吻合，血液循环建立。将隐神经与正中神经缝合，腓肠神经与尺神经缝合，远端隐神经与腕掌侧正中神经缝合，腓肠神经远端及与尺神经缝合。为避免过度剥离影响血运，移植肌腱留待二期处理，缝合皮肤，留置引流。历经 10 小时，回植手术顺利完成。

■ 注意事项

◎ 急诊创伤评估：严格把握手术适应证。

◎ 制订手术计划，分组进行，缩短手术时间，减轻肢体缺血再灌注损伤。

◎ 严格分析异位再植供区选择，寄养时将尺桡血管分别与胫后血管远近端吻合，移位再植可提供两组血液循环系统，尽可能多地吻合血管，确保回植顺利成活，并利用小腿肌瓣重建功能。

◎ 术后重视系统康复训练，采用适合儿童的康复方法。

参考文献

[1] 侯建玺, 谢书强, 王宏鑫, 等. 前臂毁损离断异位寄养二期回植再造一例 [J]. 中华手外科杂志, 2012, 28：186-187.

[2] 洪建军, 钟新发, 周雪华. 特殊断肢远位寄生及二期再植一例报告 [J]. 中华手外科杂志, 1997, 13：200.

[3] 王江宁, 童致虹, 张铁慧, 等. 暂时性异位断足寄养再回植术 [J]. 中国修复重建外科杂志, 2003, 17：46-49.

[4] 丘奕军, 陈保光, 王昌成, 等. 断臂寄生大腿及二期再植一例报告 [J]. 中华创伤骨科杂志, 2002, 4：77-78.

[5] 唐举玉, 李康华, 刘俊, 等. 复杂断臂异位寄养再回植一例 [J]. 中华手外科杂志, 2007, 23：285.

[6] 周明武, 李坤德, 王瑞金, 等. 断肢异位寄养二期回植一例报告 [J]. 中华手外科杂志, 2001, 17：67.

6 | 单手多平面 17 节离断再植

郑州仁济创伤显微外科医院·侯建玺

随着断指再植技术的不断发展，断指再植的适应证不断扩大，双手 10 指离断及多手指多节段离断再植均获得了成功。而多手指多节段离断创伤严重，再植难度大，手术时间长，对团队的技术要求及医师体力要求均更高[1]，本文报道了一例右手 5 指及手掌呈 6 平面 17 节段离断再植成功案例，发挥显微外科团队优势、合理搭配技术人员、分 4 组进行断指再植手术是这一案例成功的关键。术后 5 年随访，患者获得良好的手功能及外形。

·病例介绍·

患者，女性，18 岁。快速运转的机器裁刀切割伤致右手 5 指及手掌呈 6 平面 17 节离断 3 小时入院。查体：右手拇指自甲根部、近节远端及近节 3 段完全离断，示指自中节、近节远端及近端离断，中指自甲根部、中节、近节中段及近端完全离断，环指自甲根部、近指间关节远端及近端完全离断，小指自中节、近节中段完全离断。手掌第 2~5 掌骨自远端、中段及近端离断，其中手掌部中段仅掌侧约 2 cm 宽皮肤相连，近端背侧横行裂开深达掌骨，创缘整齐。

采用臂丛麻醉，经仔细辨认各指节段归属，组合后分 4 组进行再植手术，历经 21 小时，再植右手第 1~5 指各指节血液循环均建立，术后石膏托外固定，"抗凝、抗痉挛、消炎"药物治疗，派以特护，严密、连续进行第 1~5 指血液循环监护。再植右手各节段全部成活。

术后 1 年随访，拇指指间关节活动范围 –5°~30°，掌指关节活动基本正常，第 2~5 指掌指关节活动范围 20°~80°。术后 5 年随访，再植第 1~5 指红润，张力适中，毛细血管反应迅速，痛觉及触觉均恢复，皮肤可出汗，拇指内收、外展、对指、对掌功能良好，末节指间关节强直，第 2~5 指掌指关节 0°~90°，指间关节强直，恢复基本抓握功能，能从事一般劳动及生活活动（图 6-1）。

■ 治疗方法选择

本例为青少年患者，全身情况好，因切割伤造成右手多段离断。虽然离断肢体数量多，但每节段无明显挤压伤，相对完整，有望进行再植，如能充分发挥显微外科团队优势，合理搭配技术人员，分组进行所有断指再植手术，可大大缩短再植时间，提高成活率，完成多段再植手术[2]。因此本病例经过综合考虑予以再植术。

■ 手术方法

清创 采用臂丛麻醉，经仔细辨认各指节段归属组合后分 4 组进行手术，第 1 组、第 2 组分别在

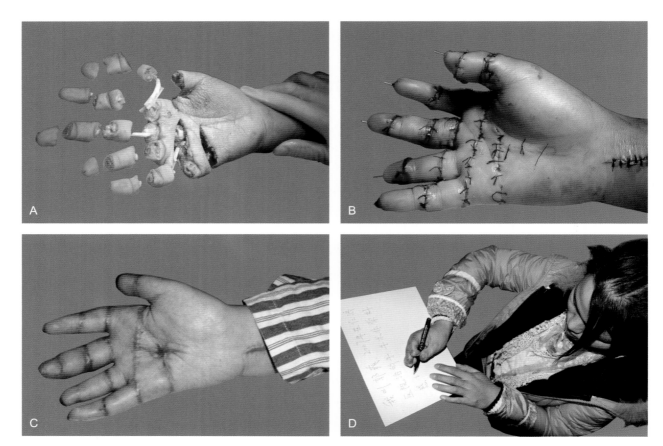

图 6-1 单手多平面 17 节离断再植

A. 右手 17 节段离断；B. 断指术后；C. 术后断指全部成活；D. 术后 5 年随访功能恢复良好

手术显微镜下行示指、中指及拇指、环指、小指离断各指节无血状态下彻底清创，游离寻找血管、神经和肌腱并标记。

内固定和肌腱吻合　根据血管清创情况，部分指节做 0.3~0.5 cm 指骨短缩，用克氏针贯穿各指、各节固定，依次缝合指伸肌腱、指深屈肌腱。第 3 组对手部多段断掌进行再植，清创后用克氏针将第 2~5 掌骨纵行贯穿固定在一起，找出指屈肌腱 "U" 形和指伸肌腱 "8" 字缝合。

血管和神经吻合　每节段吻合指背静脉 2~3 条、指动脉 1~2 条，近端采用 10-0 无创缝合线缝合，拇指、中指、环指末节采用 12-0 无创缝合线缝合，用 9-0 无创缝合线缝合指神经进行第 1~5 指组合再植；镜下清创相对应的手背静脉、指总动脉血管及神经，并进行吻合，一次通血成功。第 4 组医师再将第 1~5 指按拇指→示指→中指→环指→小指的顺序与掌部缝接再植。术中示指近节及中指中节指动脉吻合后血栓形成，探查指动脉缺损，行前臂掌侧浅静脉移植再次吻合后，手术历经 21 小时，再植右手第 1~5 指各指节血液循环均建立。吻合指总动脉 3 条及指固有动脉 10 条，共 26 个吻合口，吻合掌背静脉 4 条、指背静脉 10 条及指掌侧静脉 4 条，共 33 个吻合口，吻合神经 27 个吻合口。

术后治疗　石膏托外固定，"抗凝、抗痉挛、消炎" 药物治疗，派以特护，严密、连续进行第 1~5 指血液循环监护，再植全部成活。后经康复锻炼和 5 年跟踪康复指导训练及功能重建、松解等手术，患手外形及功能恢复满意。

■ 注意事项

◎ 分组手术，合理安排是手术成功的保证。多手指、多节段完全离断需仔细辨认各指节段归属，避免错接。可根据各指的解剖特点和断指的长短、粗细、断面的对应关系或排除法进行分类归属、分组清创，并按照拇指、示指、中指、环指、小指的顺序进行，使功能重要的手指先恢复血液循环。

◎ 先将各离断指节行无血再植，最后再进行组合再植。每组须有一名经验丰富的显微外科医师主刀，不但可以缩短手术时间，还可让医师能在精力充沛的工作时间段保证手术质量。血管吻合的数量和质量是再植成活的关键，并且足够数量的静脉是重建指体血液循环的重要保障，每一断面尽可能修复 2~3 条浅静脉。

◎ 再植的意义在于手功能的康复。多面离断指体其关节功能僵硬，肌腱粘连均需要术后进行系统性康复理疗，并经过二期的肌腱松解以达到更好的功能。

参考文献

[1]　侯建玺，谢书强，张华锋，等．拇手指多节段离断再植 11 例分析 [J]. 中华临床医师杂志：电子版，2012, 6 (19)：6131-6132.

[2]　黄剑，王胜伟，田敏涛，等．多平面离断指体再植术的回顾性研究 [J]. 现代实用医学，2012：1219-1220.

7 八组游离组织移植一期重建双手十指毁损伤

宁波市第六医院·王欣　潘佳栋　胡瑞斌　周丹亚

对于累及整个手部的脱套性毁损伤，传统的治疗方法（传统皮瓣移植、腹部埋藏或皮片移植）往往疗效不佳，经过多次手术保留后的肢体不仅外观难看，手部基本功能丧失，而且由于缺乏保护性感觉，在以后的生活中手部还可能出现许多例如烧伤、冻伤的附带损伤，给患者带来了沉重的生理和心理负担 [1, 2]。本文笔者遇到一例双侧腕上 5 cm 水平以远的全手脱套伤（同时伴双侧第 1~5 指毁损），为了尽量保留患者双手的基本功能，恢复一定的生活自理能力，特为其制订了"双足蹬甲瓣联合足背皮瓣再造双手拇指；双侧背阔肌皮瓣联合皮片移植修复手腕部皮肤缺损；双侧股前外侧穿支皮瓣移植覆盖双足背及蹬趾供区"的手术方案。术后所有移植的游离组织均顺利成活，随访 6 个月，患者对再造双手及足部供区的外形和功能感到满意。

· 病例介绍 ·

患者，男性，44 岁。2015 年 3 月 21 日因双侧全手脱套伤伴第 1~5 指毁损入院。患者于入院前 2 小时在工作中双手不慎被机器压伤，致双侧第 1~5 指指体毁损合并手部腕上 5 cm 以下环形皮肤缺损。急诊入院后在臂丛麻醉下行"清创，双手第 1~5 指开放截指，VSD 负压引流术"。术后予以消炎及营养支持治疗，待创面干洁，相关检查无明显异常后，于伤后 10 天，在全麻下行"游离双足蹬甲瓣联合足背皮瓣再造双手拇指；双侧背阔肌皮瓣联合皮片移植修复手腕部皮肤缺损；双侧股前外侧穿支皮瓣移植覆盖双足背及蹬趾供区"的手术。全部手术由 4 个小组共 8 名医师历时 9 个小时完成，术后再造指体及皮瓣均顺利存活。术后 6 个月随访，双手拇指及手部外观良好，拇指恢复部分屈伸功能，手背和再造拇指皮肤感觉恢复 S2，足部皮瓣略臃肿，行走无障碍。患者及家属对手的外观和功能感到满意（图 7-1）。

■ 治疗方法选择

制订手术方案思路　本例患者系双手脱套伤同时伴双侧第 1~5 指毁损，术前制订手术方案思路如下：①截除外露指骨后，行皮片移植覆盖创面，如此可保留双手腕及手掌部肢体，但考虑到术后手部外形和功能差，故而放弃。②截肢，但因考虑到双侧腕以上截肢将严重影响日常生活自理能力，患者坚决拒绝。③双侧分叶瓦合形股前外侧穿支皮瓣覆盖创面，但考虑到此法重建后的肢体既无感觉又无夹持物品的能力，因而放弃。于是，我们准备利用双侧拇指残留的近节指骨，分别用蹬甲瓣联合足背皮瓣来再造拇指，如此可使患肢获得一定的夹持功能及感觉 [3-6]。手术方案如下：双足蹬甲瓣联合足背

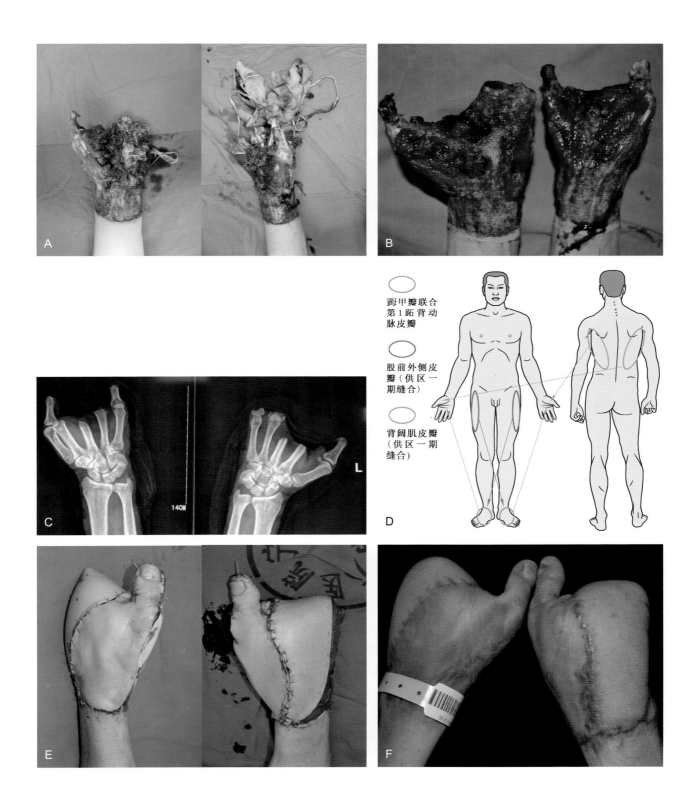

蹞甲瓣联合
第1跖背动
脉皮瓣

股前外侧皮
瓣（供区一
期缝合）

背阔肌皮瓣
（供区一期
缝合）

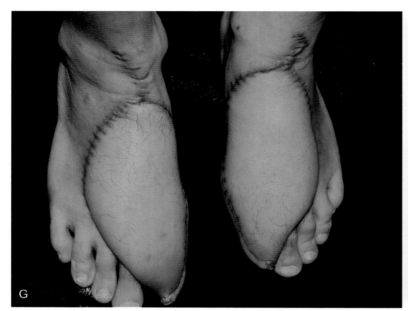
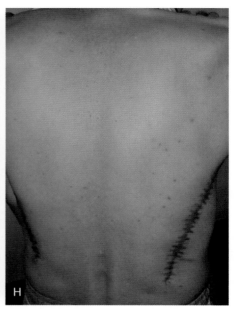

图 7-1 游离组织移植重建双手十指毁损伤

A. 双手脱套性毁损伤（左手、右手）；B. 清创后的双手外观（左手、右手）；C. 双手 X 线（右手、左手）；D. 手术设计示意图；
E. 游离组织移植术后（左手、右手）；F. 术后 4 个月随访；G. ALTP 皮瓣修复双足；H. 背阔肌皮瓣供区

皮瓣再造双手拇指；双侧背阔肌皮瓣联合皮片移植修复手腕部皮肤缺损；双侧股前外侧穿支皮瓣移植覆盖双足背及𫟭趾供区。

具体手术方案　根据创面缺损情况，患者取侧卧位先后切取两侧背阔肌皮瓣，供区直接缝合。然后将体位调整至仰卧位，第一组医师游离双足𫟭甲瓣联合足背皮瓣；第二组医师根据足部情况，与第一组医师交叉游离对侧大腿股前外侧穿支皮瓣，供区直接缝合；第三、四组医师分别对双手创面进行清创，并探查尺桡动静脉、头静脉、贵要静脉及拇指神经断端备用，将背阔肌皮瓣覆盖手掌、手背创面，吻合胸背动脉至尺动脉，吻合其伴行静脉至贵要静脉。待足部𫟭甲瓣联合足背皮瓣从供区游离后，再将其移植至受区再造双侧的拇指，把足背动脉与桡动脉、足伴行静脉与桡动脉伴行静脉、大隐静脉与头静脉分别吻合；把𫟭甲瓣趾神经与拇指指神经、足背皮神经与手背皮神经吻合。同时，另一组医师将游离后的股前外侧穿支皮瓣移植至双足供区皮肤缺损处，将旋股外侧动脉降支与足背动脉、皮瓣伴行静脉与足背动脉伴行静脉吻合。

■ 手术方法

术前准备　全麻下先由 1 个手术组，分别在侧卧位切取背阔肌皮瓣备用（术中在麻醉师、护士的配合下，调整体位，并重新消毒），然后将体位最终摆为仰卧位，由 4 个手术组同时进行手术操作。

背阔肌皮瓣切取　在腋窝下方 2.5 cm，与背阔肌前缘后方 1.5~2.5 cm 垂直线的交叉处，为设计点 A，骶髂关节上缘为设计点 B，AB 连线为皮瓣纵轴设计背阔肌皮瓣 25 cm×6 cm。在背阔肌前缘切开，在背阔肌下方分离并探及胸背动脉主干，保护血管蒂，切取皮瓣，供区直接缝合。转换体位，同法切取对侧背阔肌皮瓣。

足部𫟭甲瓣联合足背皮瓣的切取　设计𫟭甲瓣、足背皮瓣，其中足背皮瓣大小约 15 cm×7 cm，先在足背一侧切开，掀起皮瓣，寻及足背动静脉和大隐静脉，保护好足背动脉发向足背皮瓣的各个穿支，

然后在足背肌腱表面游离皮瓣，接着沿足背动脉、第一跖背动脉向远侧游离达趾蹼处，结扎足底穿支、关节支、足二趾分支，保留至踇趾的分支，然后游离带末节 1/2 趾骨踇甲瓣，再切开足背皮瓣另一侧，完全游离皮瓣。

股前外侧皮瓣切取　在髂前上棘与髌骨外缘中点连线的中点为旋股外侧动脉降支第一肌皮支的穿出点，该点与腹股沟韧带中点的连线为主干动脉的体表投影。将第一肌皮穿支穿出点落在皮瓣上 1/3 部分，设计皮瓣 25 cm×7 cm。皮瓣内侧切开至深筋膜深层，掀起皮瓣探及穿支，逆行解剖至旋股外侧动脉降支，完整切取皮瓣。

受区血管吻合　吻合背阔肌皮瓣胸背动脉至尺动脉，吻合其伴行静脉至贵要静脉，吻合踇甲瓣联合足背皮瓣的足背动脉至桡动脉，吻合其两侧伴行静脉至桡动脉伴行静脉，吻合大隐静脉至头静脉，吻合踇甲瓣内趾神经至拇指指神经；吻合股前外侧穿支皮瓣的旋股外侧动脉降支至足背动脉，吻合其伴行静脉至足背动脉伴行静脉。

术后处理　术后平卧 1 周，烤灯保暖，每小时观血运 1 次，吸氧，抗生素预防感染治疗 3 天，低分子肝素抗凝，罂粟碱抗血管痉挛，再造指体及皮瓣均存活，伤口愈合良好。术后得到临床心理支持和康复功能锻炼指导。

■ 注意事项

◎ **供区扩创**：一期彻底清创并用 VSD 引流，二期在术中再次充分清除创面内的坏死组织，预防因术后感染或炎症反应引起的血管痉挛。

◎ **合理的手术流程安排**：该病例术中共有 4 组医师同时参加，并需多次改变患者体位，故需在手术前计划好相应的流程。首先俯卧位切取双侧背阔肌皮瓣，然后在患者仰卧位时合理安排位置，使 4 组医师能同时进行手术，最大限度地缩短手术时间，减少手术风险和创伤。

◎ **术中合理设计精细操作**：因手术中共需切取 8 块游离组织瓣（其中踇甲瓣与足背皮瓣一同切取），所以术前需根据双手创面大小，提前计算出每个皮瓣的面积。手术中需精细操作，避免损伤 8 块皮瓣的血管蒂及穿支血管，预防术后因血管蒂及穿支损伤引起的血管危象，同时还需避免血管蒂的扭转、扭曲及受压等情况。

◎ **重视心理辅导**：由于手术时间长，部位多，术后又需卧床 1 周，所以对患者术后的生理和心理辅导非常重要。术前应反复训练其床上大小便的能力，同时进行心理疏导工作，尤其要使患者了解为什么要采取皮瓣移植以及预后效果，以消除患者的顾虑，配合治疗。

◎ **重视康复训练**：伤口康复后就可尽早进行功能锻炼，特别注意前臂的旋转及拇指的屈伸、对掌活动训练，使患者能依靠再造的拇指获得夹持较大物品的基本功能。

参考文献

[1] 王谦，王剑利，李振，等 . 双叶式腹壁下动脉穿支皮瓣移植修复全手套状撕脱伤 [J]. 中华显微外科杂志，2016，39（1）：21-25.

[2] 卢耀军，周福临 . 带蒂腹部分层组织瓣结合自体皮移植一期修复手部皮肤脱套伤 [J]. 中华显微外科杂志，2015，38（2）：180-182.

[3] 龙航，陈世玖，吕占武，等 . 髂腹股沟皮瓣修复手掌毁损合并拇指脱套伤八例 [J]. 中华显微外科杂志，2015，38（1）：98-99.

[4] 蓝波，巨积辉，刘跃飞，等 . 游离双股前外侧皮瓣修复全手脱套伤可行性研究 [J]. 中国临床解剖学杂志，2015，33（3）：254-258.

[5] 芮永军，施海峰，邱扬，等 . 不同构制的踇甲瓣修复手指套脱伤 [J]. 中华手外科杂志，2007，23（6）：349-351.

[6] 芮永军，施海峰，许亚军，等 . 五块游离复合组织修复全手套状撕脱伤的长期随访 [J]. 中华手外科杂志，2010，26（5）：274-276.

8 手指复合组织块离断再植

天津市宝坻区人民医院·黄建新

手指复合组织块离断性损伤在临床工作中并不少见，致伤因素大多为锐器伤，少部分为冲压伤，离断部分常伴有骨关节、肌腱、指甲等复合组织损伤。由于手部的特殊解剖结构，且离断的组织内常缺少知名血管可供吻合，再植手术难度大[1]。本文笔者采用原位再植离断的手指复合组织块，一期固定骨折、修复肌腱及甲床、桥接修复血管及神经，配合功能锻炼，获得了满意的临床效果。

· 病例介绍 ·

患者，女性，22 岁。于 2012 年 10 月 9 日中午，被电刀切伤右手示指致示指中末节疼痛、渗血 2 小时入院。入院时查体：右手示指中末节桡侧半离断，创缘整齐，远近指间关节均外露，指伸肌腱中央束附着区及伸肌腱桡侧侧腱束断裂外露，中末节指骨桡侧半大部分离断。

鉴于右手示指中末节尺侧部分组织残留且离断的示指组织块外形较完整，患者年轻，保指意愿强烈，决定实施原位再植，术中固定骨折，吻合修复肌腱、血管、神经。术后组织块顺利成活，随访 1 年，X 线检查显示右手示指中末节指骨愈合良好，指间关节位置正常，手指屈伸功能恢复良好，两点分辨觉 5 mm，指甲外形光滑饱满，患者及家属对手的外观及功能均感到满意（图 8-1）。

■ 治疗方法选择

手指复合组织块离断损伤有多种分型方法，刘育杰等[2]根据组织块离断部位将损伤分为三型：Ⅰ型为指尖部不同形式组织块离断；Ⅱ型为手指近端或中部离断，远节指体有血运；Ⅲ型为手指近端或中部离断，远节指体无血运。曾剑文等[3]提出按照组织块内血管条件进行分型，分为指固有动脉型、细小动脉型、全静脉型。卜凡玉等[4]根据离断组织块血管损伤的程度及吻合血管的难易程度将其分为四型：Ⅰ型为离断组织块内有动脉及静脉；Ⅱ型离断组织块内只有动脉；Ⅲ型离断组织块内只有静脉；Ⅳ型离断组织块内没有血管。

本例患者系右手示指中末节桡侧复合组织块离断，符合曾剑文与卜凡玉分型方式中的Ⅰ型，行原位再植成活率高，预后良好。因此选择一期重建骨关节结构，同时吻合修复肌腱、血管、神经、甲床等重要结构，最大限度地修复伤指功能。

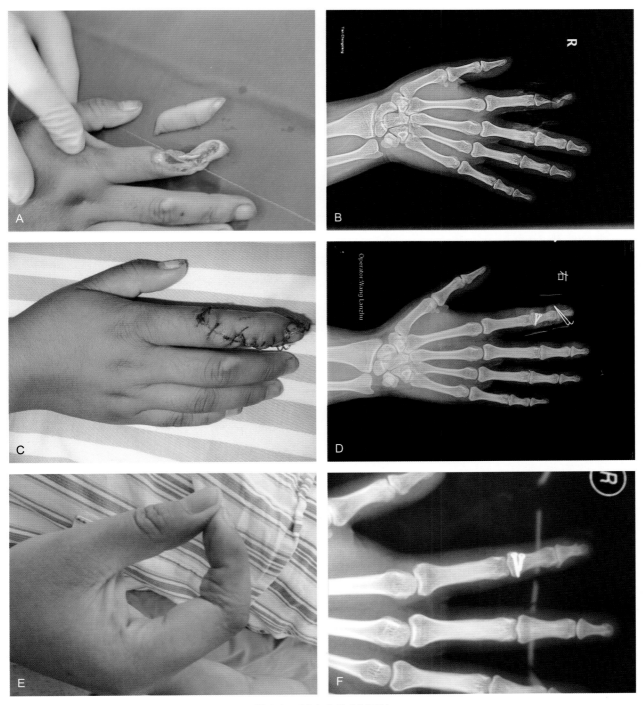

图 8-1 手指组织块离断再植

A. 术前；B. 术前 X 线；C. 术后；D. 术后 X 线；E. 术后半年复诊；F. 术后半年 X 线

■ 手术方法

伤口及组织块清创 伤口周围以消毒皂液刷洗、生理盐水冲洗、0.25% 稀释碘伏液冲洗，离断组织块以医用生物胶体分散剂（汇涵术泰）浸泡 5 分钟后用生理盐水冲洗。8 倍显微镜下去除无活力皮缘，清理骨及肌腱组织表面残留的异物，保留组织块边缘的血管、神经，生理盐水再次冲洗后，显微镜下对组织块及示指残端的血管断端进行修剪并标记备用。

再次确认伤情 放大镜下确认组织块内包含：示指中节指骨桡侧半，骨块自近向远逐渐增宽，中节指骨头及末节基底的大部分；指深屈肌腱大部分附着区及 2 cm 长肌腱；指伸肌腱桡侧束及桡侧半附着区，指伸肌腱中央束的部分附着区；约 2 cm 长示指桡侧神经血管束，组织块远近端均可见直径 1 mm 左右的皮下静脉。

骨支架固定 仔细剥离部分骨膜，点状复位钳把持固定，在攻丝保护套筒内钻孔，垂直骨折线旋入 2 枚皮质骨螺钉固定中节指骨骨折。因末节指骨残留的 2 枚骨片较薄，故自残留指端尺侧向离断组织旋入 2 枚指针固定末节指骨骨折，针尾剪断后留于指端皮外。

肌腱吻合 示指指深屈肌腱的近端以 3-0 肌腱线改良 Kessler 加 5-0 肌腱线连续锁边法缝合，远端以 4-0 肌腱线"十"字法与残留肌腱缝合，体部以 5-0 无创缝合线"十"字修补，恢复指屈肌腱完整性。此患者指伸肌腱半侧缺损，术中调整肌腱张力后，以 5-0 无创缝合线与未断裂的指伸肌腱体部缝合修补。

血供建立 显微镜下以 10-0 不可吸收缝合线端 – 端吻合组织块内的示指桡侧固有动脉，松止血带后见组织块颜色红润，选择组织块背侧近端回流通畅的 1 根静脉与指背静脉吻合。

神经吻合 采用外膜小间隙端 – 端吻合组织块远近端 2 处指固有神经断端，吻合 1 处指神经背侧分支。

术后处理

（1）术后"抗凝、抗痉挛、消炎"治疗：低分子肝素抗凝 1 周，抗生素应用 24 小时，根据病情变化选择性应用罂粟碱解痉，组织块顺利成活。

（2）术后 2 周拆线后开始限制性练习指间关节屈伸活动，术后 4 周去除固定末节指骨的内固定，增加指间关节屈伸幅度，术后半年取出固定中节指骨的螺钉，功能恢复良好。

■ 注意事项

◎ 镜下伤口清创：离断的复合组织块多为锐性冲切伤，体积较小，精准的伤口清创是手术成功的关键环节，头戴式放大镜下初次清创、显微镜下的再次清创，不仅能最大限度地保护断面裸露的重要结构断端，而且能尽量地清除创面的污染物和失活组织，降低了伤口感染的发生率。

◎ 组织块内血管的寻找：复合组织块较小，耐受缺氧能力较强，少量血液供应就能建立侧支循环，使组织块存活。复合组织块离断清创寻找血管的方法应与常规断指再植时有所不同，为避免损伤或找不到血管，先清创标记手指创面近、远端的血管，注意保留所有可见的动脉分支，然后再于复合组织块相对应的位置寻找血管[5]。

◎ 重建血液循环：精良的血管吻合质量是组织块再植成活的前提。由于组织块解剖部位不确定，解剖层次也不规律，给血管吻合带来难度，我们首先吻接动脉，通血后根据静脉出血情况选择最佳静脉进行吻接。

◎ 保障神经、血管的长度：涉及关节的复合组织块再植，清创后常会遇到血管、神经长度不足的情况，直接吻合后血管过紧影响血运，而残余指体连续性的存在又不能通过短缩指骨来解决[6]。术中可通过适当游离近端健康组织内的神经血管束、屈曲指间关节等方式来解决。

◎ 注意保护重要组织结构：由于离断的组织块内常为复合组织，同时存在神经、血管、肌腱、骨与关节等重要结构，因此手术操作过程中要精确仔细，保护血管、神经组织与组织块之间的联系，骨折固定时也要注意减少对肌腱、血管神经束的干扰和损害。

◎ 重视康复训练：坚强固定后早期被动功能练习是功能康复的重点，如果残余的指伸屈肌腱过半，通常可以早期主动功能练习，但是注意限制功能练习的次数。4 周时去除指针，加大主动与被动活动的力度。

参考文献

[1]　王成琪，王剑利，王增涛，等．小型组织块再植或移植的几个问题探讨 [J]．中华显微外科杂志，1997, 20：2-3．

[2]　刘育杰，丁小珩，焦鸿生，等．手指小组织块离断再植的临床体会 [J]．中华显微外科杂志，2011, 34：109-113．

[3]　曾剑文，边子虎，黄大江，等．手指离体复合组织块再植 [J]．中华手外科杂志，2003, 19（1）：29-30．

[4]　卜凡玉，薛明宇，寿奎水，等．手指腹部组织块离断再植的临床体会 [J]．中华手外科杂志，2014, 30：209-211．

[5]　冯伟，邢丹谋，任东，等．手指复合组织块离断再植 [J]．中华手外科杂志，2012, 28：227-229．

[6]　石建辉，魏少华，林舟丹，等．手指骨关节离断组织块的再植 [J]．中华创伤骨科杂志，2009, 11：788-789．

9 | 组织块再植

组织块再植是指因外伤身体部分组织块与身体间的连系完全或大部分中断，不吻合血管离断的组织块将不能成活。因组织块体积微小，血管纤细，解剖层次不清楚，再植难度较大[1]。根据组织块包含的组织类型分为皮肤筋膜型、肌（腱）皮型、骨皮型和肌（腱）骨皮型[2]。

· 病例介绍 ·

患者，女性，32 岁。主因左手示指和中指被饼丝机切割伤，致末节组织块离断 2 小时入院。查体：左手示指末节指腹近 1/2 尺侧组织块缺损，创面骨折断端外露，创缘整齐，活动性出血，指端皮肤皮色暗红，毛细血管反应速度延长，感觉消失；离断组织块约 1.2 cm×1.0 cm×0.8 cm，断面整齐，包含指骨、皮肤、甲床及部分甲板，苍白干瘪，手指屈伸活动存在。中指末节指腹尺侧组织块缺损，创面骨折端外露，创缘整齐，活动性出血，指端皮肤皮色正常，毛细血管反应时间延长，感觉正常；离断组织块约 1.5 cm×1.2 cm×1.0 cm，断端整齐，包含指骨、皮肤、甲床及部分甲板，苍白干瘪，手指屈伸活动存在。其余手指未见外伤改变。2 个组织块均属于骨皮型，包括部分甲床和甲板。入院诊断：左手示指和中指末节组织块完全离断。患者诉求：强烈要求保留示指和中指长度及功能。

急诊行组织块再植术。术后常规应用消炎、抗凝、抗痉挛药物治疗，局部烤灯照射。术后 4 天时，2 个再植组织块颜色正常，毛细血管反应时间正常，伤口无渗血和渗液，但示指远端组织皮肤颜色变黑，质地变硬，甲床颜色变黑，毛细血管反应消失，考虑为血供不足引起。无特殊处理，继续"抗凝、抗痉挛、消炎"治疗。术后 14 天，伤口顺利拆线，一期愈合，示指指端部分坏死。患者要求出院继续观察病情发展。术后 2 个月时，示指再植组织块血运、颜色正常，指端组织坏死痂皮开始部分脱落。术后 3.5 个月时，坏死痂皮脱落，指端愈合良好。随访 15 个月，再植组织块外形饱满，颜色正常，毛细血管反应时间正常。手指外形良好，屈伸功能正常，组织块静态两点分辨觉 5 mm（图 9-1）。

■ 治疗方法选择

本病例患者示指、中指末节侧方组织块完全离断，简单的治疗方法可将伤指清创后手指短缩一期闭合伤口，但会造成手指短缩影响外形[3]。该病例组织块虽小但完整，通过显微血管吻合行组织块再植是可能的，一旦成功必将保留手指原有的外形及功能[4]。

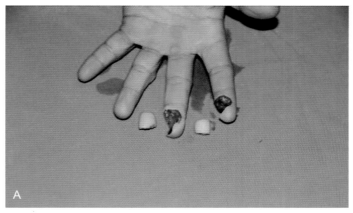

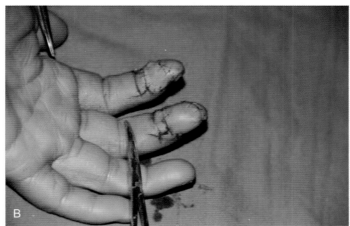

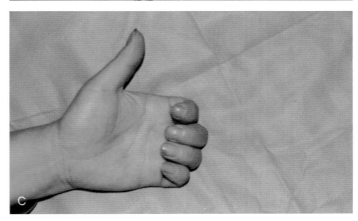

图 9-1　组织块再植修复手缺损

A. 术前；B. 手术缝合；C. 术后复诊

■ **手术方法**

　　手术在臂丛阻滞麻醉下进行，由于离断组织块较小，整个手术过程均在显微镜下进行。离断创面较整齐，显微镜下清创去除创面挫灭失活组织，稀释碘伏浸泡伤口约 5 分钟，冲洗重新铺巾。显露远近端神经、血管断端标记备用，组织块内含有骨块微小，术中骨块未予特殊固定，示指和中指离断组织块放置原位后缝合组织块桡尺侧各 1 针。示指组织块吻合近侧 1 条动脉（直径约 0.4 mm，吻合 5

针），缝合近侧神经 1 条（直径约 0.5 mm，缝合 3 针），组织块内神经远端与示指远侧创缘内神经残端缝合（直径约 0.2 mm，缝合 2 针）。中指组织块吻合近侧动脉 1 条（直径约 0.4 mm，吻合 6 针），掌侧静脉 1 条（直径约 0.3 mm，吻合 4 针），近侧缝合神经 1 条（直径约 0.4 mm，缝合 3 针）。通血后组织块充盈，颜色红润。未予拔甲，缝合甲板及组织块周缘。手术时间共计 2.5 小时。

■ 注意事项

◎ 整个手术过程均需在显微镜下进行，清创时注意保护组织块中每一条血管和神经，珍惜每一毫米组织[5]。

◎ 小的骨块不需要特殊固定，缝合组织块后骨块即可以复位。强求固定骨块，可能造成骨皮分离，影响骨块血运，造成骨质吸收[6]。

◎ 术后严密观察再植组织块颜色、皮温、张力等，出现动静脉危象时应及时处理[7]。

参考文献

[1] Pei G X, Ren G H, Wei K H, et al. Replantation of articular composite tissue masses severed from extremities[J]. Jury, 2008, 39 (3)：97-102.

[2] 曾剑文，边子虎，黄大江，等 . 手指离体复合组织块再植 [J]. 中华手外科杂志，2003, 19 (1)：29-30.

[3] 袁海平，王红胜，袁勇，等 . 静脉动脉化指离体复合组织块再植 [J]. 中华手外科杂志，2014, 30 (2)：148-149.

[4] 臧谋圣，王徽，王卓，等 . 小组织块再植或移植修复与重建手指毁损伤的时机及疗效 [J]. 中华手外科杂志，2014, 30 (6)：472-473.

[5] 宋君，张敬良，吴祥，等 . 指甲 1/3 以远指尖微型组织块再植 56 例体会 [J]. 中华显微外科杂志，2009, 32 (5)：377.

[6] 薛俊红，范华波 . 手指末节离体复合组织块再植 11 例 [J]. 中华显微外科杂志，2004, 27 (3)：192.

[7] 柴益民，林崇正，邱勋永，等 . 手指复合小组织块离断再植的研究 [J]. 中华显微外科杂志，2003, 26 (4)：257-258.

10 | 吻合血管的回植术治疗全手皮肤脱套伤

苏州大学附属瑞华医院·巨积辉　侯瑞兴

　　全手皮肤脱套伤是一种严重的创伤，其治疗非常困难，效果也不尽人意。目前临床上有多种手术方法，疗效不一，治疗上也颇多争议[1-5]。笔者医院于2009年采用吻合血管的回植术治疗全手皮肤脱套伤患者1例，获得了满意的效果。

·病例介绍·

　　患者，女性，43岁。因左手被印刷机碾压致手部皮肤套状撕脱2小时入院。查体：左手于前臂远端至指尖皮肤撕脱脱套，拇指、手指骨关节、肌腱、神经及手内在肌均相对完整。急诊于臂丛阻滞麻醉下行清创术，术中见脱套皮肤相对完整，手掌、手背皮肤有挫伤，第2~5指指固有动脉位于远侧指间关节平面断裂，神经自手腕部撕脱抽出，拇指双侧指固有动脉于指尖部位断裂。采用吻合血管的回植术，术中吻合手背静脉6条及手掌侧静脉5条，吻合断裂的指总动脉或指固有动脉，手掌、手背皮肤稍修薄后轻加压包扎。术后12天再植皮肤及第1~5指均成活。术后3个月，示指末节反复渗液，X线显示末节指骨已吸收，给予末节截指术。术后2年复诊，手掌、手背皮肤质地好，手指外形良好，拇指恢复外展及对指功能，手指屈伸功能恢复满意，第1~5指感觉恢复S2~S3（图10-1）。

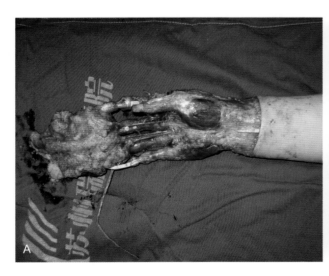

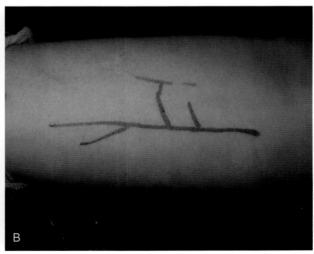

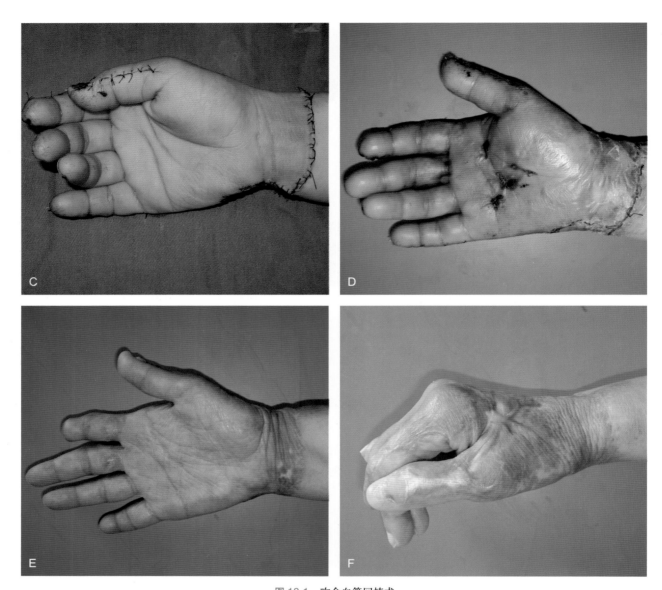

图 10-1　吻合血管回植术
A. 全手皮肤脱套伤伤情（掌侧）；B. 移植前臂网状浅静脉桥接掌浅弓；C. 回植术毕；
D. 回植术后第 1~5 指及手掌皮肤成活；E. 术后 2 年手外形；F. 术后 2 年手功能

■ **治疗方法选择**

　　全手皮肤脱套伤是手在遇到外来暴力、滚筒碾压时，机体保护性的条件反射、强力回缩而造成手部皮肤软组织呈套状撕脱。损伤的特点是创缘不齐，挫伤重，撕脱的皮肤、血管、神经、肌腱、骨关节往往不在同一个平面，同时血管内膜挫伤严重，甚至动脉神经抽出[6]。常用的治疗方法是将双手暂时埋在腹部皮下，待 3~4 周后断蒂或在双手肉芽创面上游离植皮，但术后手的外形及功能均不满意，如能最大限度地利用脱套皮肤进行原位回植，一旦皮肤完全成活，手的外形及功能是其他术式所无法比拟的。考虑本例脱套皮肤完整性较好，没有明显的挫伤，虽然指动脉及手掌主要静脉均已断裂，但仍有可能重建撕脱皮肤血供，进行撕脱皮肤原位回植。

吻合血管的回植术治疗全手皮肤脱套伤具有以下优点：①最大限度地利用脱套皮肤进行原位回植。②手术一次完成，疗程短。③利用原撕脱皮肤回植，皮肤质地好，术后外形及功能满意，且不需要大量的其他皮肤供区，患者更加乐于接受。基于此，对于手部撕脱伤应尽量争取吻合血管的原位回植。

■ 手术方法

先对脱套的皮肤行彻底的清创术，并在显微镜下行二次清创术，清创过程中，寻找、结扎、标记断裂的血管、神经，尤其是标记手掌、手背皮下浅静脉，并判断皮肤挫伤情况。再对近端手部创面行彻底的清创术，寻找、结扎、标记血管和神经断端，创面仔细认真地止血。放松止血带再次止血，发现末节指骨无明显渗血，术中发现第1~3指总动脉于手掌中部断裂，近端未找到掌浅弓，仅找到近端尺动脉浅支断头，掌骨头间静脉均断裂，远端皮肤内于手指与手背交界处找到3个静脉断端，均给予标记。清创结束后将撕脱脱套的皮肤套在各个手指上，先吻合手指部断裂的血管神经，吻合手掌部指总动脉、神经，于手背侧吻合掌骨头间静脉3条。吻合完毕再将皮肤小心地向近端回拉覆盖于手掌及手背部，吻合手掌侧皮下浅静脉6条及手背侧皮下浅静脉3条，放松止血带使第2~5指血供恢复，手掌、手背侧皮肤血供恢复，为预防手指指骨缺血坏死，移植树枝状前臂屈侧浅静脉桥接尺动脉浅支与第1~3指总动脉。术毕手掌、手背皮肤适当加压包扎，第1~5指均恢复血供。

术后石膏托外固定，常规给予"抗凝、抗痉挛、消炎"等治疗，严密观察第1~5指血液循环情况。术后3~5天行第一次换药，换药后继续加压包扎固定。术后12天再植皮肤及第1~5指均成活。术后3个月，示指末节反复渗液，X线显示末节指骨已吸收，给予末节截指术。术后2年复诊，手掌、手背皮肤质地好，手指外形良好，拇指恢复外展及对指功能，手指屈伸功能恢复满意，第1~5指感觉恢复S2~S3。

■ 注意事项

◎ 回植术强调彻底的清创术，一旦感染，势必会影响皮肤的成活及血管的通畅，因此要对撕脱脱套的皮肤进行卷地毯式的清创。必要时可以剖开皮肤进行清创，尤其是污染严重者，要在显微镜下再次清创。

◎ 术中彻底止血，术毕皮下放置引流物，并保持引流通畅，手掌、手背适度加压，避免形成皮下血肿而影响皮肤成活或出现感染，必要时可在手掌或手背做几条纵行切口，以利引流。

◎ 手掌、手背撕脱皮肤边缘有可供吻合的静脉时，要尽可能多地进行吻合，以重建撕脱皮肤的静脉回流，这是手掌、手背皮肤成活的必要措施之一[7]。

◎ 术中要认真判断撕脱皮肤的挫伤情况，挫伤严重者不要勉强再植，一旦皮肤不成活势必要引起手指的坏死。

◎ 手掌部掌浅弓撕脱断裂者要重建动脉弓，必要时移植前臂屈侧网状静脉进行重建，以利手指指骨的供血重建。

◎ 移植静脉时要考虑到手部静脉回流的通路问题，尽量不要切取主要的回流静脉，以前臂屈侧的浅静脉为宜。

◎ 术后 3~5 天换药时发现手掌、手背皮下有积血时，可以拆除皮缘部分缝线，轻轻挤出积血或血凝块，重新加压包扎固定。

◎ 术毕适当加压，加压的压力以不压迫已吻合的血管为宜[8, 9]。

参考文献

[1] 侯瑞兴, 王海文, 巨积辉, 等. 双足带有同蒂多叶皮瓣的趾甲皮瓣移植治疗全手皮肤套脱伤 [J]. 中华手外科杂志, 2009, 25：32-34.

[2] 王晓南, 韩宝平, 陈克俊, 等. 手部皮肤套脱伤的治疗 [J]. 中华手外科杂志, 2006, 22：67-69.

[3] Pradier J P, Oberlin C, Bey E.Acute deep hand burns covered by a pocket flap-graft：long-term outcome based on nine cases[J]. J Burns Wounds, 2007, 16：1-32.

[4] 王春书, 王爱国, 马凌, 等. 吻合静脉加负压引流治疗全手掌皮肤脱套伤 [J]. 中国修复重建外科杂志, 2010, 24：632-633.

[5] 崔成立, 尹维刚, 张新宇, 等. 兔耳纯静脉皮瓣两种灌流成活机理的实验研究 [J]. 中国临床解剖学杂志, 2005, 23：180-182.

[6] 寿奎水. 手部皮肤套脱伤的手术选择 [J]. 中华手外科杂志, 2006, 22：65-66.

[7] 王晓南, 阚世廉. 兔后肢大面积皮肤脱套伤显微外科回植的实验研究 [J]. 中华显微外科杂志, 2010, 33：51-53.

[8] 潘风雨, 田万成. 手部套脱伤的分型与程序化治疗临床应用研究 [J]. 中华手外科杂志, 2008, 24：144-147.

[9] Thomas B P, Tsai T M.Primary reconstruction of a degloved hand using multiple toe transfers on a single pedicle and a reversed radial artery flap[J]. Journal of Reconstructive Microsurgery, 2004, 20：3-6.

11 | 四肢离断再植

河南省郑州解放军第 153 医院·裴国献　周明武　幸超峰

　　1963 年 1 月，我国上海陈中伟、钱允庆、鲍约瑟等为一例前臂远端完全离断再植成功，并恢复良好功能，于 1963 年著文发表于医学杂志，这是世界医学史上首次报道断肢再植成功。美国波士顿 Malt、McKahn 于 1962 年 5 月完成的一例 12 岁男孩上臂离断再植成功，于 1964 年报道，但晚于陈中伟等的报道。1964 年，中山大学附属第一医院祁公道、黄承达断腿再植成功，1966 年王成琪等前臂再植成功，同年，陈中伟、王澍寰、黄承达分别取得断指再植成功。1968 年日本 Komatsu、Tamai 著文，报道了他们在 1965 年 7 月完成了一例拇指完全离断再植并手术成功。自 20 世纪 60 年代以来，我国肢（指）体离断再植在数量、类型、适应证及成活率等方面均有重大突破，断肢（指）再植技术始终在国际上处于领先水平[1-3]。

　　自 1973 年王成琪报道首例小儿双前臂再植成功后，相继有成人双下肢离断再植成功的报道。1990 年 9 月，解放军第一五三中心医院完成了世界首例四肢同时离断再植成功，在外科史上创造了奇迹，为多肢体离断再植提供了宝贵经验。

·病例介绍·

　　患者，男性，50 岁。于 1990 年 9 月 22 日 7 时被斧头砍伤四肢及右臀部。急送当地县医院就诊，测量血压为零。立即行吸氧、输血、补液等抗休克治疗处理，结扎四肢大血管后，于伤后 9 小时送入解放军第一五三中心医院。入院查体：一般情况可，血压 130/98 mmHg，重要脏器物理检查无异常。右臀部有一长约 20 cm 伤口，深达深层肌肉。四肢离断情况：左前臂于腕上 4 cm 处除桡骨及掌桡侧部分软组织及正中神经相连外，其余组织均挫伤及离断，手部冰凉，血运差。右前臂腕上 6 cm 软组织相连外，其余组织均离断，手部发凉，血运差。左小腿踝上 5 cm 处除后侧 6 cm 软组织相连外，其余组织均离断，足部发凉，血运极差。右小腿踝上 4 cm 处除外侧部分软组织相连外，其余组织均离断，右足无血运。X 线检查结果：左尺骨远端双段横行骨折，右尺、桡骨远端粉碎性骨折，左胫、腓骨下端粉碎性骨折，右胫、腓骨下端横行骨折。临床诊断：①双上肢、左下肢不完全离断伤。②右下肢完全离断伤。③右臀部软组织刀割伤。手术分 4 台同时进行，分别对四肢进行再植。手术历时 9 小时 10 分钟，四肢缺血 22 小时 30 分钟。术中共输血 2 050 ml，输液 3 150 ml，术中尿量 1 200 ml。术后按照断肢再植术后常规处理与监护。给予肠溶阿司匹林、罂粟碱、妥拉苏林、蝮蛇抗栓酶、低分子右旋糖酐及抗生素。术后再植四肢顺利成活，右下肢再植伤口内侧有一 2 cm×2 cm 创面，经换药创面愈合。随访复查双手、双足感觉及运动功能恢复良好，日常生活能够自理，可负重行走及进行体力劳动（图 11-1）。

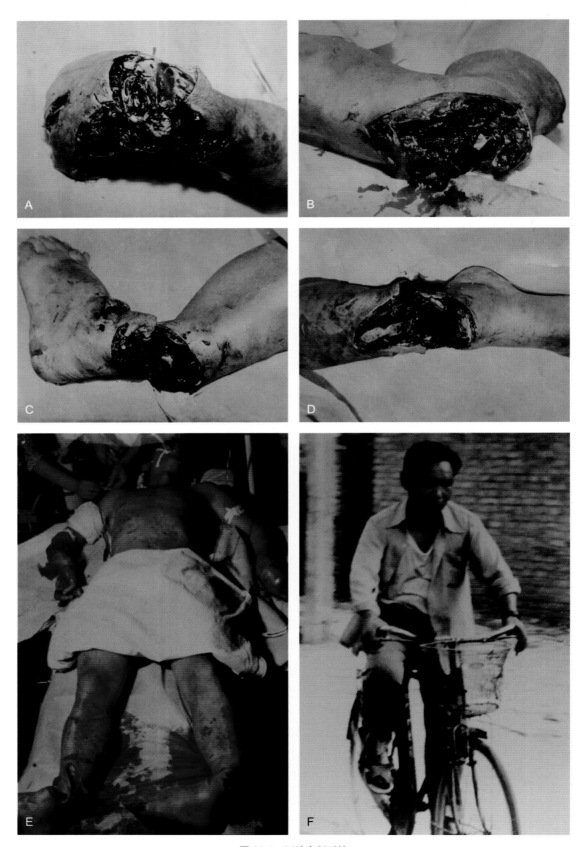

图 11-1 四肢离断再植

A. 左前臂离断；B. 右前臂离断；C. 左小腿离断；D. 右小腿离断；E. 四肢离断；F. 术后 1 年

■ 治疗方法选择

四肢同时离断且有条件再植者属于罕见病例。四肢多条大血管同时损伤，瞬间即可发生休克，因此，预防与抢救休克是治疗的首要环节。在事故发生现场就应该迅速就地取材，针对每个受伤的肢体实施捆扎或加压包扎止血，并妥善保护好伤肢，迅速送至有条件救治的医院。患者到达医院后，应迅速建立多条有效静脉通道，以便于休克的抢救，并保证术中输血、补液以及药物的应用。由于四肢远端均离断，都需行再植手术，每个肢体都要上气压止血带，因此，建立静脉通道不能选用前臂及足踝部浅静脉，宜选用股静脉、锁骨下静脉或颈外静脉等可留置静脉通道，并可监测中心静脉压。多肢再植时，为缩短肢体缺血时间，降低术后急性肾功能衰竭的发生概率，不宜采取逐肢再植的方法进行手术，宜采取多组同时再植手术方案。再植手术中，四肢止血带的捆绑与开放应交替应用，以防循环血容量的突然改变影响血压稳定，或造成术中失血过多。

■ 手术方法

左上肢　术中见桡侧指半屈肌腱、桡侧伸屈腕肌、正中神经相连。桡动脉连续性存在，但挫伤明显、不通血。吻合尺动脉、头静脉及尺神经，分别修复诸离断肌腱，以三棱针髓内固定尺骨，通血后再植左手血运恢复。

右上肢　术中见拇指、示指、中指指屈肌腱，拇指、示指指伸肌腱与正中神经相连。桡动脉连续性存在，但挫伤严重，不通血。吻合尺动脉、伴行静脉及尺神经，分别修复指伸、指屈肌腱，通血后再植右手血运恢复。

左下肢　术中见胫前血管和神经均离断、胫后血管和神经连续性存在，但挫伤严重，不通血。吻合左胫前动静脉及大隐静脉，修复诸肌腱、足背皮神经，胫骨缩短 4 cm，以 2 枚斯氏针交叉固定胫骨。通血后再植左足血运良好。

右下肢　术中见胫前血管和神经、胫后血管和神经全部离断，仅外侧 4 cm 皮肤及腓骨长短肌相连。分别吻合胫前、胫后血管和神经及大隐静脉，修复指伸、指屈肌腱，胫骨缩短 4 cm，斯氏针交叉固定胫骨。通血后再植右足血运良好。

■ 注意事项

◎ 精心筹划手术方案，指挥协调救植矛盾：术前迅速制订手术方案，为缩短手术时间，应分组同时进行，由 1 名技术全面者统一指挥。术中正确处理救与植的矛盾，整体协调各台手术之间操作及台下配合，对各种复杂情况均能做出正确决断，从而为本例的救与植成活创造了良好的条件，是救治成功的关键措施。

◎ 四肢充气性止血带的使用与开放时间：应前后相差 10~20 分钟交替应用，不宜在同一时间同时充气使用止血带或放开止血带，以防循环血容量的突然改变影响血压稳定，造成术中出血过多或血压骤降。

◎ 迅速建立多条静脉通道，以保证血液循环正常，便于对中心静脉压的监测及输血、输液的顺利进行。宜选用股静脉、锁骨下静脉或颈外静脉等可留置静脉通道，以便于监测中心静脉压。

◎ 良好的肢体各类组织修复与高质量的血管显微吻合是肢体再植成活的关键。

◎ 术中做好血压监测，采用右股动脉插管直接监测血压的方法，保证血压的及时检测及酌情适时调整液体及药物，为手术提供方便。

◎ 双下肢再植时应等长缩短，避免术后跛行的发生。

◎ 注意全身情况的处理，为肢体顺利再植创造条件。四肢同时离断，多条大血管同时离断，出血量大，伤后瞬间即可导致失血性休克的发生，休克的防治是多肢离断抢救的首要环节。现场救治时应立即采取快速捆扎止血或加压包扎止血，送医院治疗前应结扎主要大血管以免搏动性大出血。本例患者在当地县医院采取了上述措施，很快纠正了休克，并保证了血压及其他生命体征的稳定，为四肢再植手术创造了条件。

◎ 注重手术后并发症的防治。多肢体离断导致的失血性休克可引起肾脏缺氧、缺血；离断肢体缺血时间长、通血后大量毒性代谢产物进入血液循环、缺血再灌注损伤等因素，可导致急性肾功能衰竭。因此，术后应积极抗休克、维持有效循环血量，采取改善肾脏缺血和缺氧、减少毒素吸收及加速体内毒素排泄的措施，以预防急性肾功能衰竭的发生。术后还应积极预防感染及血管危象的发生。

◎ 重视术后功能康复。

参考文献

[1] 程国良. 手指再植与再造 [M]. 北京：人民卫生出版社，2005.

[2] 裴国献，李坤德，陈楚文，等. 四肢同时离断再植成活一例报告 [J]. 中华显微外科杂志，1991，14：25.

[3] 周明武，李坤德，谢昌平，等. 特殊类型断肢（指）再植的临床研究 [J]. 中华手外科杂志，1997，13（4）：218-220.

12 多发骨折并小腿下段撕脱性离断再植

四川省宜宾市骨科医院·胡其恭　刘国江

断肢再植是一项涉及多专业理论的复杂外科技术，必须注意断肢再植的适应证及禁忌证。否则，为了挽救肢体极有可能危及生命，也可能挽救的是没有功能反而有碍的肢体[1]。因此，对于合并严重复合伤的断肢患者，要在优先全身救治基础上实施再植手术[2]。

·病例介绍·

患者，男性，17岁。2012年3月13日因车祸伤致左小腿离断，左大腿畸形、髋部肿痛、活动受限7小时入院。查体：左小腿下段以远肢体缺如，残端神经、肌肉、血管撕脱，骨质裸露，离断肢体端皮肤不规则撕脱，颜色苍白，无张力，无毛细血管反应，创面轻度污染。骨盆分离挤压试验阳性，左大腿中上段畸形，可扪及骨擦感。距离受伤时间已经7小时，血压110/70 mmHg，脉搏118次/分，处于休克代偿期。诊断：①失血性休克。②左小腿下段撕脱性离断。③左股骨粉碎性骨折。④左耻骨上下支骨折。立即给予开通绿色通道，多学科会诊，积极补液抗休克，严密计划，分组急诊实施了断肢再植术。术后历经多次手术，随访34个月，骨折完全愈合，创面痊愈，神经功能恢复良好（图12-1）。

■ 治疗方法选择

患者为多发创伤，左小腿撕脱性离断伴有同侧股骨及耻骨上下支骨折，距受伤时间已经7小时，血压偏低，处于休克早期。患者入院后即启动全院及全科应急预案，先积极输血补液纠正休克的同时，根据多处损伤特点，按轻重缓急制订治疗计划：边抗休克边争分夺秒准备实施断肢再植术；断肢再植后予左股骨髁上骨牵引，择期再行股骨骨折复位内固定术；对于暂不影响肢体成活的创面，可实施VSD负压吸引术，二期进行修复，以免一期修复对患者造成较大风险。

■ 手术方法

断肢再植　在全麻下手术，由于伤情重，分2组同时行肢体残端及离断肢体由浅入深卷地毯式清创，清除失活的肌腱、肌肉组织等。

(1) 固定骨折端：骨折断端短缩约3 cm，并修整齐，先复位腓骨，以斯氏针经皮髓腔内固定，外固定支架固定胫骨，加压，下肢力线维持较好，骨支架稳定。

(2) 重建血液循环：分离、显露胫前、胫后神经血管束及大隐静脉、小隐静脉，见胫前血管束缺

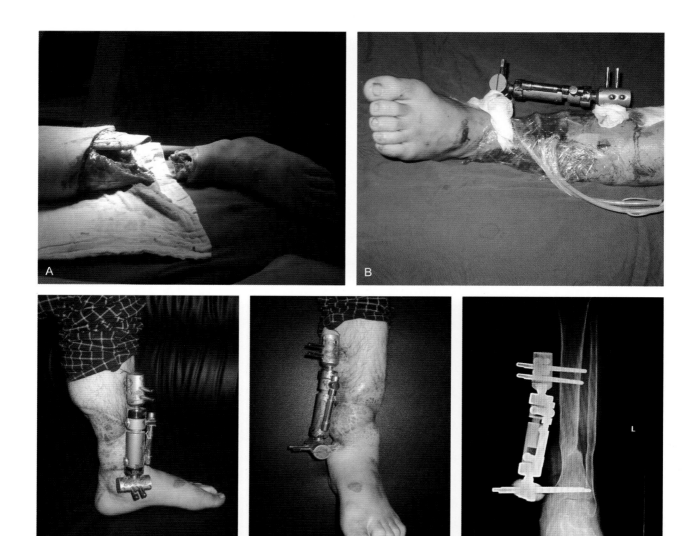

图 12-1　小腿下段离断再植
A. 离断小腿远、近端清创后；B. 再植术后；C、D. 术后 34 个月随访；E. 术后 34 个月 X 线片

损约 2 cm；胫后血管束长度合适，予切取对侧小腿膝下 12 cm 长大隐静脉，分别取 3 段 2 cm 长血管，行胫前血管束桥接吻合，另一组术者同时吻合胫后血管束。松止血带，远端恢复血供，肢体颜色转红润。入院 4.5 小时离断肢体血液循环建立。吻合小隐静脉，大隐静脉缺如约 6 cm，予桥接修复。吻合 2 根动脉、4 条深静脉和 2 条浅静脉。

（3）修复神经：在胫前血管束旁寻找并吻合腓深神经；胫后血管束旁寻找胫神经，见胫神经自踝部支持带处抽出，缺损约 3 cm，遂切取对侧小腿后侧腓肠神经约 9 cm，对折 3 折后予桥接修复胫神经缺损。

（4）修复肌腱：分别缝合、修复胫前肌、足趾伸肌及跟腱、胫骨后肌及趾屈肌。

（5）最后缝合伤口，因小腿内后侧皮肤缺损约 10 cm×12 cm，予安装一次性护创材料（VSD），因再植小腿伴有股骨骨折，行股骨髁上骨牵引。

手术历时 5 小时 50 分钟，失血 1 000 ml，尿量 2 000 ml，补液 5 870 ml，输血 6.5 U。

后期手术　9 天后再次行 VSD 负压吸引术及股骨骨折复位内固定术。再植术后 20 天，行部分皮肤缺损处游离全厚皮片植皮。再植术后 1 个月，行交腿皮瓣覆盖再植肢体肌腱、骨外露处，交腿皮瓣术后 40 天，皮瓣成活，断蒂。

■ 注意事项

◎ 要妥善处理全身救治与断肢再植的关系。本例患者在伤后 7 小时入院，且处于休克状态，如贸然行再植手术，可能危及患者生命。而等全身症状改善后，再行再植手术可能丧失再植时间。故在积极抗休克治疗同时，应创造条件进行再植手术。但两者的关系永远是全身救治第一位，而肢体再植第二位。

◎ 对于肢体离断合并其他部位损伤，应根据轻重缓急合理安排，对于有些创伤修复可留待二期处理，以免增加一期手术的风险。本组再植后残留的部分创面未一期采用皮瓣修复，客观上减少了在抗休克情况下实施断肢再植的手术风险。

◎ 神经早期修复有利于肢体功能恢复，本组病例由于胫神经和腓深神经的早期修复，使肢体感觉、运动功能恢复良好。

参考文献

[1]　胥少汀 , 葛宝丰 , 徐印坎 . 实用骨科学 [M]. 4 版 . 北京：人民军医出版社 , 2012.

[2]　卓能柳 . 复杂小腿离断伤再植与假肢治疗远期疗效观察 [J]. 中外健康文摘 , 2013, (46)：172-173.

13

合并皮肤血管缺损的足离断再植术

福建省福州市第二医院·吴学军

对于严重的肢体离断伤，一般都伴有长段的血管、神经及大面积的皮肤缺损，给肢体再植带来极大困难，往往需要行血管移植、皮瓣修复，Flow-through 皮瓣可以同时修复皮肤和血管缺损，以确保肢体成活[1-4]。笔者对一例足离断合并大面积皮肤及长段血管缺损的患者进行再植并采用股前外 Flow-through 皮瓣修复，获得成功，取得了较好的外形和功能。

· 病例介绍 ·

患者，男性，18 岁。因机器绞砸伤致左足离断伤 3 小时，于 2009 年 11 月 23 日入住我院手外科。查体：左足经中跗关节处不完全离断，仅部分伸肌腱、少量严重挫伤的皮肤相连，足背及踝前皮肤脱套并部分缺损，足底、足背血管长段缺损，远端足及各足趾无血运、无感觉但尚完整。入院急诊行足骨、关节复位克氏针固定，部分肌腱修复，切取对侧股前外皮瓣覆盖足背创面，旋股外侧动静脉桥接修复足背动脉以重建足血运。术后足及皮瓣成活，术后 1 个月行交腿皮瓣修复足底软组织缺损创面，其他创面植皮修复。术后随访 2 年，患者对足外形及功能较满意（图 13-1）。

■ 治疗方法选择

本例患者足损伤严重，伴有大面积皮肤、大段足背及足底动脉缺损，选择残端修整术，后期安装假肢，亦可获得较好的功能，选择再植难度大，血管及软组织缺损需要同时修复。因患者及家属保肢意愿非常强烈，于是决定行再植术，由于股前外侧 Flow-through 皮瓣不仅可修复重大面积软组织缺损，而且可重建肢体血运，满足了该患者同时重建断足血供及修复创面的要求。因神经缺损较多，急诊修复困难，拟二期修复。

■ 手术方法

断足回植　彻底清创后，骨、关节复位克氏针固定，修复可修复的肌腱，在对侧下肢切取大隐静脉 15 cm，移植修复患足的足背动脉及其的一条伴行静脉后见断足远端血运逐渐恢复。暂时包扎患足创面。

皮瓣移植　常规切取对侧股前外皮瓣，皮瓣面积约 25 cm × 16 cm，皮瓣移植至受区覆盖足背及足内侧创面，旋股外侧动静脉与胫后动静脉近端行端 – 端吻合，远端与足背动静脉的足底穿支吻合。皮瓣及

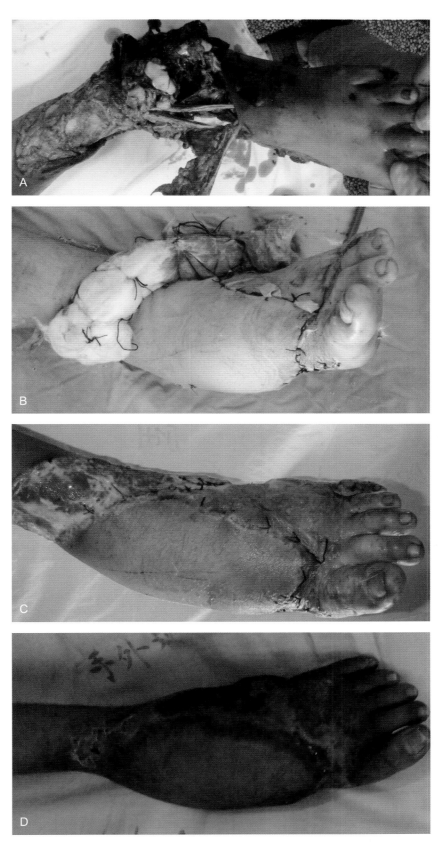

图 13-1 足离断再植
A. 术前；B. 术后；C. 术后 2 周；D. 术后 3 个月

断足的血运佳，将残存脱套的皮肤修剪成中厚皮并用其覆盖患足残留创面，皮瓣供区创面植皮修复。

二期手术 术后 1 个月行交腿皮瓣修复患足足底创面，其他创面通过换药后愈合。术后半年患者可正常行走，拟行神经移植。因患者拒绝神经移植手术，该患者未进行二期神经修复。

▣ 注意事项

◎ 术前准备：断肢再植手术要争取时间[1]，术前必须做好充分的准备。要对患者进行全面查体，同时补充血容量及应用抗生素预防感染，要常规备血，也要做好患者的思想工作。医务人员要密切配合，尽量缩短术前时间，减少患肢缺血时间。

◎ 彻底清创：清创直接关系到断肢再植的成败，一定要彻底、迅速。

◎ 血运重建：血运重建要迅速、可靠，血管床要好。笔者建议：遇到类似病例，最好先通过血管移植修复一条血管重建血运，然后再切取皮瓣移植，以减少患足缺血时间。

◎ 创面覆盖：尽量一期修复创面，如不能一期修复，那么重要的组织要用皮瓣覆盖，如血管、神经、肌腱、骨、关节等。

◎ Flow-through 皮瓣的选择：Flow-through 皮瓣是用皮瓣的血管蒂作为移植血管桥接主干血管，皮瓣血管蒂发出的皮支和肌支可以携带皮瓣、肌肉或骨修复创面[2-4]。股前外皮瓣是常用 Flow-through 皮瓣的选择，可满足大多数皮肤缺损修复的要求。此外，还可作为 Flow-through 皮瓣的有桡动脉皮瓣、肩胛皮瓣、小腿皮瓣等。

参考文献

[1] 王澍寰. 手外科学 [M]. 北京：人民卫生出版社，2002：486-487.

[2] Devansh S. Lateral thigh free flap with flow-though vascular pedicle[J]. Ann Plast Surg, 2011, 67：44-48.

[3] Haddock M C, Creagh T, Sivarajan V.Double-free, flow-through flap reconstruction for complex scalp defects：a case report[J]. Microsurgery, 2011, 31：327-330.

[4] 李军，张大伟，赵广跃，等. 股前外 Flow-through 皮瓣修复四肢 Gustilo Ⅲ C 损伤的临床研究 [J]. 中华显微外科杂志，2013, 36（4）：331-334.

14 | 儿童小腿节段性毁损离断再植

西南医科大学附属第二医院·邹永根

高能量创伤所致节段性毁损合并长段组织缺损的离断肢体，由于再植难度大，手术时间长，为了抢救生命，往往直接做了残肢缝合或截肢术，这给患者及社会留下了很大的遗憾[1-15]。笔者对一例儿童遭火车碾压致右小腿离断合并中上段约 10 cm 缺损的病例，采用短缩 10 cm 断肢再植，待成活后适合时间应用 Ilizarov 骨延长技术进行肢体延长，获得了成功。目前患儿已经恢复了肢体长度及良好外观，双下肢等长，步态正常，患儿及家属对于再植肢体感觉、运动、外观的恢复均给予了较为满意的评价。

·病例介绍·

患者，男性，7 岁。2013 年 12 月 19 日因火车碾压伤导致右小腿离断、昏迷 4 小时入院。右小腿自胫骨平台下 6 cm 离断，残端碾压挫伤严重。远断端合并中上段约 10 cm 骨、皮肤肌肉复合组织缺损，踝关节平面以下保存较完整。踝关节以上无皮肤覆盖，重度失血性休克，再植难度极大，即使再植成功双下肢将相差 10 cm，无法正常行走。在家属强烈保肢要求下，决定先行离断肢体短缩再植术，术中简单应用跨膝外固定支架、克氏针固定再植肢体骨骼，修复胫前、胫后动脉及伴行静脉、大隐静脉。修复腓总神经、胫神经、知名皮神经，依照解剖标志包埋肌腱在残余肌腹内，皮肤缺损以 VSD 材料覆盖，术后 2 周再植成活后，行健侧大腿取皮植皮覆盖创面。术后 40 天，再植肢体创面完全闭合，辅助功能锻炼。应用 Ilizarov 骨延长技术，行胫骨截骨延长术。半年后肢体长度恢复相等，骨痂生长连续，但再植肢体由于创伤刺激，骨骺生长活跃且不平衡，胫骨向后侧成角，再次行截骨力线矫正术。术后一年半随访，X 线显示胫骨逐渐延长、骨折愈合，膝关节、踝关节位置良好。足底、各趾、足背感觉恢复，两点分辨觉 11 mm，膝关节、踝关节、各趾间关节活动基本正常。患者家属对右下肢再植肢体的外观及功能感到满意（图 14-1）。

■ 治疗方法选择

本例患者系右小腿离断伤合并中上段约 10 cm 复合组织缺损，合并严重失血性休克。如果在急诊进行保留长度再植，手术设计复杂：须行清创、骨瓣移植、骨折内固定、切取长段血管移植重建动静脉通路、组合皮瓣移植修复小腿软组织缺损创面和皮瓣供区创面植皮闭合，这样将使断肢的温缺血时间明显超过再植时限，使一期实施再植手术失败风险明显增加，且在严重休克情况下长时间、大创伤手术严重威胁患儿生命安全。鉴于为患者生命安全的角度考虑，保留长度再植弊远远大于利。术者综

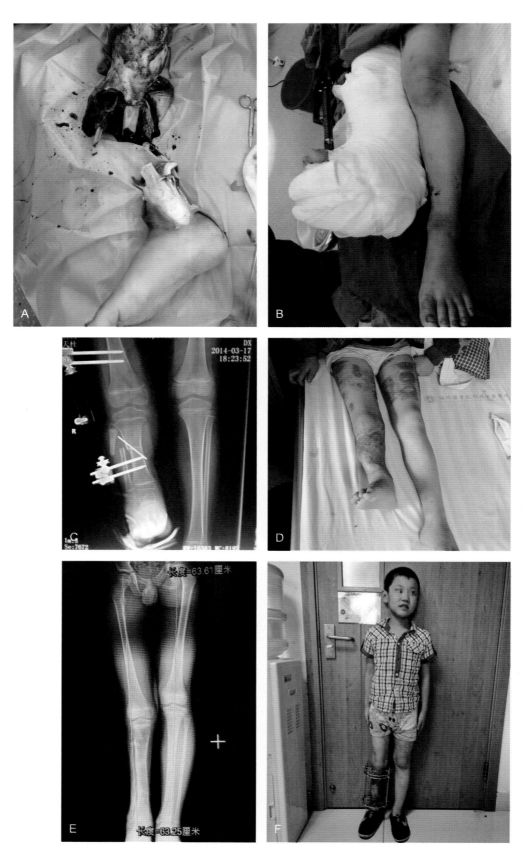

图 14-1　小腿离断再植

A. 术前；B. 术后；C. 术后 X 线；D. 术后 3 个月；E. 延长术后 X 线；F. 延长术后

合考虑后，拟定治疗方案：先一期急诊清创短缩再植，待二期成活后再行创面闭合、肢体延长术，重建肢体长度、外观及功能。综合应用显微外科技术、VSD负压引流冲洗技术和Ilizarov骨延长技术。最终使患儿得到了理想的治疗效果。

■ 手术方法

一期手术 入院后急诊在气管插管全麻下行清创，肝素林格氏液灌洗胫前后动静脉。应用血管取栓器完全去除血管内壁附着的血栓。切除一切失活的组织，在完全正常的组织平面行离断再植术。术中应用简单快捷的单臂外固定支架及克氏针联合固定胫骨。吻合胫前后动脉及伴行静脉、大隐静脉，吻合一切可以吻合的动脉和静脉。修复腓总神经、胫神经、知名皮神经，依照解剖标志包埋肌腱在残余肌腹内，皮肤缺损以VSD材料覆盖，快速简便完成手术。再植术后患肢血供良好，从始至终未出现血管痉挛、远端皮肤水疱等。更换VSD，应用表皮生长因子及常规冲洗液（罂粟碱＋糜蛋白酶＋葡萄糖＋高压氧）交替冲洗创面3周，肉芽生长良好。取左侧大腿游离皮片植皮覆盖消灭创面。去除跨膝外固定支架，植皮后开始肢体膝关节、踝关节、趾间关节被动活动。

二期手术 术后40天胫骨断端骨痂生长良好，考虑患儿生长发育因素，应用Ilizarov骨延长技术行胫骨截骨延长术，进行了3个月肢体延长，双下肢恢复等长。半年后延长肢体骨痂生长良好。早期应用增高鞋辅助行走，伴随肢体生长延长，增高鞋逐渐弃用，穿棉鞋行走。足部逐步恢复感觉，出现分泌汗液，疼痛。因创伤刺激，胫骨骨骺生长活跃且不平衡生长，导致胫骨下段力线改变，弯曲畸形，外观难看。遂术后半年再次做了胫骨截骨矫正胫骨力线，3个月后骨愈合。步态正常，足部感觉进一步恢复，正常分泌汗液，各足趾末梢能感觉疼痛。踝关节、趾间关节可自主活动。

■ 注意事项

◎ 要以最大的责任心来对待儿童肢体离断：儿童各器官系统均未发育完善，肢体离断作为严重的创伤常常伴有严重失血性休克，早期需积极纠正贫血、合理地使用止血带。在休克纠正、生命体征相对稳定的情况下，尽量争取再植离断肢体，对断端毁损严重者，可以在一期进行短缩再植，远期再行延长，重建长度外观及功能。

◎ 要高度重视早期清创：本例患者是严重火车碾压伤，组织坏死及污染严重，常规清创往往不彻底，容易发生感染，这将明显延迟伤口愈合，影响后续手术进行。本病例清创范围：脱套挫伤严重失去弹性的皮肤、碾压变性污染的皮下脂肪组织，失活变性肌肉，无骨膜覆盖的骨骼。同时标记好胫前和胫后血管、胫后和腓总神经及大隐静脉，保存完好皮神经。

◎ 联合应用先进的医疗技术，如显微外科技术、VSD负压引流冲洗技术、单臂外固定支架、伊利扎诺夫环形外固定支架技术、重组表皮生长因子、经验冲洗液（分解坏死组织的糜蛋白酶、预防血管痉挛的罂粟碱、提供组织营养的葡萄糖和高浓度溶解氧）等，以使患者获得最合理高效的治疗。

◎ 手术方式选择：①量力而行，儿童断肢常因遭遇车祸等严重暴力，常合并其他外伤，受伤严重。且肢体离断需要大量输血，ICU、麻醉科、呼吸内科、儿科、骨科、血管外科等诸多科室联合救治。若无相应条件，建议及时转送至有条件的医院。②宁简勿繁，短缩再植摒弃了各种复杂的皮瓣、血管移植等复杂手术，简单快捷地完成了手术；固定选用简单的外固定支架和克氏针；后期创面以植皮修复。③选择自己擅长的手术方式，追求最大限度重建再植肢体运动功能。

◎ 认真实施每一步手术：断肢再植进行时，我们修复胫前后动脉伴行静脉、大隐静脉，吻合一切可以吻合的动脉和静脉。修复腓总神经、胫神经，所有能找到远近端的神经均给予了修复。依照解剖标志包埋肌腱在残余肌腹内，保留了肢体远端活动的解剖学基础。断肢再植手术中，任何一个小手术的实施和完成，均会影响二期再植肢体的功能重建，只有认真做好每一步重建手术，才能使患者获得理想的效果。各项手术均应以美容手术为标杆尽善尽美地完成，如皮肤的缝合，尽力做到减少瘢痕形成，选择隐蔽供区等。

◎ 心理辅导：由于儿童患者表达能力差，断肢患儿容易产生自卑心理、容易发脾气、不配合治疗等，需要加倍地关注，与患儿做"最可靠朋友"，让患儿不恐惧医务人员，主动与快乐地完成每天的治疗。同时向患儿家属沟通每一步治疗的目的、技术方法，以配合医务人员的治疗。

◎ 康复训练：通常再植肢体邻近关节运动感觉外观等均有极大受损。术后 2~3 周就需要注意邻近关节被动功能锻炼，防止关节僵硬。本例病例术后 3 周肢体成活后，去除跨膝外固定支架，进行膝关节被动功能锻炼。

参考文献

[1] 丁自海，裴国献. 手外科解剖与临床 [M]. 山东：山东科学技术出版社，1993，115-116.

[2] Tomlinson J E, Hassan M S, Kay S P. Temporary ectopic implantation of digits prior to reconstruction of a hand without metacarpals[J]. Journal of Plastic, Reconstructive & Aesthetic Surgery, 2007, 60 (7)：856-860.

[3] 王成琪，王剑利. 手部严重损伤手指移位再植术 [J]. 中华显微外科杂志，1995，18 (4)：244-245.

[4] Godina M, Bajec J, Baraga A. Salvage of the mutilated upper extremity with temporary ectopic implantation of the undamaged part[J]. Plastic and Reconstructive Surgery, 1986, 78 (3)：295-299.

[5] 裴国献，谢昌平，李坤德，等. 吻合血管的跖趾关节移植修复手指关节 [J]. 中华显微外科杂志，1995，18：241-242.

[6] Graf P, Groner R, Horl W, et al. Temporary ectopic implantation for salvage of amputated digits[J]. British Journal of Plastic Surgery, 1996, 49 (3)：174-177.

[7] Yousif N J, Dzwierzynski W W, Anderson R C, et al. Complications and salvage of an ectopically replanted thumb[J]. Plastic and Reconstructive Surgery, 1996, 97 (3)：637-640.

[8] Wang J N, Tong Z H, Zhang T H, et al. Salvage of amputated upper extremities with temporary ectopic implantation followed by replantation at a second stage[J]. Journal of Reconstructive Microsurgery, 2006, 22 (1)：15-20.

[9] Matloub H S, Yousif N J, Sanger J R. Temporary ectopic implantation of an amputated penis[J]. Plastic and Reconstructive Surgery, 1994, 93 (2)：408-412.

[10] Ramdas S, Thomas A, Arun Kumar S. Temporary ectopic testicular replantation, refabrication and orthotopic transfer[J]. Journal of Plastic, Reconstructive & Aesthetic Surgery, 2007, 60 (7)：700-703.

[11] Wang J N, Wang S Y, Wang Z J, et al. Temporary ectopic implantation for salvage of amputated lower extremities：case reports[J]. Microsurgery, 2005, 25 (5)：385-389.

[12] Kayikcioglu A, Agaoglu G, Nasir S, et al. Crossover replantation and fillet flap coverage of the stump after ectopic implantation：a case of bilateral leg amputation[J]. Plastic and Reconstructive Surgery, 2000, 106 (4)：868-873.

[13] Mangus D J. Temporary ectopic implantation[J]. The Journal of Hand Surgery, 1991, 16 (6)：1151.

[14] Cooper T M. Temporary ectopic implantation for salvage of amputated digits[J]. British Journal of Plastic Surgery, 1997, 50 (2)：144.

[15] 王剑利，王五洲，郭永强，等. 手部复合组织缺损重建方法回顾 [J]. 实用手外科杂志，2011，25 (3)：202-204.

15 | 9个月婴儿上臂离断再植

郑州仁济创伤显微外科医院·侯建玺 谢书强

随着显微外科技术的不断发展和提高，断肢再植的成功率不断提高，断肢再植成功的报道已屡见不鲜[1-2]，但一般成人多见，婴幼儿断肢却很少见。本文笔者报道了一例9个月婴儿左上臂完全离断再植成功的案例，经文献检索该病例为年龄最小的断臂患者。

·病例介绍·

患婴，女性，9个月。因电锯伤致左上臂部完全离断，于2007年3月30日急诊入院。查体：体温35.4℃，脉搏147次/分，呼吸28次/分，血压89/58 mmHg，左臂自中远1/3处完全离断，断臂完整，断面整齐呈斜形，污染重。入院后积极输液、输血纠正休克，尽快完善术前检查，在气管插管全麻下行左断臂清创再植术。术后患肢血液循环正常并顺利渡过危险期，肢体成活，伤口一期愈合，2周拆线。前臂减张口二期缝合并顺利愈合，4周拆除石膏，进行TDP、中药熏洗、关节功能训练等康复治疗2周之后患者家属要求出院。5年后随访：再植肢体比正常肢体短缩约2 cm，外形及功能良好。前臂及手部皮肤感觉正常，有出汗，手部两点辨别觉为4 mm。肘关节屈曲可达135°，前臂旋前、旋后均可达80°，腕关节屈曲50°，背伸40°，掌指关节主动屈曲达90°，近指间关节达90°，远指间关节达60°，拇指内收30°，外展35°。按照中华医学会手外科学会上肢部分功能评定试用标准评估该患儿预后功能为优（图15-1）。

■ 治疗方案选择

本例患儿9个月，因电锯伤致左上臂完全离断，离断肢体完整性好，有再植条件，而一旦再植成功，将使患儿保留一个完整的肢体。但患儿伴失血性休克早期，小儿总血容量低，少量失血即可造成休克。在休克未纠正前进行麻醉和手术，会使创伤死亡率增高，因此手术时机应选择在休克得到纠正、血容量达到正常的80%以上比较安全。治疗的重点不仅在于断肢再植，更在于生命体征的维持，以及术后补液量控制、合理扩容，防止水电解质失衡。故本例选择在抗休克前提下，积极经行再植手术。

■ 手术方法

清创 手术分两组同时进行。①断肢近端处理：修剪皮缘及污染失活的组织，寻找头静脉、贵要静脉及皮下静脉，断端清创并标记。清除部分挫伤污染失活肌肉，分别显露肱动脉及伴行静脉、正

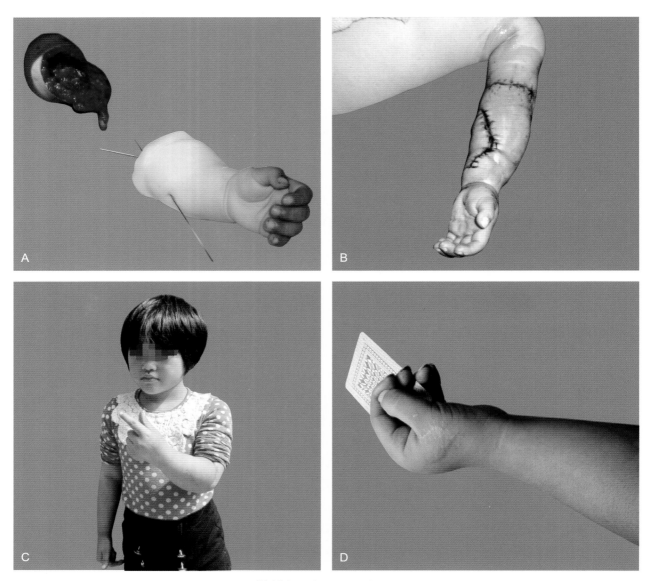

图 15-1　9 个月婴儿断肢再植
A. 左上臂离断；B. 术后患肢成活；C、D. 术后 5 年随访

中神经、尺神经、桡神经及臂内侧皮神经、前臂外侧皮神经并标记，根据清创情况，骨折端短缩约 0.5 cm 待固定。②离断远端清创：分别对头静脉、贵要静脉，以及相对应的皮下静脉、肱动脉及伴行静脉、正中神经、尺桡神经及臂内侧皮神经、前臂外侧皮神经清创处理，肱骨短缩约 0.5 cm。

再植　清创完毕后将断肢与近端复位，交叉克氏针固定肱骨，"8"字或褥式缝合肱三头肌、肱肌及肱二头肌腱。镜下以 9-0 无创缝合线精细吻合肱动脉及伴行静脉，松开血管夹，见一次性通血良好。以 7-0 无创缝合线外膜缝合正中神经、尺神经、桡神经及臂内侧皮神经、前臂外侧皮神经，镜下端 - 端吻合头静脉、贵要静脉及皮下静脉，松开血管夹，见一次性通血良好。在通血条件下，检查吻合各条血管无漏血且通血良好、创面无明显活动性出血，依次缝合伤口，前臂切开、减张引流，无菌纱布包扎，石膏曲肘 70° 位固定制动。

术后处理　①根据患儿体重严格计算用药："抗凝、抗痉挛、消炎"药物治疗，合理补充血容量，防止水电解质紊乱、酸碱平衡失调。②严密观察患儿生命体征变化及肢体血运情况，及时换药，预防伤口感染等。③术后使患儿处于亚冬眠状态，减少躁动。④及时进行血常规及生化检查，预防急性肾功能衰竭及各种并发症的发生。

■ 注意事项

◎ 长时间麻醉的风险大，术中要有经验的麻醉医师做好监护。婴儿体质特殊，各脏器发育不尽完善，功能代偿性较成人差，应严格按标准计算补液、输血、用药，维持生命体征平稳。

◎ 术后注意毒素吸收及各种并发症的预防。

◎ 彻底清创，不感染是再植术后顺利恢复的关键。

◎ 镜下精细吻合血管、神经，为肢体成活及后期功能恢复打下良好的基础，本例多吻合血管及神经为术后成活及功能恢复创造有利条件。

◎ 加强术后管理，采用冬眠治疗，减少哭闹，防止血管危象及漏血发生。

◎ 重视再植成活的肢体功能康复治疗，有效的康复治疗可使患肢尽早恢复良好的功能。

◎ 婴幼儿正处于生长发育阶段，组织生长旺盛，一般再植后感觉及功能恢复均较成人要理想。

参考文献

[1] 侯健玺，董其强，谢书强，等 . 九个月婴儿断臂再植成功一例 [J]. 中华手外科杂志，2014, 30 (2)：106.

[2] 方光荣，汤海萍，程国良，等 . 幼儿断臂再植 1 例 [J]. 人民军医，2001, 44 (8)：490-491.

16 新生儿小指末节离断再植

广东省顺德和平外科医院·雷彦文

1963 年，上海交通大学附属第六人民医院陈中伟等成功接活了完全离断的前臂，在世界上首次成功报道断肢再植经验。近 50 年来，我国再植外科取得了飞速发展，十指再植、肢体多段再植、指尖再植、婴儿肢体再植等先后被报道[1-4]。我院 2013 年 3 月 19 日为一例刚出生的新生儿成功实施了小指末节离断再植，据文献检索，这是目前世界上成功实施的年龄最小的新生儿手指末节离断再植术。

·病例介绍·

患儿，男性，年龄 1.5 小时，体重 3.32 公斤。2013 年 3 月 9 日上午 10 时许因出生时误伤，致左手小指远指间关节处完全离断，急请我院手显微外科会诊。查体：发育良好，哭声洪亮，心跳、呼吸无异常，四肢无畸形。左手小指远指间关节间隙平面完全断离，断面整齐，污染轻，关节面外露，离体末节苍白、完整无挫伤，近断端有活跃出血（图 16-1）。

■ 治疗方法选择

对于新生儿断指（趾），查询以往相关病例，各医院均按残端修整术进行处理，无法再植。此病例是小指末节离断，血管、神经等组织结构非常细小，对于从来没有遇到过相似病例的我院手显微外科医师来说难度非常大。但因有平时较多高难度的断指再植手术成功病例的经验积累，我们决定试行再植。考虑患儿小指离断平面在远侧指端关节，再植时尽量保留关节和骨骺，以保留指骨的成长和手指关节活动。为保证细小血管吻合，选用高质量的无创缝合线、放大倍数为 16 倍的手术显微镜，以及经验丰富、技术过硬的医师团队，对世界上年龄最小新生儿小指末节断指进行再植手术。

■ 手术方法

经积极准备，于伤后 90 分钟在全麻下行左小指末节完全离断清创再植术。常规消毒清创，见两关节面完整，为保留关节功能及手指长度，保留关节面，未行指骨短缩，直接对准后以 0.45×16RW 注射器针头（无更细克氏针）徒手贯穿内固定，用 6-0 可吸收缝合线缝合关节囊及周围组织，"8"字法修复指伸、指屈肌腱。在 16 倍手术显微镜下寻找并游离两断端血管、神经，用 12-0 无创缝合线吻合口径 0.15 mm 的背侧静脉 2 条各 3 针，缝合背侧皮肤；同法吻合口径为 0.15 mm 桡侧指动脉 4 针，吻合口径 0.1 mm 尺侧指动脉 3 针，吻合双侧指神经（0.2 mm）4 针，再缝合掌侧皮肤。

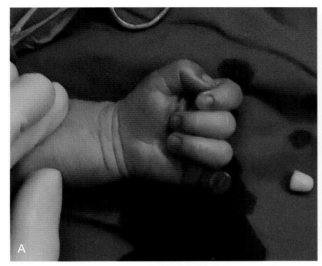
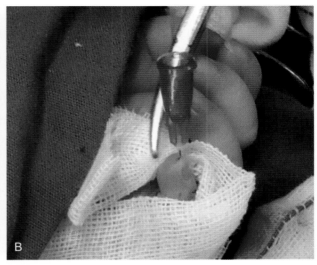
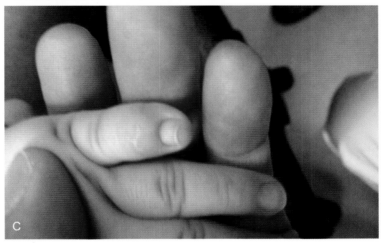

图 16-1 新生儿小指末节离断再植
A. 术前；B. 术后；C. 术后半年复诊

手术历时 150 分钟，断指重建血液循环，指腹颜色红润、饱满。断指热缺血时间约 4 小时。术后左上肢高分子夹板制动，送新生儿重症监护治疗病房给予特别护理及断指再植术后护理，及时给氧并行冬眠、全身营养支持，预防感染、抗血管痉挛及抗凝等治疗。

再植指体术后第 2 天张力逐渐增高，肤色偏暗，考虑组织反应及静脉回流稍差，给予伤口间断拆线、棉签局部间断按摩等措施，促进静脉回流。经过上述处理，术后第 4 天指体肤色恢复红润，张力适中，静脉回流障碍改善，指体血液循环稳定。术后 10 天拆线，2 周拔除内固定针头。住院 14 天出院，伤口愈合良好，外观正常，再植指体血运好，离断指体顺利成活。

术后 5 个月随访，针刺和物件触碰小指指腹时出现手指逃避、握持反射等感觉神经恢复的表现。术后 8 个月观察左手活动灵活，伸屈活动无异常，功能恢复满意。按照断指再植术后功能评定标准为优。经过 2 年随访，再植的小指随患儿生长发育与健侧小指同步，色泽正常，指腹饱满。

■ **注意事项**

根据术者的体会，新生儿的断指再植对手术本身和术后护理都是一个全新的挑战！保证手术成功的关键在于：

◎ 手术医师必须具备更加丰富的临床经验、更加高超的显微外科技术和更加过硬的心理素质。

◎ 由于血管口径细小（0.1~0.15 mm）、血管壁薄、张力较高，无更多的选择，所以每一个血管吻合口都要确保一次性、精确无误地高质量完成。

◎ 面临的是刚出生的新生儿，同时患儿又经近 3 小时的全身麻醉，术后需予以更特别精心、及时的护理，给氧吸痰、保持充足的血容量、全身营养支持等是术后重要的处理措施。为了防止患儿躁动而导致血管危象、保证术后常规治疗及换药等操作的顺利进行，充分而有效地制动及冬眠是十分必要的。

◎ 全程显微外科特护，密切观察再植手指血运变化，在血液循环出现异常迹象时及时进行有效的处理，直至稳定。

参考文献

[1] 柴益民，林崇正，邱勋永，等 . 特殊类型断指再植的临床总结 [J]. 中华显微外科杂志，2004, 27 (3)：219-220.

[2] 程国良 . 断指再植的回顾与展望 [J]. 中华手外科杂志，2000, 16 (2)：65-67.

[3] 王成琪，范启申，蔡锦方 . 小儿断指再植 [J]. 中华骨科杂志，1983, 3 (6)：349- 351.

[4] 程国良，潘达德，徐培冲 . 幼儿断指再植 [J]. 中华医学杂志，1982, 62 (5)：303- 304.

17 断耳再植

陕西省第四人民医院·张亚斌 裴少琨

外伤性耳廓完全离断在临床并非罕见。完全断耳后因耳廓解剖结构特殊，动静脉血管细小、壁薄，不易分辨、寻找和吻合，往往再植难度较大[1]。成功的显微吻合血管技术进行断耳再植可得到正常或接近正常的外观，而非多步处理所致的缺乏美学特征。离断耳廓若完整无明显挫伤，均可行吻合血管的再植术，高质量的显微血管吻合技术及静脉淤血的及时处理是手术成功的关键。

> **·病例介绍·**
>
> 患者，男性，19岁。2014年5月14日外伤致右侧外耳离断4小时入院。患者于入院前4小时被他人用刀砍伤右侧外耳部及右侧面颊部，伤后即感右侧外耳疼痛，出血活跃，断离耳廓用塑料布包裹，装在保暖杯中，周围放冰条冷藏送到我院。查体：生命体征平稳，心、肺、腹未见异常，耳部创面出血多，并见右侧面颊部约4.0 cm的皮肤裂伤，外耳廓中下部分约3.0 cm×1.0 cm大小的组织离断。耳部创口简单包扎、压迫止血，断离耳廓苍白，无毛细血管反应。入院后在全麻下行右侧断耳再植术，术后预防感染、补液、扩容、抗凝、解痉等处理。术后10天拆线，耳廓组织块全部成活。术后3个月随访，回植耳外形如常，无色素沉着，感觉与左耳几无明显差别（图17-1）。

■ 治疗方式选择

对耳廓完全撕脱者，早期（20世纪50~70年代）众多的学者提倡将耳廓软骨皮肤全部去掉，并把它埋藏在腹部或耳后皮下加以保护。用擦皮法仅将其表皮去掉，3周后将耳从囊袋中取出植皮覆盖。尽管最初有较好的外观，但逐渐失去某些轮廓和边界[2]。20世纪80~90年代开始有学者实行无静脉修复的部分断耳再植术（只吻合动脉），肝素化后小切口放血或应用水蛭吸血等办法解决静脉回流问题，使患者持续失血导致患者住院时间长，并大量输血[3]。20世纪初开始出现吻合动静脉完全离断的耳廓再植病例获得成功的报道，认为耳廓组织量较小，即使有一条较细的静脉高质量吻合后，其回流的速度也会明显高于放血外流途径，一般都可满足回流需要，但要求术者具有熟练的显微外科技术可以吻合直径0.15~0.2 mm的血管。本例患者右侧外耳离断，患者再植愿望强烈，且为刀砍伤，创面整齐，可行显微吻合血管断耳再植。

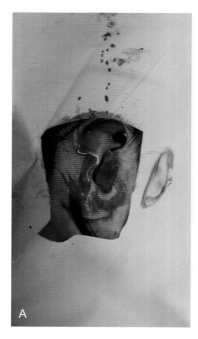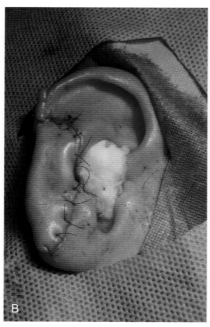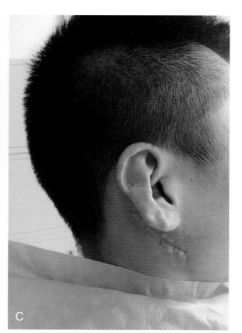

图 17-1　断耳再植
A. 离断耳；B. 术中缝合；C. 术后 3 个月

■ 手术方法

　　患者取左侧卧位，应用局部浸润麻醉，刮除患耳周围 15 cm 内头发，常规刷洗及消毒铺巾。同时用无菌皂液清洗断耳 3 次，用氯己定（洗必泰）溶液浸泡 5 分钟，再用 0.5:10 碘伏消毒。远近端创面均在手术显微镜下仔细清创，切除 1~2 mm 皮缘及污染的皮下组织。探查见：在耳轮部创面后中侧皮下见一条搏动有力的耳后动脉耳支，直径 0.2 mm，稍上位置可见 1 条皮下静脉（直径 0.3 mm），在离断耳廓断面对应位置寻找到血管远断端，但未找见相应可供吻合之动脉，逐一标记静脉备用。耳廓复位后软骨及耳前皮肤分别用 5-0 美容线缝合，动脉与较靠近的静脉用 11-0 无创缝合线吻合 4 针，吻合血管后断耳立即转变红润、饱满、张力可，毛细血管充盈试验好，将 1 条皮神经用 11-0 无创缝合线吻合 4 针。

　　术后给予抗生素预防感染，局部烤灯保暖，罂粟碱防止血管痉挛、尿激酶溶栓、肝素钠及低分子右旋糖酐抗凝。术后断耳肤色暗红、张力增高、毛细血管反应灵敏，术后 8 小时拆除 2 针缝线适量放血后好转。术后第 3 天后开始消肿，并停用尿激酶及肝素钠，术后第 5 天停用罂粟碱、低分子右旋糖酐。

■ 注意事项

　　◎ 耳廓的血液供应较特殊。①动脉：颞浅动脉和耳后动脉分别发出上、中、下 3~4 支分布于耳廓的颅面，由此分支发出细支经软骨的裂或耳轮边缘至外侧面。②静脉：与耳廓的动脉相应，在耳廓的皮肤有许多动静脉吻合[3]。尽量多吻接静脉可使游离组织回流充分，但有时因条件所限，常常只能吻合 1 条较细的动脉及 1 条较细静脉。临床发现如果游离组织量较小，术后除张力稍高外并未出现静脉回流障碍，游离组织均顺利成活。

◎ 耳廓组织量较小，即使有一条较细的静脉高质量吻合后，其回流的速度也会明显高于放血外流途径，一般都可满足回流需要，应尽力争取高质量吻合。由于头面部侧支循环丰富，特别是末梢动静脉都在此交汇，动脉与静脉、动脉与动脉均网状交织成球状，小静脉缺乏瓣膜，无论从哪种血管向内灌注，都能达到这种球状结构而实现循环，故静脉动脉化耳廓组织块离断再植得以成活。

◎ 再植手术难点是耳动静脉细小、壁极薄，难以寻找和分辨。静脉的管壁较薄软，搏动喷血较弱。找到一侧血管后再在对侧相应位置寻找另一端，标记找到的全部血管和神经[4]。

◎ 术后的放血处理：若血管危象发生，应积极手术探查建立血液循环，若静脉无法修复则只有通过小切口放血或水蛭吸血治疗静脉淤血[4]。

参考文献

[1] 谢书强，侯建玺，王宏鑫，等.带耳前部分皮肤的完全断耳显微再植二例[J].中华临床医师杂志，2013, 16：7667.
[2] 于子龙，韩德民，戴海江.显微血管吻合断耳再植研究进展[J].国外医学耳鼻咽喉科学分册，2003, 27：130-131.
[3] 斯坦丁.格氏解剖学[M].北京，北京大学医学出版社，2008.
[4] 孙文海，王增涛，朱小雷，等.显微吻合血管的断耳再植[J].中华耳鼻喉头颈外科杂志，2006, 10：740-742.

18 | 颜面部组织块离断再植

上海交通大学医学院附属新华医院崇明分院·林涧　吴立志

颜面部是人体较为暴露部位和外伤常见部位，也是人体美表现最为集中的部位，人对其美观的重视远远超过身体其他部位。由于其解剖部位的特殊性，对于颜面部组织块离断再植，手术中无法在止血带控制止血下进行操作，手术视野较模糊，手术难度大，组织块血管口径细小、管壁较薄，对吻合技术要求特别高，术后体位制动管理也较困难[1-4]。因此，临床上有相当一部分颜面部组织块离断的患者失去再植的机会。另外，由于颜面部外伤后不但会造成瘢痕，还会导致患者颜面部器官功能障碍与畸形，从而对患者造成永久的心理与生理伤害。

随着人民生活水平与社会经济水平的不断进步，患者在治疗时对美容的要求也越来越高。对于这类患者，以期达到美学修复缺损、重建功能和外形、减少瘢痕畸形的目的，使其外观和颜色等均能为患者所接受，减轻了患者心理负担，提高了生存质量。就目前的技术而言，无论采取何种方法进行修复重建，也无法代替原位再植修复的疗效。因此，我们显微外科医师不要随意放弃颜面部皮肤组织离断原位再植治疗。

·病例介绍1·

患者，男性，56岁。因鼻部摔伤（鼻部着地）疼痛、出血、组织块离体2小时急诊入院。查体：鼻部可见约3.5 cm×2.0 cm不规则缺损创面，伤及鼻尖及左侧鼻翼，离体鼻部组织不规整、污染较重。术中见鼻尖部伤口深达软骨浅层，左侧鼻翼全层离断，完全离体的鼻部组织为鼻尖、左侧鼻翼组织，离断组织面积约3.0 cm×2.0 cm。急诊在麻醉下行清创鼻部块状组织再植术，常规消毒、铺无菌巾。待麻醉生效，给予彻底清创后，先由内至外缝合鼻翼内侧即鼻前庭皮肤；将离断的鼻尖皮下层与鼻部断端缝合，两者之间不留无效腔；最后，间断缝合鼻尖及鼻翼真皮层及皮肤，针距5 mm，边距2 mm。术毕双侧鼻腔用碘仿纱条堵塞，勿过紧。术后再植部位用60 W烤灯24小时照射，预防感染、预防血栓、活血、对症等治疗5~7天，隔日换药，伤口7天拆线，再植成活。经4年随访，鼻部再植的组织块皮肤色泽、外形和功能优良（图18-1）。

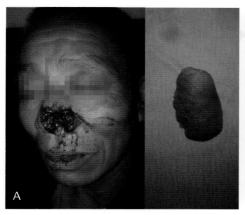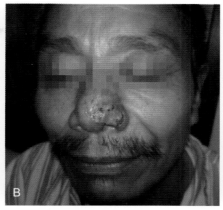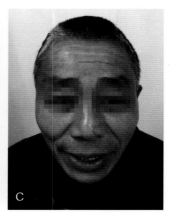

图 18-1 鼻部块状组织离断再植

A. 术前鼻部组织块离断伤情；B. 再植术后 5 周成活情况；C. 再植术后 3 年余外形

· 病例介绍 2 ·

患者，男性，29 岁。因铁料伤至右侧脸部疼痛、出血、右耳块状耳廓离断 1.5 小时急诊入院。查体：右侧脸部耳前可见约 2.0 cm×2.0 cm 创面，深及皮下组织，右耳廓中段可见长约 3.5 cm×2.5 cm 不规则缺损创面，耳软骨骨折端外露、出血，右耳廓中段块状组织完全离体，离体耳廓块状组织不规整，面积约 3.0 cm×2.0 cm。创面污染较重。急诊在麻醉下行清创，耳前创面游离植皮修复联合右耳廓块状组织离断再植术，术后再植部位用 60 W 烤灯 24 小时照射，预防感染、预防血栓、活血、对症等治疗 5~7 天，隔日换药，伤口 7 天拆线，再植成活。经 2 年随访，耳部皮肤色泽和外形基本正常（图 18-2）。

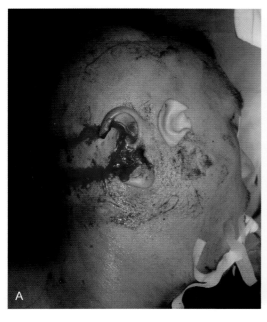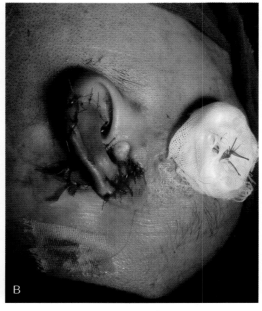

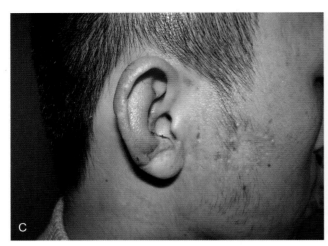
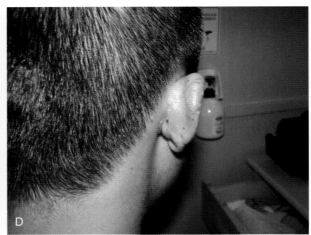

图 18-2 右耳块状组织离断再植

A. 右耳廓术前组织块离断情况；B. 术中再植成功后血供情况；C、D. 耳廓组织块再植术后 2 年余外形

· 病例介绍 3 ·

　　患者，男性，21 岁。因下颌部木料砸伤疼痛、出血、块状皮肤软组织离体 3 小时急诊入院。查体：下颌部可见长约 5.5 cm×3.5 cm 不规则创面，伤口深达下颌骨浅层，完全离体的下颌部皮肤软组织面积约 5.0 cm×3.0 cm，离体皮肤软组织不规整，污染较重。急诊在麻醉下行清创下颌部组织块离断再植术，手术顺利。术后再植部位用 60 W 烤灯 24 小时照射，预防感染、预防血栓、活血、对症等治疗 5~7 天，隔日换药，伤口 7 天拆线，再植成活。经随访下颌部皮肤色泽和外形基本正常，患者满意（图 18-3）。

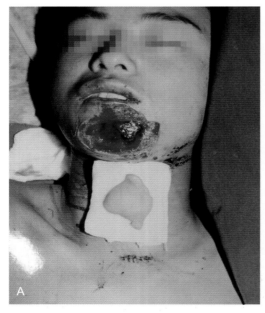
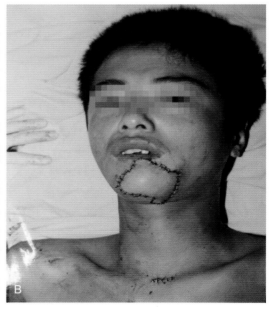

图 18-3 下巴块状组织离断再植

A. 下巴术前块状组织离断情况；B. 再植成功后血供情况

■ 治疗方法选择

由于颜面部是人体美重要部位，其软组织创伤的成因十分复杂，伤口也大多呈现出不规则形状，并且还伴有不同层次组织缺损，因而在临床领域中往往采用外科整形技术进行治疗，目的就是既要考虑创面修复、功能重建，又要重视外形美观[5-7]。就目前的医学技术和材料而言，无论采取何种方法进行修复与重建，都无法代替原位再植治疗的效果。所以，我们选择颜面部皮肤组织块离断原位再植的治疗方法。

■ 手术方法

手术过程

（1）全麻下用 10 倍显微镜进行显微外科彻底清创，清除失活、污染及坏死组织，尤其是创面毛发需清理干净。

（2）根据需要进行离断的骨性和肌性组织修复固定。

（3）根据离断组织块局部解剖在组织块的断端和其相应的创面区域内仔细寻找可供吻合的动静脉血管和神经，并准确细致地进行血管断端清创，剪除多余血管外膜，用 9-0 无创缝合线进行标记待用。

（4）根据术中血管粗细选用 11-0 或 12-0 无创缝合线，吻合动静脉血管和神经，小血管（动静脉）吻合 3~5 针，神经吻合 2~3 针。尽量采取端-端吻合，吻合动静脉比例 1:1~1:2，如术中无法找到足够的静脉就采取动静脉短路。术中严格的无创技术操作，掌握好血管和神经的吻合间距、边距，使吻合后的血管和神经松紧适宜，不扭曲、不受压。

（5）再植通血成功后缝合皮肤，松紧度适当，避免压迫吻合血管，放置引流皮片引流，无菌包扎。

术后处理 术后平卧位制动 5~7 天，隔日换药 1 次，小剂量肝素钠静脉注射抗凝（肝素钠按 100~150 U/kg 加入生理盐水 500 ml 中，用一次性静脉输液微泵 24 小时不间断持续输入，滴速稳定均匀，3 天后渐减，用药持续 5~7 天）、抗痉挛、镇静治疗，头孢呋辛抗感染、止痛对症等治疗 5~7 天。

■ 注意事项

◎ 颜面部组织块离断再植能否成功，不仅要有过硬的显微外科技术，还要有敬业、团结、精益求精、吃苦耐劳的团队。

◎ 术前必须详细了解患者全身情况、受伤机制及创面情况，由有经验的医师做出预后的判断，决定是否行再植手术。

◎ 术中彻底仔细地清创，去除污物及无活力的坏死组织，创缘修剪整齐，以减少愈合后的瘢痕及色素沉着。

◎ 局部麻醉时，局麻药物中不要加肾上腺素，否则会引起局部血管收缩，影响组织成活。

◎ 术中不仅要严格无创技术，掌握好血管和神经的吻合间距、边距，还要"稳、准、精、巧"小血管吻合技术。

◎ 颜面部神经断裂患者也应尽早采用显微外科吻合修复。

◎ 缝合伤口时注意从多角度、多方位观察，努力将创伤复原，对位要严格，对损伤重、创伤深的患者，应关闭无效腔并分层缝合，表情肌的对位缝合尤为重要。

◎ 颜面部血供丰富，出血多，术中应严密止血。

◎ 患者入院后要对其进行心理疏导，详细介绍手术方法及治疗方案、护理中需要配合和注意的事项等。

◎ 术后患者应置于安静、舒适、空气流通的病室，病室内严禁吸烟，保持室内温度在 22~25 ℃，相对湿度保持在 50%~60%；局部用 60 W 烤灯照射，距离约 45 cm，不宜太近，以免引起皮肤灼伤。

参考文献

[1] 岳婷，狄春芳. 375 例颌面部外伤的临床分析 [J]. 中国医药指南，2014, 12 (31)：216-217.

[2] 吴立志，林涧，顾仕林. 耳廓不规则块状离断再植 9 例 [J]. 中华创伤杂志，2014, 30 (11)：1105-1106.

[3] 郑翠英，后农生. 鼻端离断再植成功一例治疗体会 [J]. 中国美容医学，2008, 17 (2)：207-208.

[4] 李逸松，田卫东，李生伟，等. 颌面创伤 3958 例临床回顾 [J]. 中华口腔杂志，2006, 41 (7)：385-387

[5] 阿地力·莫明，孟文慧，比丽克孜. 颌面部软组织缺损的显微外科重建 [J]. 中华医学美学美容杂志，2005, 11 (4)：203-205.

[6] 周树夏，顾晓明. 现代颌面创伤救治的基本原则 [J]. 中华口腔医学杂志，2001, 36 (2)：85-86.

[7] 李智深，窦丽丽，韩朝冬. 耳廓鼻部断裂伤的 I 期修复及再植 42 例临床分析 [J]. 中华耳鼻咽喉头颈外科杂志，1998, 3 (6)：143-145.

19 幼儿手指末节撕脱性离断再植

上海交通大学医学院附属新华医院崇明分院·林涧　王之江

幼儿是家庭的希望，祖国的未来。当幼儿手指受伤离断后如得不到有效的治疗，不仅影响孩子的一生，也会影响一个家庭和谐，所以，幼儿手指离断应尽可能争取再植。但是，幼儿手指离断再植与成人断指再植相比有其特殊性：①小儿手指血管细、管壁薄，吻合难度大，尤其是手指末节撕脱性离断。②患儿心智发育不全，术后患儿无法完全配合治疗等，导致再植成功不确定因素较多。但是儿童断指一旦再植成功，其功能恢复明显优于成人。Tamai[1] 在 1974 年为一个 20 个月的小儿左手小指近侧指间关节完全截断进行断指再植获得成功，获得了良好的临床效果。1980 年，程国良[2] 报道 1 例 3 岁 9 个月幼儿左手第 2~5 指完全离断经再植获全部成活。1980 年，王成琪等[3] 报道 1 例 2 岁 1 个月患儿左手第 2~5 指完全离断，示指无条件再植，把中指和环指移位再植于示指和中指，小指原位再植均获成功。伴随显微外科技术不断发展与进步，断指再植年龄越来越小，手术成功率也越来越高。

·病例介绍·

患儿，男性，18 个月。因打粉机绞伤右手致环指末节离断、疼痛、出血 1.5 小时入院。查体：右手环指近节掌侧皮肤撕脱约 0.8 cm×0.5 cm，肌腱外露，创缘不规则，远指间关节以远断离，离体指掌桡侧可见长约 2 cm 撕抽的血管和神经束梢相连，呈"马尾"状。在全麻下清创再植术，手术顺利，包扎固定。术后给予常规小儿再植治疗，24 个月后随访见断指生长发育情况良好，手指外形、功能俱佳（图 19-1）。

手术方法

手术过程

（1）彻底清创，全麻下用 12 倍显微镜进行清创，清除失活污染及坏死组织，仔细寻找动脉和静脉血管及指神经，并准确细致地进行血管断端清创，剪除多余血管外膜，标记待用。

（2）骨折端适当短缩，保留末节指骨基底部关节面及伸屈肌腱止点，保持远侧指间关节的完整，用单枚直径 0.8 mm 克氏针纵向固定骨折端，用 6-0 无创缝合线缝合修复肌腱。

（3）由于小儿年龄小、血管口径细、血管壁薄，血管外径大致为 0.2~0.3 mm，吻合难度大，选用 12-0 无创缝合线，在止血带控制下进行吻合指尺侧动脉 3 针，吻合伴行静脉、指背静脉各 3 针，选用 11-0 无创缝合线吻合尺侧神经 2 针。

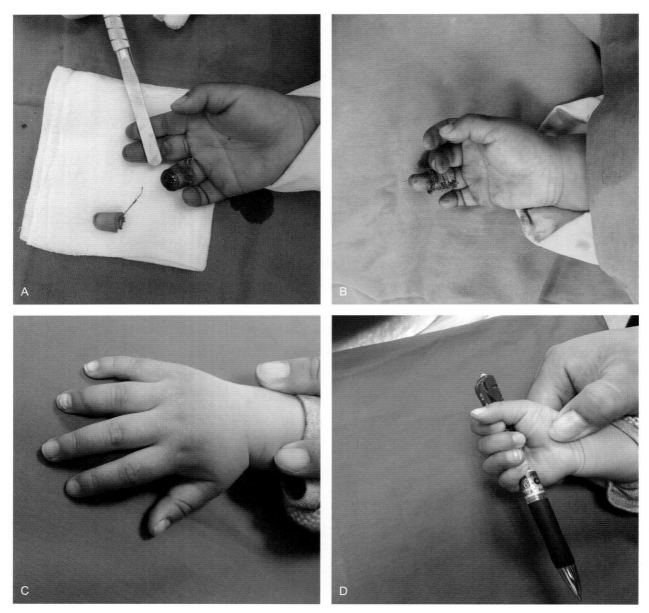

图 19-1　右手环指末节撕脱性离断再植术
A. 右环指末节撕脱性离断；B. 再植成功血运情况；C. 术后 26 个月伸指功能；D. 术后 26 个月指屈握功能

（4）松开止血带，观察再植通血良好，缝合皮肤松紧度适当，避免压迫吻合血管，无菌包扎固定。

术后治疗

（1）术后常规制动、保暖、止痛、对症等治疗。

（2）小剂量肝素钠静脉注射抗凝（肝素钠按 100~150 U/kg 加入生理盐水 500 ml 中，用一次性静脉输液微泵 24 小时不间断持续输入，滴速稳定均匀，3 天后渐减，用药持续 5~7 天）、抗痉挛、镇静治疗，头孢呋辛抗感染治疗 3~5 天，隔日换药，10 天拆线，3 周拔除克氏针指导手指功能锻炼。

■ 注意事项

◎ 家长的要求及期望值一般较高，详细的术前谈话及宣教非常重要。

◎ 术前充分了解受伤机制及创面情况，应该由经验丰富的医师做出判断，决定是否施行再植手术。

◎ 术中清创彻底，修整指骨复位，保护好骨骺，避免损伤影响后期手指发育。

◎ 由于小儿年龄越小，血管口径越细，血管壁越薄，一般 3 岁以下的幼儿在手指末节基部的血管外径为 0.15~0.3 mm，吻合难度大，选用 11-0 或 12-0 无创缝合线。在止血带控制下进行吻合血管和神经，术中不仅要严格无创技术，掌握好血管和神经的吻合间距、边距，还要"稳、准、精、巧"小血管吻合技术。

◎ 保证吻合的血管不扭曲、不受压、不漏血。另外，若在远端找不到静脉，可行吻合动脉对侧的动脉静脉化，近端动静脉缺损过长时可移植邻指动脉或手背静脉。

◎ 术后的护理是重中之重，必须让家长积极配合治疗，使患儿能够尽量达到优良的医疗护理要求，以期获得最佳疗效。

◎ 小儿会因受伤、疼痛、术后制动体位等而产生心理紧张、惊恐、哭闹、乱动等，很难配合治疗，易致血管痉挛，影响再植指血供，为患儿营造一个温馨的治疗环境和个性化护理非常重要。

◎ 术后谨慎用药，小儿肝肾功能、某些酶及血脑屏障发育不完善，对药物的代谢及解毒功能差，药物易通过血脑屏障到达神经中枢，产生毒副作用。因此用药宜遵循小剂量、个体化、避免多药联合的原则。

◎ 因再植指感觉尚未全部恢复，康复训练期间注意再植指的二次损伤，避免烫伤、冻伤或撞伤。

◎ 再植后的成活并不是再植成功的唯一标志，"成功"的定义应当使患手恢复良好的外观和功能。所以，术后应鼓励小儿多用患手，逐步恢复对指、对掌功能。

参考文献

[1] Tamai S, Hori Y, Tatsumi Y, et al. Little finger replantation in a 20-month-old child：A case report[J]. British Journal of Plastic Surgery, 1975, 27（1）：1-4.

[2] 程国良，潘达德，徐培冲. 幼儿断指再植 [J]. 中华医学杂志，1982, 62（5）：303- 304.

[3] 王成琪，范启申，蔡锦方. 小儿断指再植 [J]. 中华骨科杂志，1983, 3（6）：349- 351.

第二章

再 造

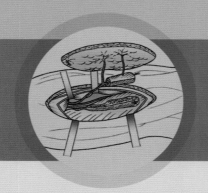

20 拇指Ⅳ度缺损的亚急诊再造

山东省德州手足外科医院·曹学新

拇指是手完成捏握的主要手指，占手部功能的 40% 以上，也是人的"第二张脸"，缺失后不仅严重妨碍工作生活，而且影响人的外在美。所以再造一个功能与外形兼备的拇指具有重要意义 [1-2]。本文笔者收治一例急诊外伤致拇指Ⅳ度缺损的患者，采取吻合血管蒂的踇甲皮瓣包裹第 2 足趾骨、关节、肌腱的复合组织移植的方法亚急诊再造拇指，取得满意的疗效。

·病例介绍·

患者，女性，44 岁。2013 年 2 月 16 日因右手拇指机器冲压伤 1 小时入院。右手拇指自掌指关节处缺如，第 1 掌骨头完整，关节囊大部分存在。一期行创面清创包扎旷置，术后第 3 天予采取吻合血管蒂的踇甲皮瓣包裹第 2 足趾骨、关节、肌腱的复合组织移植的方法亚急诊再造拇指。术后随访 1 年，再造拇指功能满意，外形与健侧拇指接近，感觉恢复良好，指腹两点分辨觉为 6~8mm。供足恢复良好，术后 1 个月即能下地负重行走，远期随访无明显疼痛及跛行，无糜烂破溃（图 20-1）。

■ 治疗方法选择

本例患者系右手拇指Ⅳ度急诊缺损，再造术式和时机的选择对恢复拇指的功能和外形至关重要。

再造术式的选择 拇指再造术式很多，以往拇指Ⅲ～Ⅳ度缺损多以第 2 足趾移植再造，功能和感觉恢复也最佳，但外形上虽经多种方法改良但始终还是差强人意 [3-4]。Morrison 等采用髂骨植骨加踇甲皮瓣包裹的方法再造 [5]，虽外形美观，但无关节，且后期存在髂骨吸收及再次骨折的风险。本文笔者采取踇甲皮瓣联合第 2 足趾复合组织移植的方法进行拇指再造，此术式是于仲嘉 [6] 首创，在以上两种术式的基础上取长补短，使再造拇指获得功能的同时又具有美观的外形。

再造时机的选择

（1）急诊再造：急诊再造的优点是创面组织层次清楚，血管、神经易于解剖，整体病程恢复短，有利于再造指的功能和感觉恢复。但是也存在以下不利因素：①多为污染创面，急诊再造有感染风险。②很大一部分患者夜间甚至凌晨就诊，再造手术精细、复杂、时间长，若术前准备不足，手术团队身心疲惫，会直接影响手术效果，甚至导致手术失败。③患者突发意外，造成拇指毁损或缺失，打击很大，切取足部组织移植再造又要对足部造成一定损伤，并且部分患者没有亲属陪同，往往犹豫不决。

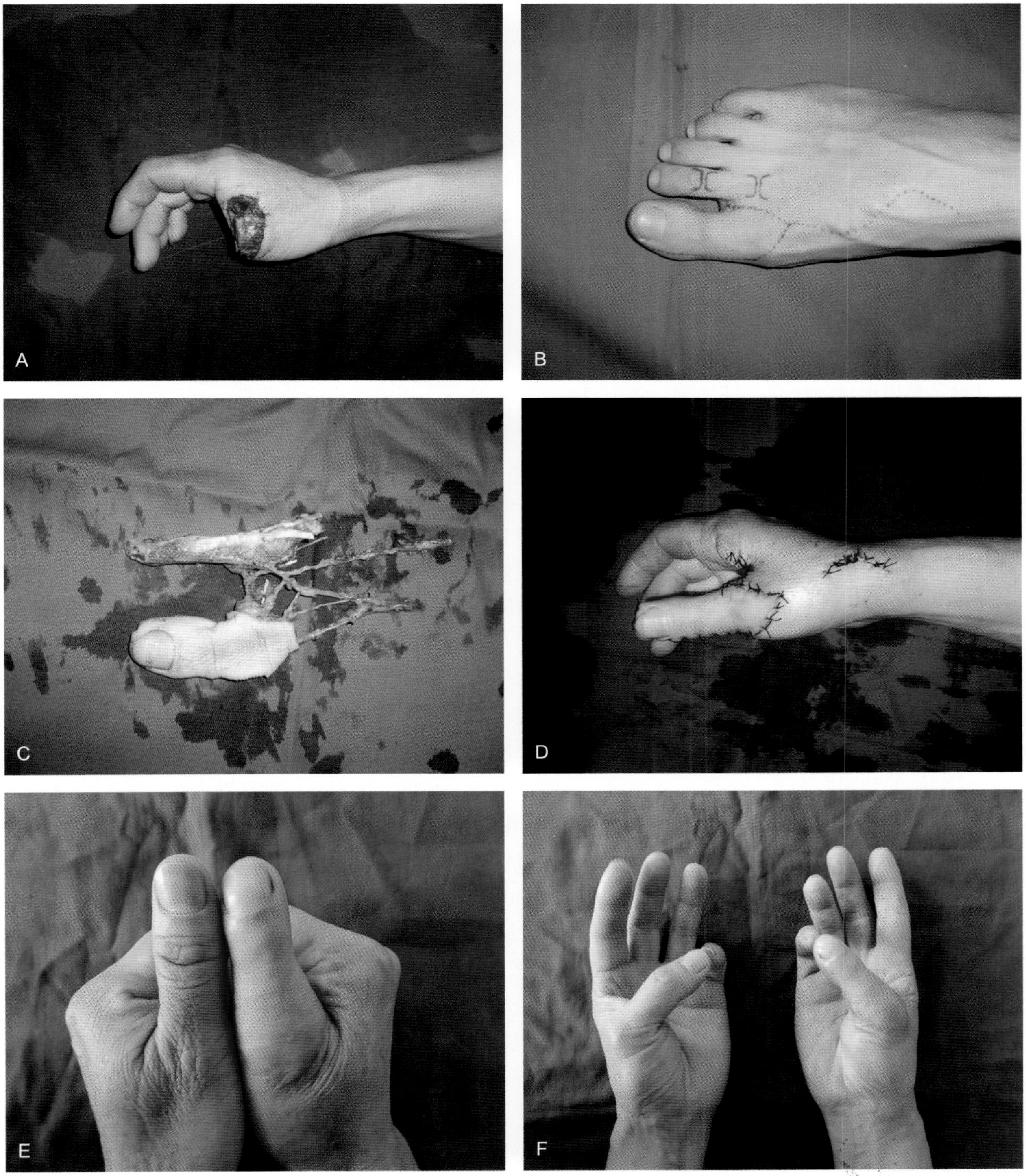

图 20-1　拇指Ⅳ度缺损的亚急诊再造

A. 拇指缺损；B. 供足设计；C. 踇甲皮瓣和第 2 趾骨；D. 踇甲瓣和足趾再造术后；E、F. 术后 1 年随访

（2）择期再造：择期再造的优点是有充分的术前准备时间，可完善相关检查，设计最佳方案。但也存在以下不利因素：①择期再造需要急诊先行截指或残端修整，为了缝合残端，会去除部分健康的骨质、软组织，有的甚至损失了掌指关节，Ⅳ度拇指缺损即使保留了掌骨头，时间久了也会出现关节软骨和关节囊萎缩，再造时无法再利用，非常可惜。②择期再造时组织结构、层次欠清晰，解剖费时费力，而且会有肌腱粘连、关节僵直或挛缩存在，再造指的功能和感觉恢复会打折扣。③病程长，对患者的身心影响大。

本例手术方案　一期先进行创面清创包扎旷置，将拇指再造时机定在外伤后 2~5 天，污染创面经过抗感染和换药治疗后，炎症和肿胀消退，降低了感染和血管危象的风险；皮肤弹性好，组织层次清楚，血管、神经、肌腱等已做好标记；创面不闭合，避免了组织损失，尤其保留掌指关节有重大意义；手术团队精力、体力充沛，术前检查完善，保证了手术效果和成功率。再造术式采取𧿹甲皮瓣联合第 2 足趾复合组织移植的方法进行拇指再造[7]，能够使再造拇指获得功能的同时又具有美观的外形。

■ 手术方法

一期手术　急诊入院后彻底清创，结扎拇指固有动脉，标记指固有神经，找到拇长伸肌腱和拇长屈肌腱，与周围组织缝合一针固定，防止回缩。保留掌骨头周围健康的关节囊、韧带组织以及止于掌指关节桡侧籽骨和关节囊的拇短展肌止点。残端不缝合，适当加压包扎，术后常规应用抗生素及伤口换药。

二期手术　术后第 3 天行拇指再造术。

（1）受区准备及设计：采用臂丛阻滞加腰硬膜外联合麻醉，供、受区肢体上气囊止血带。受区创面再次清创，测量拇指缺损长度、健侧拇指周径及指甲宽度。根据需要在足部设计切取范围，再造拇指周径比健侧拇指长 1.0 cm 左右，长度与健侧拇指等长或短 0.5 cm。

（2）𧿹甲皮瓣及足趾切取：首先在足背至第 1、2 趾蹼处"S"形切开皮肤，解剖游离皮下浅静脉，然后继续向深部解剖游离足背动脉、跖背动脉、腓深神经，结扎足底动静脉深支。按设计线切取𧿹甲皮瓣，𧿹趾胫侧保留 1.5~2.0 cm 宽的内含胫侧趾底固有动脉、神经的舌形皮瓣。第 2 足趾自趾体胫侧正中线纵行切开，背侧保留 1~2 条趾背静脉于骨、肌腱系统，趾腓侧的趾固有动脉和神经要包含在皮瓣内，胫侧的趾固有动脉、神经则留在骨、肌腱系统中。根据受区需要长度离断趾长伸肌腱、趾深屈肌腱、趾固有神经，自第 2 跖趾关节离断趾体，从跖骨头上完整剥离关节囊及韧带[8]。供血系统：足背动脉 – 第 1 跖背动脉 – 𧿹趾腓侧趾背动脉及第 2 趾胫侧趾背动脉。若跖背动脉缺如或细小，供血系统为第 1 趾足底总动脉 – 第 1、2 趾底动脉。放松止血带分别观察𧿹甲皮瓣、第 2 趾骨、𧿹趾及第 2 趾甲皮瓣血液循环情况，良好后断蒂。

（3）拇指再造：以 1 枚 1.2 mm 克氏针纵行贯穿固定趾骨于第 1 掌骨，重新组合成一个掌指关节，并修复关节囊和韧带。然后修复指伸、指屈肌腱。将𧿹甲皮瓣包裹至第 2 趾，𧿹甲皮瓣腓侧固有神经和第 2 趾胫侧固有神经与拇指双侧固有神经缝合，缝合皮肤。将动静脉血管蒂及腓深神经自皮下隧道引致鼻烟窝处，动脉与桡动脉吻合，静脉与头静脉吻合，腓深神经与桡神经浅支分支缝合。

（4）供区处理：咬除第 2 跖骨头，修复跖骨头间横韧带，将第 2 趾甲皮瓣移位覆盖𧿹趾供区创面。

（5）术后嘱患者卧床 1 周，患肢制动，局部烤灯护理，并予以抗感染、抗痉挛、抗凝血等对症治疗。

■ **注意事项**

◎ 术前设计时，再造拇指周径比健侧拇指要长 1.0 cm 左右，以防止术后指体萎缩变细，长度与健侧拇指等长或短 0.5 cm。并且供受区要兼顾，踇甲皮瓣切取过大会导致第 2 趾甲皮瓣无法完全覆盖踇趾供区，此时不可勉强缝合，以防张力过大导致第 2 趾甲皮瓣坏死，残余创面行游离植皮，植皮尽量位于足背侧，足底负重区避免植皮。

◎ 剥离第 1、2 足趾甲皮瓣的甲床时以骨膜剥离器自一侧向另一侧贴骨面剥离，即可完整地取下甲床及甲板，可避免用手术刀片剥离对甲床造成损伤，导致术后指甲生长不平整的缺点。踇甲皮瓣的甲床和甲板除非异常宽大，一般不做修剪，再造拇指经过一段时间的恢复，甲床及指甲在宽度和长度上都会发生萎缩，达到接近健侧拇指指甲的大小 [9]。

◎ 为防止破坏末节趾骨血运，第 2 足趾远趾间关节不做融合，仅以 3-0 肌腱线在关节周围缝合固定，再经过克氏针 4 周纵行固定，远趾间关节即自然僵直，术后长期随访再造拇指均无末节垂状趾发生。

◎ 供区血管的解剖要仔细、动作轻柔，避免过度牵拉。第 1 跖背动脉发出趾背动脉处及与趾底动脉吻合处血管蒂周围携带软组织不要过多，否则翻转包裹过程中易形成卡压。踇甲皮瓣包裹第 2 趾时，使踇甲皮瓣的动脉血管蒂自第 2 趾伸肌腱背侧斜行通过，防止扭转、成角、迂曲，造成术后血管痉挛栓塞。

◎ 跖背动脉缺如或细小以足底动脉系统供血的，动脉要想达到足够长度与鼻咽窝处桡动脉吻合，传统方法需断开第 1 趾足底总动脉、足底内侧动脉及踇趾胫侧趾底动脉共同汇合的 X 形交叉，形成足背动脉—足底深动脉—第 1 趾足底总动脉这一供血系统，这样对足底血管破坏过大，可能会导致踇趾供血不足甚至坏死 [10]，且足底切口过长形成瘢痕，影响行走功能。因此只需在 X 形交叉以远离断第 1 趾足底总动脉进行短蒂移植即可，动脉可与拇指主要动脉或指总动脉进行吻合，也可切取足背皮下浅静脉桥接至鼻咽窝处与桡动脉吻合，因血管管径粗，即使移植桥接静脉，成功率也非常高。

◎ 第 2 足趾骨、关节、肌腱系统要带神经并与受区神经缝合，防止术后骨性关节炎的发生。

参考文献

[1] 程国良. 足趾移植再造拇指和手指外形的修饰理念 [J]. 中华显微外科杂志, 2009, 32：92-94.

[2] 王增涛. 手指全形再造的重要意义 [J]. 中华显微外科杂志, 2011, 34：265.

[3] 张敬良, 任志勇, 王成琪, 等. 第二足趾联合腓侧条形岛状皮瓣镶嵌再造拇（手）指 [J]. 中华显微外科杂志, 2004, 11：252-253.

[4] 王文德, 李学宝, 姚保真, 等. 第二足趾跖侧菱形皮瓣转移改形法再造拇指 [J]. 中华手外科杂志, 2006, 10：294-295.

[5] Morrison W A, O'Brien B M, MacLeod A M. Thumb recon-struction with a free neurovascular wrap-around flap from the big toe[J]. J Hand Surg(Am), 1980, 5：575-583.

[6] 于仲嘉, 王琰. 足趾移植再造手 [J]. 医学研究通讯, 1980, (8)：4-5.

[7] 寿奎水, 徐雷, 芮永军, 等. 亚急诊再造拇手指的功能随访 [J]. 中华手外科杂志, 1999, 12：228-230.

[8] 孙文海, 王增涛, 仇申强, 等. 手指Ⅳ～Ⅵ度缺损的全形再造 [J]. 中华显微外科杂志, 2011, 34：269-271.

[9] 张立山, 潘勇卫, 田光磊, 等. 踇甲皮瓣移植再造拇指术后再造拇指指甲的远期随访 [J]. 中华手外科杂志, 2008, 24：263-266.

[10] 劳克诚, 李忠, 范启申. 拇手指再造供区踇趾坏死的原因及预防措施 [J]. 中华手外科杂志, 2011, 27：97-98.

21

游离趾腓侧瓣一期修复拇指指腹缺损

陕西省第四人民医院·姚永锋　庞帅

　　手为人体最重要的精细活动器官，在人类的工作、生活中发挥着重要的作用。因为手指指腹的结构与其他部位有很大不同，它具有丰富的神经末梢、感觉小体及螺纹，用手部其他组织代替，不能复原指腹形态及感觉系统，而且指腹的纤维纵隔具有牢固的把持力和抓捏能力[1,2]，因此在手指指腹损伤或缺损时，选择一种相近组织来重建指腹的形态及功能尤为重要。而拇指占全手功能的一半以上，其指腹缺损或坏死在手外科中比较常见，其损伤严重影响手的功能及外观，因此治疗上要求更高。本文笔者治疗一例拇指指腹缺损患者，一期给予急诊行蹞趾腓侧瓣修复，后期观察其外观及功能恢复良好，获得了较为满意的疗效。

·病例介绍·

　　患者，男性，30 岁。于 2013 年 12 月 17 日以"电锯划伤致左拇指疼痛出血 3 小时"主诉入院。患者于入院前 3 小时在家劳作时不慎被电锯划伤左手拇指，致左手拇指疼痛出血，伤后急来我院。入院检查见左手拇指末节指腹及尺侧组织缺损，创面大小约 3.0 cm×1.5 cm，拇长屈肌腱部分断裂，骨质外露，拇指主动活动可，末梢血运良好。患者为青年男性，全身体质可，鉴于患者对患指功能要求较高，遂一期行游离蹞趾腓侧皮瓣修复。术后左手拇指指腹形态饱满，屈伸功能正常，皮瓣两点分辨觉 7 mm，患者及家属对外观及功能要求满意（图 21-1）。

■ 手术方式选择

　　患者为青年男性，左手拇指指腹缺损。清创后周围组织界限清晰，污染轻，行局部转移皮瓣损伤较大，且后期皮瓣臃肿，感觉及功能恢复不佳，不能恢复指腹原有饱满形态，也不耐磨。如行其他游离皮瓣修复，与缺损处组织不匹配，后期外观及功能恢复差，鉴于此，遵循手足同源相近原则，遂行蹞趾腓侧皮瓣修复。由于蹞趾腓侧皮肤与拇指指腹结构近似，可望获得较好的外形和功能，同时蹞趾腓侧皮瓣隐蔽性好，对供足外形及功能影响小。

■ 手术方法

　　清创　手术在臂丛加硬膜外麻醉及气囊止血带止血下施行，创面再次彻底清创后，分离出血管和神经，予以标记，并测量大小。

　　皮瓣设计及切取　按蹞趾趾腹缺损大小在蹞趾腓侧设计皮瓣，切开皮肤，先解剖出趾背静脉，结

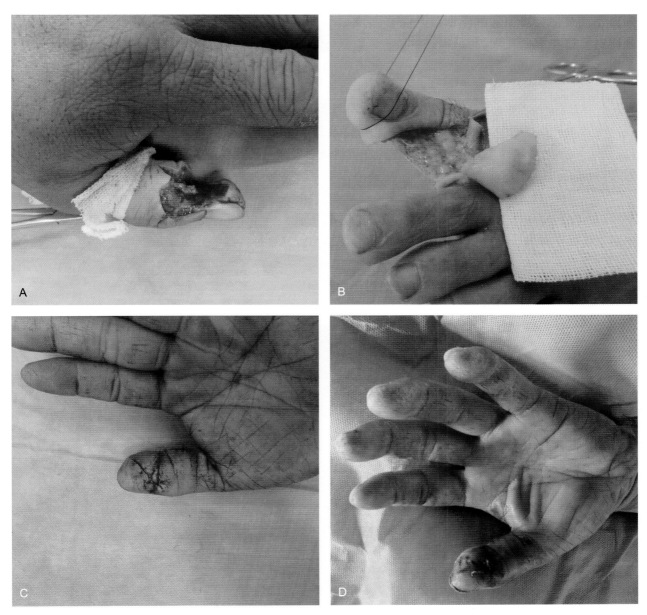

图 21-1　拇指指腹再造

A. 术前；B. 切取皮瓣；C. 皮瓣修复；D. 术后愈合

扎分支，向近端轻柔地分离趾腓侧趾固有动脉、神经及趾腹静脉，见神经、血管均进入皮瓣后，切开皮瓣边缘，于深筋膜下掀起，根据受区情况游离足够血管蒂长度后断蒂移至受区，供区创面取全厚皮片移植加压包扎。

　　皮瓣移植　在显微镜下清除多余脂肪、皮下组织，结扎皮瓣内血管远断端，缝合皮肤固定皮瓣，将手指近端的指背静脉、口径略粗侧指动脉、神经与趾腓侧瓣内的跖背静脉、侧趾固有动脉、神经吻合，指腹静脉与趾腹静脉吻合，缝合皮肤，动脉通血后皮瓣红润。

　　术后处理　术后患肢石膏托固定，应用抗凝、解痉、抗生素等药物治疗。2 周后去除石膏进行功能锻炼。后期功能恢复良好。

■ **注意事项**

◎ 设计皮瓣时，长度、宽度要比缺损处大 2~4 mm，以防术后皮瓣收缩、肿胀、淤血，从而导致在高张力状态下皮瓣坏死或发生动静脉危象[3]。

◎ 严格执行微创操作，术中避免损伤细小动静脉，吻合神经、血管必须保证质量。

◎ 术前应检查及追问患者有无足部真菌感染史，必要时给予同时抗真菌治疗[4]。

◎ 术后给予消炎、抗凝、抗痉挛及灯烤保暖、绝对卧床、禁烟、止痛等治疗。

参考文献

[1] 曹爱兵，曹瑞治，余英剑，等.游离趾腓侧瓣修复指腹缺损的临床研究 [J]. 齐齐哈尔医学院学报，2014, 35（9）：1317-1318.

[2] 周琮镇，李卫，刘金伟，等.拇趾腓侧皮瓣游离移植修复手指指腹缺损的临床分析 [J]. 中国医药指南，2014,（28）：135-136.

[3] 钱俊，芮永军，张全荣，等.第一掌骨桡背侧穿支皮瓣修复拇指背岛状皮瓣供区 [J]. 中国修复重建外科杂志，2013, 27（9）：1150-1151.

[4] 岳瑞林.多种皮瓣在拇指指腹软组织缺损修复中的运用 [J]. 山西职工医学院学报，2014,（2）：12-15.

22 | 急诊第 2 足趾移植再造拇指

空军军医大学附属西京医院·姬传磊　李靖

手是人的重要器官，拇指功能约占手功能的 40%，因此，拇指缺失后会严重丧失手功能。1898 年，Nicoladoni 将姆趾进行分期手术移植到拇指部位。1966 年，复旦大学附属华山医院杨东岳教授选用第 2 足趾移植再造拇指获得成功，为我国拇指再造事业开拓了新的道路[1]。随着显微外科技术的成熟，足趾移植手指再造拇指得到不断丰富与发展。拇指急诊再造虽然风险大，但是对患者而言手术一次完成，大大缩短了住院及康复时间。

·病例介绍·

患者，男性，46 岁。入院 3 小时前不慎被搅拌机搅伤，拇指严重毁损。因"左手拇指机器搅伤疼痛出血 3 小时"于 2012 年 9 月 6 日入院。诊断为：左手拇指缺损（Ⅳ度）。入院后行急诊第 2 足趾移植再造拇指。术后再造拇指成活良好，外形及功能满意（图 22-1）。

■ 治疗方法选择

对于拇指外伤缺损，临床常用的方法有皮管植骨法、虎口加深法、示指拇化、第 1 掌骨延长术等，但上述方法再造拇指的外形及功能均不满意。第 2 足趾移植是目前公认再造拇指外形及功能最为理想的方法，通常需要分二期手术。一期清创对手部创面愈合后再行二期拇指再造术，不仅所需的疗程长，而且一期闭合创面常需短缩掌骨（或跖骨）造成手部组织的损失[2, 3]。本例患者为拇指Ⅳ度缺损，创面污染不重，在彻底清创基础上，有条件行急诊拇指再造术。

■ 手术方法

受区准备　急诊创面彻底清创，清除坏死、失活和污染严重组织。根据术前设计，于掌面两侧找到指固有动脉、指神经向近段分离，指背找到 1~2 根较粗指背静脉向近段适度游离，在鼻咽窝处切开解剖找到桡动脉和头静脉等，并标记，然后探查指伸、指屈肌腱，骨质靠近掌指关节处用咬骨钳修平整备用。

手术过程　在足背做"S"形切口，依次切开皮肤皮下组织。第 2 足趾做"V"形切口，与掌侧相同，锐性分离使两侧皮肤松解。观察注意解剖趾背静脉 – 足背静脉 – 大隐静脉由远端向近端逆行游离，结扎静脉分支静脉汇入第 2 足趾。足背动脉采用由近端向远端解剖游离，用橡皮片提起足背动脉，分离并切断姆趾分支，保留第 2 足趾的分支。注意第 1 跖背动脉 Gilbert 分型[4]。分离足趾神经、

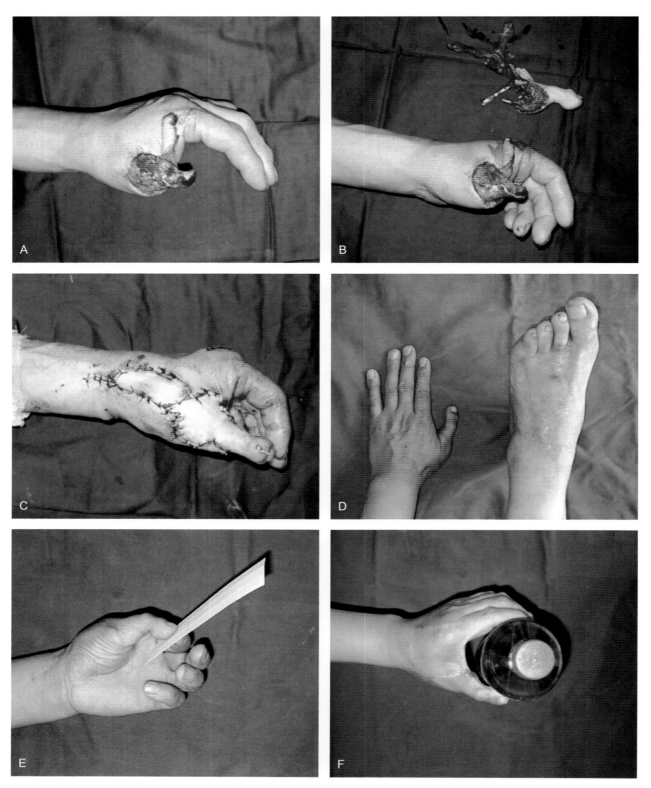

图 22-1　移植第 2 足趾再造拇指
A. 术前；B. 游离第 2 足趾；C. 再造术后；D~F. 术后随访

肌腱切断，等待吻合。一并切断从跖趾关节处分离，仅遗留血管蒂相连，放开止血带，观察足趾血液循环良好，颜色红润。切断血管蒂后完全游离第 2 足趾，固定掌、趾骨，吻合趾伸、趾屈肌腱，足背动脉与鼻咽窝处桡动脉在显微镜下吻合，足背静脉与头静脉在显微镜下吻合。神经与拇指两侧固有神经吻合，缝合皮肤，局部皮肤缺损并取皮植皮。术后放开止血带再造拇指颜色红润，足部创面直接拉拢缝合闭合。

术后　患肢制动，预防感染及抗血管痉挛治疗。

■ 注意事项

◎ 术前用超声多普勒或血管 CTA 技术检测患者足背动脉是否存在，凡动脉缺如则根据血管分型切取。

◎ 拇指再造的外形很重要，在重塑外形时切除多余的皮肤，防止局部隆起[5]。

◎ 防止血管蒂部卡压，血管蒂部防止旋转，防止动静脉接错。

◎ 游离拇指的血管蒂部时可携带少量筋膜组织，利于保护血管，皮瓣内的神经和血管要小心保护，通过皮下隧道时防止扭结。

◎ 再造拇指长度应该控制在示指近节中断，过长会影响美观。

◎ 手术区要彻底止血，以防术后血肿形成，伤口放置皮片引流。

参考文献

[1] 程国良 . 手指再植与再造 [M]. 北京：人民卫生出版社 , 1997, 1：249-294.

[2] 曹学新 , 陈金峰 , 常荣刚 , 等 . 蹽甲瓣联合第二足趾复合组织移植亚急诊再造Ⅲ～Ⅳ度缺损的拇指 [J]. 中华显微外科杂志 , 2015, 38（3）：254-257.

[3] 王增涛 , 蔡锦方 , 曹学成 , 等 . 第二足趾与同血管蒂的四个皮瓣组合再造长手指 [J]. 中华手外科杂志 , 2002, 18：85-87.

[4] 顾玉东 , 王澍寰 , 侍德 , 等 . 手外科手术学 [M]. 上海：复旦大学出版社 , 2007：610.

[5] 文益民 . 第二足趾移植几点体会 [J]. 甘肃医药 , 1992,（1）：17-18.

23 第 1、2 足趾全背侧皮甲瓣再造拇指

广东省顺德和平外科医院·张敬良

临床常用的第 2 足趾移植再造拇指，存在再造拇指外形欠佳的缺点，而采用踇趾移植再造拇指则踇趾切取后对供足影响较大[1-2]。本文介绍一例采用第 1、2 足趾全背侧皮甲瓣互换的第 2 足趾游离移植一期组合塑形再造拇指的方法，克服上述手术方法的不足。

> **·病例介绍·**
>
> 患者，女性，32 岁。因右手拇指机器挤压伤疼痛流血 1.5 小时急诊入院。查体：一般情况良好，右手拇指自近节基底处完全离断，离体远端不完整，成毁损性碎裂，无再植条件，诊断为右手拇指毁损伤并Ⅲ度缺如。我们设计采用第 1、2 足趾全背侧皮甲瓣互换的第 2 足趾游离移植一期塑形组合再造拇指。术后再造拇指的外形明显改善，而足部供区也得到较好保护（图 23-1）。

■ 治疗方法选择

我们知道，采用第 2 足趾游离移植再造拇指，功能较好，足部供区损伤较小，但再造的拇指指甲小，指体纤细，呈驼颈畸形，外观欠佳[3]。而采用第 1 足趾游离移植再造拇指，外形较第 2 足趾再造拇指好，但较粗大，足部供区损伤程度及外形影响明显[4]。为结合两种手术方法的优点，减少缺点，我们设计采用第 1、2 足趾全背侧皮甲瓣互换的第二足趾游离移植一期塑形组合再造拇指。该手术方法优点如下：①明显改善了第 2 足趾移植再造拇指的指甲外观，背侧可以和健侧拇指媲美。②驼颈、欠伸畸形明显改善。③从取得的效果来看，较其他再造的方法代价更小，不增加对供区的破坏。④与踇甲瓣包饶第 2 趾骨关节肌腱系统再造拇指方法比较，供区踇趾跖侧及两侧均完整，无任何瘢痕遗留，踇趾底固有神经保留，对行走无影响，创伤也更小。⑤作为供区的踇趾背侧的创面可利用第 2 趾皮甲瓣覆盖，设计巧妙，作为供区的踇趾外观影响更小。

■ 手术方法

受区准备 彻底清创，矢状面切开拇指残端皮肤，并向两侧翻开，标记待吻合的血管、神经、肌腱等。

踇趾全背侧皮甲瓣的设计及切取 在整个踇趾的背、侧方交界处，以及旁开趾甲周缘 1~2 mm（前端及甲根以近的两侧携带一小三角形瓣）为界设计皮甲瓣，近侧界依据需再造拇指的长度切取血管蒂为第 1 跖背血管，并与第 2 趾胫侧血管和神经相连续的踇趾全背侧皮甲瓣备用，踇趾腓侧趾底神经留

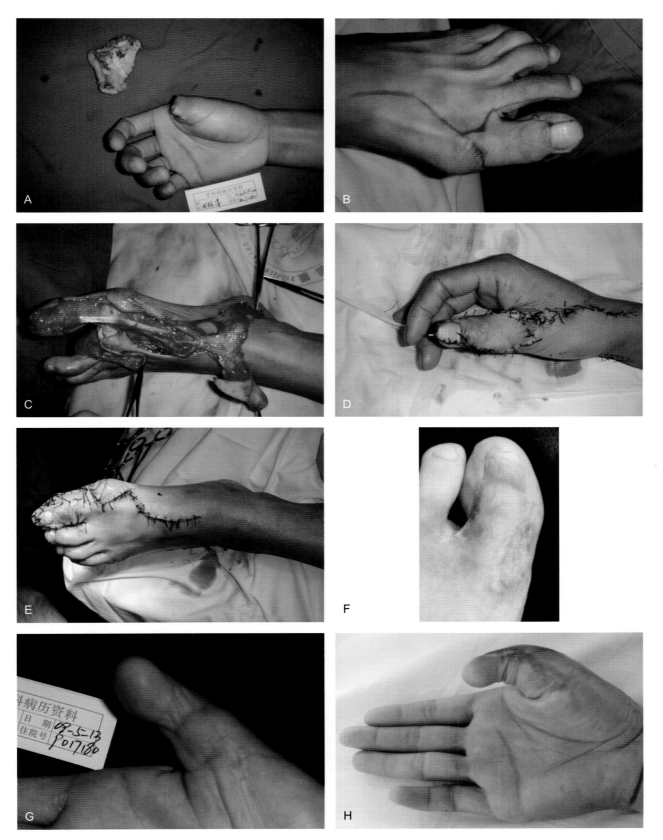

图 23-1 第 1、2 足趾全背侧皮甲瓣再造拇指

A. 术前；B. 术前设计；C. 甲瓣切取；D. 术中再造；E. 供区缝合；F. 供区随访；G、H. 术后 4 个月随访

于供区。

近侧皮肤相连续的第 2 足趾全背侧皮甲瓣的设计及切取　在第 2 趾背、侧面交界处及旁开趾甲周缘 1~2 mm（前缘皮肤应较多切取）为界设计皮甲瓣，皮瓣近端不切开与足背部皮肤的连续性，形成一带皮蒂的皮甲瓣。

常规切取无背侧皮甲瓣的第 2 足趾　其胫侧血管和神经与蹈趾的全背侧皮甲瓣共蒂（蒂为第 1 跖背血管）。

第 2 足趾与蹈趾皮甲瓣组合塑形并移植　将蹈趾全背侧皮甲瓣覆盖于切取的第 2 足趾背侧并周边缝合，组合形成一外形、粗细与拇指相近的再造拇指，然后断蒂移于手部受区进行各组织的吻合。修整第 2 跖骨残端及第 1、3 跖骨间韧带，然后将第 2 足趾全背侧皮甲瓣覆盖于蹈趾背侧供区创面并缝合。

■ 注意事项

◎ 利用第 1 跖背血管同时营养第 1 和第 2 足趾的解剖特点进行设计、切取，形成以第 1 跖背动脉为血管蒂，用蹈甲皮瓣包裹第 2 足趾骨与关节的再造拇指复合体。

◎ 在切取蹈趾皮甲瓣时应分别在其顶端、甲根以近的两侧设计小三角形瓣。顶端三角瓣嵌入第 2 趾顶部是为了使再造指的指腹到指尖区域变得更为平缓（第 2 趾较为圆钝）。两侧三角瓣嵌入第 2 趾两侧以减轻驼颈畸形。

◎ 切取蹈趾趾甲时若趾甲较健侧拇指指甲宽度相差不明显可全部切取，若相差较大可在靠近甲沟处纵行切除一甲床条，然后仔细缝合并拢。

◎ 蹈趾皮甲瓣与第 2 趾组合时皮甲瓣应稍向远侧推移一点，也可减轻第 2 趾尖的圆钝。

◎ 因远趾间关节常在蹈趾甲下方，可给予融合。

◎ 为减少风险，确保两个皮甲瓣的血供，切取时可分别携带一侧的趾足底固有动脉，而神经留于原处，保留趾底的感觉。

◎ 有时第 2 皮甲瓣不能完全覆盖蹈趾背侧创面，应尽量在蹈趾背的腓侧植皮，以避免以后穿鞋的摩擦。

参考文献

[1] 潘生德，顾玉东，侍德 . 中华医学会手外科学会上肢部分功能评定试用标准 [J]. 中华手外科杂志，2000，(3)：130-135.

[2] 周礼荣，蔡仁祥，王伟，等 . 蹈甲皮瓣与带指神经血管蒂岛状皮瓣联合移植再造拇指 [J]. 中华显微外科杂志，2001，24（3）：165-166.

[3] 张敬良，任志勇，王成琪 . 第二足趾联合腓侧条形岛状皮瓣镶嵌再造拇（手）指 [J]. 中华显微外科杂志，2001，24（4）：252-253.

[4] 谢振荣，肖军波，庞德云，等 . 联合组织移植一期再造拇指手指的临床经验总结 [J]. 中华显微外科杂志，2004，27（3）：217-219.

24 趾、指关节互换治疗指间关节陈旧性损伤

广东省深圳市宝安区龙华人民医院·曾赛华

在众多的手外伤当中，手指指间关节的损伤占有很大一部分的比例。我们遵循的原则是尽量一期修复。如果是关节结构无法修复的损伤，关节融合术是术式之一，对于远指间关节的损伤较为适用。但如果对于近指间关节来说，特别是示指近指间关节，如果行关节融合，对该手指的功能影响较大，示指也无法很好地与拇指进行对指，进而对手功能产生影响。本文作者采用趾指关节互换治疗示指指间关节的损伤[1]，取得了较好的效果。

·病例介绍·

患者，男性，21岁，因"右手示指外伤后畸形并关节不稳16年"入院。患者自诉5岁时右手示指被打谷机齿轮绞伤，伤后在当地村卫生室换药处理至伤口愈合。上学后感觉写字握笔费力，现强烈要求改善手指功能。查体：右手示指外形轻度畸形，指背有不规则瘢痕，屈指时示指远端外旋，远、近指间关节尺偏侧搬试验阳性，末梢血运、感觉正常（图24-1）。

■ 治疗方法选择

综合患者的病情及要求，我们决定实施对侧第2趾趾间关节与患指病变指间关节互换，从而重建患指正常的指间关节，以期恢复患指关节功能。由于切除了第2趾趾间关节后，势必会造成第2趾缺失，所以互换能解决供区损伤的难题。这样既修复了患指，又保全了足趾。手术后，互换关节得以成活、骨愈合良好、指趾关节功能恢复良好。

该手术方法的优点在于能最大限度恢复右手示指近指间关节的功能和外观。但是该术式对足部会造成一定的创伤，并且在足趾部的血运重建风险较大。

■ 手术方法

手术过程 术前情况见图24-1，术中再次测量右手示指与左足第2趾的所需长度，并画线标记。先予切开示指，暴露近指间关节，于近节远1/3处截骨，并完全游离中节指骨；然后再切开左足第2趾，与示指游离的骨质行等长截骨；分别游离后行指趾互换。组织互换后，右手示指、左足第2趾分别予骨质内固定、肌腱修复并吻合动静脉。术后予常规"三抗"治疗（抗凝、抗痉挛、消炎）。术后1周均顺利成活。

术后处理 术后2个月，右手示指屈肌腱粘连，近远指间关节屈曲功能差，远指间关节屈曲0°、

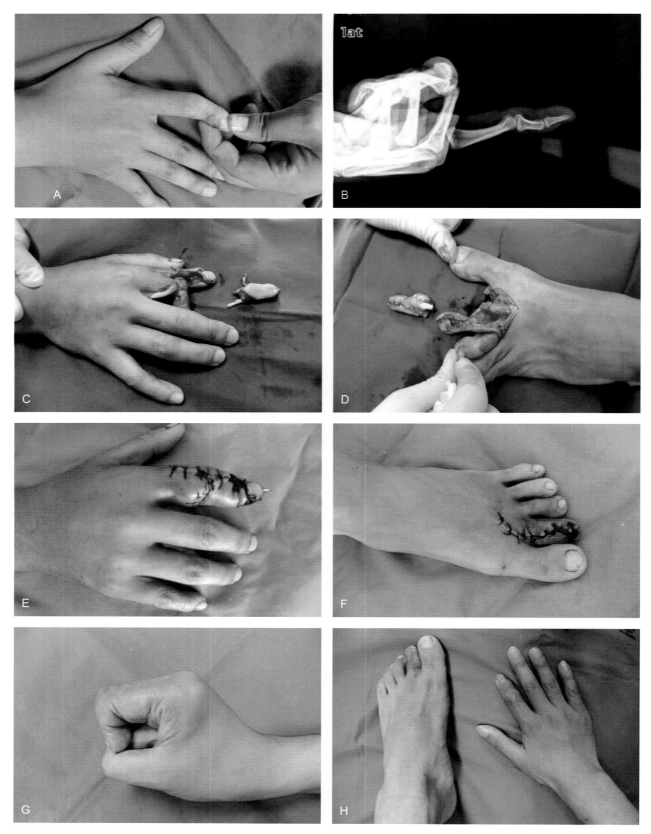

图 24-1 趾、指关节互换再造

A. 术前；B. 术前 X 线；C. 术中切取手指；D. 术中切取足趾；E、F. 术后 1 周；G、H. 术后 1 年随访

近指间关节屈曲 10°。指导患者予功能锻炼，效果欠佳。遂予第 5 个月行肌腱松解后，示指近指间关节屈曲 90°，远指间关节屈曲 10°，并复查 X 线，见骨质均骨性愈合。

■ 注意事项

◎ 术前须仔细评估伤情，结合病情及患者意愿选择术式，对日后的恢复有至关重要的影响。须严格按照对侧正常手指的长度来切取足趾关节，以保证移植后的关节不影响手部的整体功能。

◎ 术中切取足趾关节时，关节上的韧带、关节囊应完整保留，一些腱性止点应尽量留长，以便于受区吻合及功能重建[2]。

◎ 术中血管游离时，应尽可能多地保留皮下静脉、背侧神经，并与受区精细吻合，以便于关节功能的恢复，预防关节萎缩。

◎ 术中行肌腱吻合时，注意调整指伸、指屈肌腱的张力，特别是指伸肌腱，不能太松弛。

◎ 严格按照再植术后常规护理，并指导患者功能锻炼，主、被动锻炼相结合，动静结合，有条件者，可给予中药熏蒸、器具训练、电磁疗法、手法按摩等辅助治疗[3]。

参考文献

[1] 徐达传 . 手功能修复重建外科解剖学 [M]. 北京：人民卫生出版社 , 1996, 190-191.

[2] 丁小珩，方光荣，潘达德，等 . 吻合血管的近侧趾间关节移植重建近侧指间关节 [J]. 中华显微外科杂志 , 1993, 16：110.

[3] 林涧，余云兰，张树明 . 第 2 足趾近侧趾间关节移植重建指间关节 [J]. 实用手外科杂志 , 2004, 118：97.

25 | 4 组游离组织移植一期再造 3 个脱套性手指并保留足趾

宁波市第六医院·王欣　潘佳栋

如何治疗多个手指的皮肤脱套伤，一直是手外科医师面临的难题[1]。早期，大部分学者常采取保留中节中段以近的骨腱组织，然后用皮瓣（腹部带蒂或游离移植）将它们一同包裹，后期再逐步行分指手术的方式进行治疗。这样做虽然可以挽救一半长度的手指，并保留一定的功能，但是被挽救的手指无论在外形、感觉，还是活动功能上都与正常手指相去甚远。同时，经过多次手术而被保留的手指由于缺乏保护性感觉，在以后的生活中很可能出现许多例如烧伤、冻伤的附带损伤。所有这些问题都会给患者带来沉重的生理和心理负担。后期，也有学者尝试用蹈甲瓣或二趾甲瓣来全型再造脱套的手指，这样虽然满足了受区的需求，但是足部供区却常常存在不得不牺牲足趾及足背植皮后效果差的缺点。本文作者遇到一例左手第 3~5 指的皮肤脱套伤，为了满足患者既想保留足趾，又希望获得正常手指的要求，特为其制订了保留足趾的全型再造手术方式，既利用左侧第 1、2 趾甲瓣和右侧蹈甲瓣全型再造脱套手指[2-4]，然后移植股前外侧穿支皮瓣覆盖足部供区。术后患者所有游离组织均顺利成活，随访 10 个月，患者对再造第 3~5 指及双足的外形和功能感到满意。

·病例介绍·

　　患者，男性，38 岁。2014 年 12 月 8 日因机器卷轧伤至左手第 3~5 指皮肤脱套入院。急诊在臂丛麻醉下行"清创、VSD 引流术"，术中见左手第 3~5 指中节中段以远缺损，脱套软组织毁损，手指近端至 MP 关节平面皮肤环形缺损。术后予以消炎及营养支持治疗，待创面干洁，相关检查无明显异常后，于伤后 8 天，在全麻下行保留足趾的全型再造手术，既游离移植左侧第 1、2 趾甲瓣和右侧蹈甲瓣全型再造脱套手指；游离左侧股前外侧穿支皮瓣（以穿支为蒂，切取两个皮瓣）覆盖足部供区。全部手术由 3 个小组共 6 名医师耗时 7.5 个小时完成，术后再造手指及足部皮瓣均顺利存活。术后 10 个月随访，左手第 3~5 指外形和屈伸功能恢复良好，手指皮肤感觉恢复 S3，足部皮瓣略臃肿，行走无障碍。患者及家属对手和足的外观和功能均感到满意（图 25-1）。

■ 治疗方法选择

　　手术方案思路　本例患者系左手第 3~5 指脱套性皮肤缺损，术前制订手术方案思路如下：①截除外露指骨后，行皮片移植覆盖创面，但因残留骨腱组织外露范围较广，而且考虑到术后手部外形和功能差，故而不可行。②截指术，3 个手指截指的结果患者难以接受，而且作为医者也感到可惜。③皮瓣移植术（腹部带蒂或游离），此法能保留患指，但是后期需接受多次手术，且外观和功能均远未达到

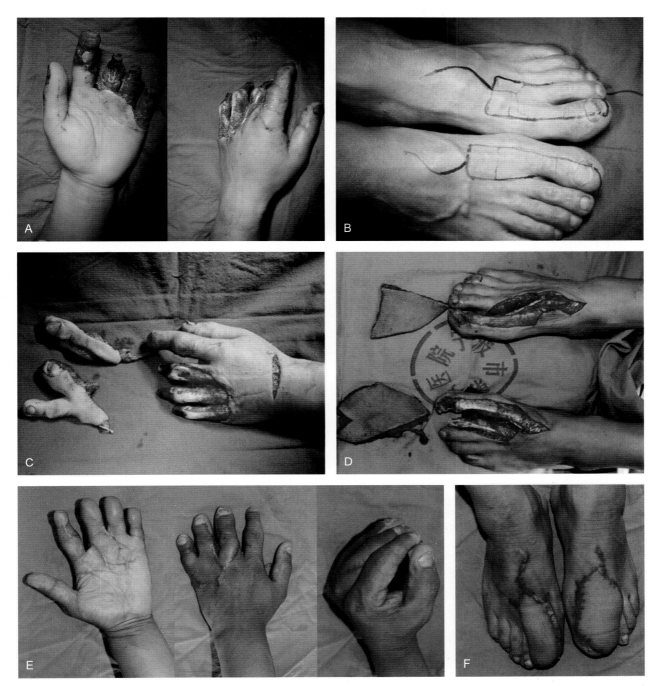

图 25-1　游离组织再造脱套伤手指

A. 左手指皮肤脱套；B. 趾甲瓣设计；C. 趾甲瓣移植；D. 股前外侧穿支皮瓣移植；E、F. 术后半年随访

健侧指水平，无法满足患者要求。④全型再造术，受区再造指外形和功能与健侧指相似，但足部需牺牲足趾，且足部植皮后疗效不佳，患者较为犹豫。因此，我们为其制订了保留足趾的手指全型再造术，手术方案如下：利用左足第 1、2 趾甲瓣和右侧踇甲瓣全型再造脱套手指，然后移植股前外侧穿支皮瓣覆盖足部供区。

　　具体手术方案　根据左手第 3~5 指皮肤缺损的具体程度，在双足设计甲皮瓣。本例用右足部分踇甲瓣再造中指；用左足第 1、2 趾甲皮瓣再造环小指。为使再造指指甲更美观，在切取甲皮瓣的同时可带入甲床下横行的片状骨块一并移植。待足部设计完毕后，再根据足部创面覆盖所需，在左大腿设计股前外侧穿支皮瓣（根据术前超声对穿支的定位，设计两个皮瓣）。3 个手术组同时进行操作，第一组对足部甲皮瓣进行解剖；第二组对股前外侧穿支皮瓣进行游离；第三组对受区动静脉和神经进行分离标记。然后，将右踇甲瓣的动脉与第 1 指总动脉吻合，足背浅静脉与头静脉吻合，趾神经与第 1 指总神经吻合；把左足第 1、2 趾甲皮瓣的动脉与第 3 指总动脉吻合，足背浅静脉与手背尺侧静脉吻合，第 1、2 趾趾神经分别与第 3 指总神经和小指尺侧指神经吻合。同时，另一组医师将 2 块以穿支为蒂的股前外侧皮瓣先后移植于足部供区，皮瓣血管蒂的动静脉分别与足部的第 1 跖背动脉和足背浅静脉吻合。左大腿皮瓣供区直接缝合关闭。

手术过程中的关键步骤

（1）受区扩创：清除创面内坏死组织，在近端行辅助切口，充分显露手掌侧的指总动脉、指总神经及手背的浅静脉。

（2）供区游离趾甲皮瓣和股前外侧穿支皮瓣：可用纱布环形包绕脱套的手指制成模版，在模板辅助下精确设计所需甲皮瓣的形状和大小。然后同样方法设计左大腿的股前外侧穿支皮瓣（因浅筋膜厚度的原因，皮瓣设计时应适当放大）。皮瓣血管蒂的长度需注意根据受区和足部供区的需求适当延长。

（3）再造手指骨结构的固定：踇甲瓣下的片状趾骨可用斜行交叉的方式，用克氏针固定于脱套手指远端指骨的背侧。左足第 2 趾在切取甲皮瓣时，带有 1/2 长度的末节趾骨，利用交叉克氏针将其与残留的小指中节指骨固定。

（4）受区血管吻合：所有动静脉均用两定点法，在显微镜下用 10-0 无创缝合线吻合。

■ 手术方法

患者仰卧位在全身麻醉下接受手术，3 个手术组同时对手部、双足及左大腿进行手术操作。

足部趾甲皮瓣的切取　根据模板设计右足踇甲瓣和左足第 1、2 趾甲皮瓣。①右踇甲瓣的解剖：先在近端切开皮肤，解剖出足背浅静脉并向近端分离，将所需静脉长度范围内的分支一一结扎。然后由近向远，往深层探查第 1 跖背动脉，沿途结扎分支血管，尤其注意仔细解剖趾蹼处的动脉血管，牢靠结扎足底穿支、关节支、足第 2 趾分支等关键分支，保留营养右侧踇甲瓣的动脉血管。向近端分离甲皮瓣的趾神经，留足长度后切断待用。②左足第 1、2 趾甲皮瓣的解剖：除在趾蹼处需注意保留进入第 2 趾和踇趾甲皮瓣的动脉分支和各自的趾神经外，余操作与右踇甲瓣的分离相同。

股前外侧穿支皮瓣的切取　以髂前上棘至髌骨外缘连线为皮瓣轴线，同时参考术前 B 超探测到的穿支血管位置设计皮瓣。此病例中，依据足部所需，设计分别以穿支血管为蒂的股前外侧穿支皮瓣。首先在皮瓣内侧缘切开皮肤至深筋膜深层，掀起皮瓣确定穿支位置，逆行向深部解剖穿支至旋股外侧动脉降支，结扎沿途分出的肌穿支血管，保留足够长度血管蒂后切取皮瓣。

受区血管及神经的吻合　吻合情况见手术方案。

术后处理　患者术后平卧 1 周，烤灯保暖，每小时观察再造手指和足部皮瓣的血运 1 次，抗生素预防感染治疗 3 天，低分子肝素抗凝，罂粟碱解除血管痉挛。术后第 7 天，再造指体及足部皮瓣均顺利存活，伤口愈合良好。术后 3 周在医师指导下开始行康复锻炼。

■ 注意事项

◎ 供区扩创：一期彻底清创并用 VSD 引流，二期在术中再次充分清除创面内的坏死组织，预防因术后感染或炎症反应引起的血管痉挛。

◎ 合理的手术流程安排：该病例术中共有 3 组医师同时参加，良好的配合可大大缩短整个手术和麻醉的时间。手术前，对脱套手指皮肤缺损的精确测量和对足部甲皮瓣及大腿股前外侧穿支皮瓣切取范围的合理预估是 3 组医师同时进行手术取得成功的关键所在。

◎ 充分的术前检查：利用高频彩超、CTA 穿支血管造影等技术在手术前明确供受区动脉血管和穿支血管的位置、粗细、长度等信息，有利于减少手术时间，增加成功率。

◎ 术中精细操作：因为手术中共需切取 4 块游离组织瓣（1 块右踇甲瓣，1 块左足第 1、2 趾甲皮瓣，2 块以穿支为蒂的股前外侧穿支皮瓣），手术时间长，所以手术中需集中精神仔细解剖，避免损伤 4 块组织瓣的血管蒂及穿支血管，预防术后因血管蒂及穿支损伤引起的血管危象，同时还需避免血管蒂的扭转、扭曲及受压等情况。

◎ 重视心理辅导：由于手术时间长，部位多，术后又需卧床 1 周，所以对患者术后的生理和心理辅导非常重要。术前应反复训练其床上大小便的能力，同时进行心理疏导工作，尤其要使患者了解为什么要进行皮瓣移植，以消除患者的顾虑并配合治疗。

◎ 重视足部和手部的康复训练：伤口康复后就可尽早进行功能锻炼，特别注意再造手指屈伸活动的训练，使患者将来能依靠再造的 3 个手指保留大部分手功能。

参考文献

[1] Hsu W M, Wei F C, Lin C H, et al. The salvage of a degloved hand skin flap by arteriovenous shunting[J]. Plast Reconstr Surg, 1996, 98（1）：146-150.

[2] 张全荣, 芮永军, 施海峰, 等. 双足第 1 趾与第 2 趾甲皮瓣联合一期修复多手指脱套伤 [J]. 中国矫形外科杂志, 2009, 17：1384-1386.

[3] 巨积辉, 侯瑞兴, 李雷, 等. 第二趾甲皮瓣修复手指中末节皮肤脱套伤 [J]. 中华手外科杂志, 1999, 24（4）：220-221.

[4] 侯瑞兴, 王海文, 冯连银, 等. 第二趾甲皮瓣修复手指皮肤脱套伤 [J]. 中华显微外科杂志, 2000, 23：271-273.

26 游离、拆分 1 个第 2 足趾修复多个手指复合组织缺损

广东省顺德和平外科医院·郭桥鸿

手部多个手指组织缺损修复十分困难，本文采用 1 个足趾，通过拆分成多个不同组织块，达到修复多个手指组织缺损的目的，这是一种以最小创伤获得多处组织缺损理想修复效果的方法[1]。

> **·病例介绍·**
>
> 患者，男性，19 岁。工作时左手不慎被电镖机镖伤 1 小时入院。查体：一般情况良好，左手示指末节甲体、甲弧影及近端甲襞缺损，末节指骨粉碎性骨折，远指间关节破坏；中指中节中远段指骨粉碎性骨折，部分皮肤、指伸和指屈肌腱缺损，远指间关节破坏；环指中节近端尺侧皮肤、指伸肌腱及尺侧指动脉神经缺损。诊断为左手示指、中指、环指多处复合组织缺损。选择将第 2 足趾拆分成 3 个游离组织块，分别修复示指、中指、环指多处组织缺损，恢复了三指的外形及功能（图 26-1）。

■ 治疗方法选择

根据病情分析，此患者多个手指有多处相互孤立的复合组织缺损区域，若要简单处理，则需进行手指短缩、关节融合甚至截指等，预后效果差，会出现手指一侧皮肤软组织堆积、凸起（完整侧）、残疾[2-3]。若要尽力保全手指的外观及功能，处理非常棘手。我们选择切取组织结构最为相近的 1 个第 2 足趾，根据 3 个手指 3 处具体的组织缺损情况，进行拆分足趾成 3 个复合游离组织块，进行精细的骨骼、肌腱、血管、神经及皮肤的重建与再造，取得较好的治疗效果。

■ 手术方法

受区准备　在臂丛麻醉下进行彻底清创，只要是挫灭或失活难以保留的组织不应姑息，均予切除。准确判断缺损各组织的部位、范围、缺损的组织类型，以健侧为基准用直尺测量每一处所缺损关节范围以及指伸肌腱、指屈肌腱缺损的长度，皮肤缺损的面积，并进行数值记录，以拆分时备用。解剖分离创伤部位的指背静脉、固有神经及固有动脉备用。

供区准备　根据受区缺损的缺损情况，需重建 2 处指间关节、血管神经肌腱皮肤复合组织及 1 处血管神经肌腱复合组织，选择切取从跖趾关节间隙平面游离第 2 足趾。切取后，趾体根据需要拆分为 3 块复合组织瓣，其中 2 块各包含远近趾间关节备用。

移植修复　3 个复合组织瓣分别修复：①示指甲床、远指间关节、伸肌腱及止点。②中指远指间

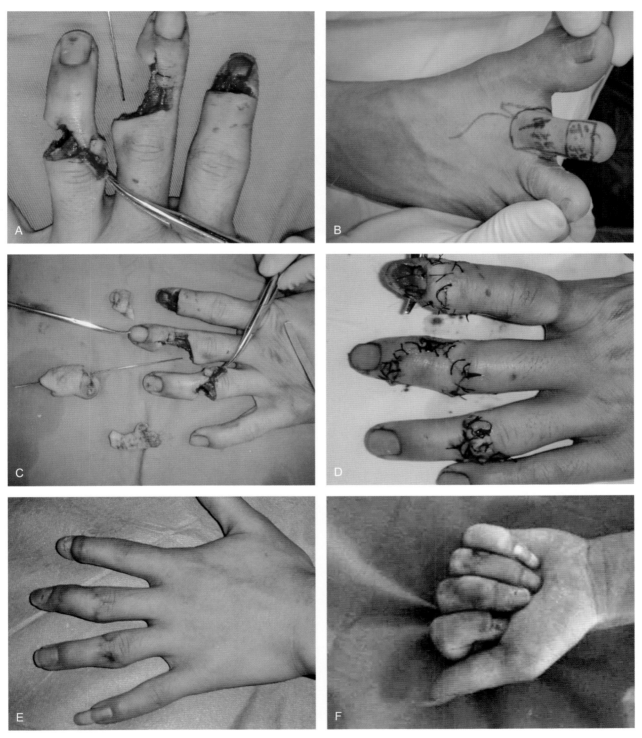

图 26-1　拆分第 2 足趾再造多个手指
A. 术前；B. 足趾设计；C. 皮瓣切取；D. 术后；E、F. 术后半年随访

关节、周围的指动脉指神经、伸肌腱及皮肤。③环指伸肌腱、尺侧血管神经及皮肤。

■ 应用解剖

第2足趾趾间关节为滑车关节，由相邻趾骨滑车与趾底构成。关节屈伸运动接近手指，适合修复指间关节。第2足趾静脉主要为趾背浅表静脉回流；趾间关节的神经关节支多发自趾背侧神经及趾底神经。

■ 注意事项

◎ 拆分1个足趾重建多指多处复合组织缺损，目的是通过精确的解剖游离，以最小的手术创伤以及供区代价，做到最大限度的修复，故术前应充分了解足趾的应用解剖特点及受区组织修复的要求，进行合理的配对设计[4]，力争达到缺什么补什么的境界。

◎ 手术要求精心设计，操作仔细、耐心，动作轻柔，保护好血管及神经的关节囊支不受损伤。注意移植关节的固定位置，防止旋转及成角畸形。

◎ 手术有一定的风险，要求术者有过硬的微血管吻合技术、熟悉的足趾解剖知识方可实施。切取组织以毫米来计算，属超级显微外科（supermicrosurgery）的范畴。

◎ 拆分足趾时应根据足趾各部位结构及受区组织缺损情况进行合理设计拆分，尽量多地保留血管、神经、肌腱的断端，以减少吻合难度和风险。

参考文献

[1] 庞水发，常湘珍，张方刚，等.皮瓣移植临床应用应坚持原则[J].中华显微外科杂志，2010,33(1)：1-2.
[2] 方光荣，丁小珩，屈志刚，等.改良跖趾关节屈曲方向的第二足趾移植再造拇手指[J].中华显微外科杂志，2004,27(4)：241-242.
[3] 康庆林，张春才，许硕贵.足趾移植再造部分手指若干技术问题探讨[J].中国矫形外科杂志，2003,11(1)：18-20.
[4] 徐永清，钟世镇，李主一.足趾或跖趾关节切取后对足部功能的影响[J].中华显微外科杂志，2001,24(3)：236-237.

27 | 姆趾底动脉背侧支供血的姆甲瓣修复甲床缺损

上海市上海中冶医院·李文君

自 1980 年 Morrison 等[1]报道足姆甲瓣的临床应用后，临床上越来越多的学者采用足姆趾甲瓣、腓侧半侧甲瓣游离移植修复拇手指甲床缺损，取得了满意的修复效果。但此类修复均需要切取第 1 跖底、跖背或趾底动脉和趾底神经，对供区损伤较大，移植时受区解剖范围也较大[2]。此术式采用由足姆趾腓侧趾底动脉背侧分支供血的足姆趾甲瓣移植修复拇指、手指甲床及周围皮肤软组织缺损，降低操作难度，减少供受区损伤，效果满意[3-5]。

·病例介绍·

患者，男性，19 岁。因"重物轧伤左手示指致疼痛、出血、组织缺损 1 小时"入院。查体：神志清，精神可，左手示指末节挤压严重，甲板脱落，甲床包括甲基质大部分缺损，创面约 1 cm×1 cm，末节指骨背侧外露。手术步骤：清除残余甲床包括甲基质，在左足姆趾上设计并切取 3 cm×2 cm 皮瓣，包括完整甲床、甲板，移植于手指创面。足部供区趾骨打孔植全厚皮，加压包加压。术后患者平卧 7 天，"消炎、抗痉挛、抗凝"治疗，未出现动静脉危象，术后 7 天，甲瓣完全存活。术后 14 个月随访，指甲生长平整，外形满意，供区创面植皮恢复保护性感觉，耐磨性良好，未诉对穿鞋造成影响（图 27-1）。

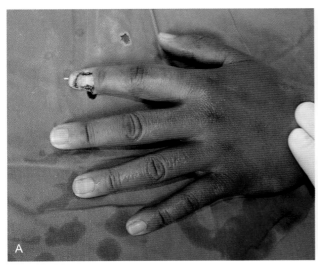
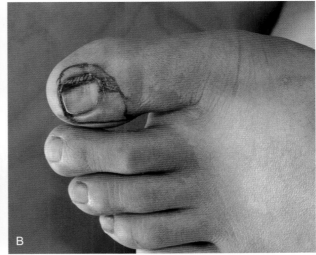

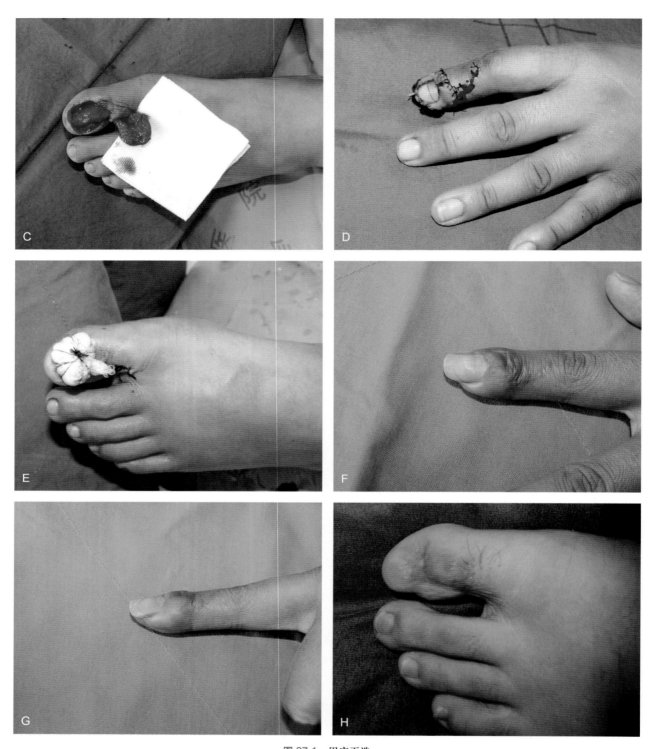

图 27-1 甲床再造

A. 左手示指甲床及软组织缺损；B. 足跖趾术前设计图；C. 甲皮瓣切取；D. 甲皮瓣安装；E. 供区术后全厚皮植皮；
F. 术后 14 个月随访；G. 术后 14 个月随访指甲生长；H. 术后 14 个月随访供区

■ 治疗方法选择

甲床缺损再造修复方法分为不吻合血管的甲床移植和吻合血管的趾甲复合瓣游离移植。不吻合血管的甲床移植用在无骨外露、无感染的基床上效果良好，方法简单，能恢复指甲的部分功能，但存在术后指甲萎缩明显、外形不平的缺陷，且成活率不高[6-8]。吻合血管神经的趾甲复合瓣游离移植成活率高、形态较佳，适用于各种大小、形态、基底条件的创面。常用方式是第 2 趾甲复合瓣或第 1 趾甲复合瓣游离移植，第 2 趾趾甲呈扁平、短小，移植后不符合目前修饰性再造的要求，虽用甲床扩大手术弥补了部分不足，但难以从根本上改善其外形，使其临床应用受到限制[9-10]。足第 1 趾甲较大，可以根据手指甲大小随意切取，外形较好，但传统术式也存在解剖复杂，切取足趾动脉、神经主干对供区损伤也较大，手部受区需打断一侧指固有神经与足部神经吻合，对神经断口远端组织手指感觉影响较大[11-12]。

本例选择应用足踇趾趾底动脉趾背分支供血的趾甲复合瓣修复拇手指甲缺损，使再造拇指指甲外形更为逼真。该手术方法的优点：①供区解剖简单，血管、神经恒定，供受区创伤均较小。②可做到"缺什么、补什么，缺多少、补多少"的精确修复，符合修饰性再造的要求。该手术方法的缺点：①该术式对显微外科技术要求较高。②趾底动脉背侧分支支配范围有限，只适合单纯拇手指甲床或其周围 5 mm 皮肤软组织缺损病例，对伴有较大指骨、指腹缺损者供应不足。

■ 手术方法

急诊清创 术后创面油纱覆盖，消炎治疗 5~7 天。

受区准备 于甲皱襞缺损侧偏背侧做切口至中节远端，暴露该侧血管神经束，向背侧掀起，寻找指背静脉 1~2 条。

甲瓣设计 根据受区创面剪出样布，足第 1 趾腓侧设计甲瓣，周边放大 2 mm，甲瓣近端设计线向近侧延长至足踇趾近节中段以远；甲根部切口应距离甲皱襞至少 5 mm，避免伤及甲根部和动脉弓。

甲瓣切取 沿甲瓣设计线先切开近端弧线及近侧延长线，首先向趾背侧解剖趾背静脉 1~2 条，长度根据受区备用指背静脉情况保留；再于足踇趾末节近端腓侧寻找斜向胫侧远端的趾底动脉背侧支及趾背神经；然后切开甲瓣远端及两侧缘，注意保留趾甲，在骨膜层锐性分离甲床，注意保护甲床完整结构；掀起甲瓣，注意保护甲根生发层，只保留趾底动脉背侧支、趾背神经、指背静脉，松止血带，观察甲瓣血供，结扎出血点，根据受区血管情况保留甲瓣血管神经长度，给予离断，肝素盐水冲洗甲瓣，盐水纱布包裹备用。

移植 将甲瓣位置调整好后远端皮缘先做定位缝合，10 倍手术显微镜视下，趾底动脉背侧支与指固有动脉或指固有动脉远端背侧支吻合，趾背神经与指固有神经背侧分支吻合，最后趾背静脉与指背静脉吻合；皮缘甲床对位缝合，有一侧甲缘存在的将甲床置于甲皱襞下。

供区处理 松解足踇趾末节趾骨与趾腹皮肤软组织，尽量直接缝合；残留少许骨外露的可在趾骨上克氏针打洞，全厚皮植皮，骨外露较多可转移足踇趾腓侧瓣覆盖，趾腹直接缝合或全厚皮植皮。

■ 注意事项

◎ 趾甲复合组织移植后会经过一段失神经期，趾甲会部分萎缩，因此切取甲瓣时应适当放大 2~3 mm。

◎ 甲根部切口应距离甲皱襞至少 5 mm，避免伤及甲根部和动脉弓，否则会导致再造指甲坏死和发育畸形。

◎ 趾甲复合瓣的回流静脉紧贴皮下，血管壁菲薄，要注意保护；趾底动脉背侧分支位于浅筋膜下，位置恒定，其周围有神经伴行，较易辨认，必要时可镜下解剖，血管切取的长度不宜过长。

◎ 趾背静脉与拇手指末节背侧静脉吻合，趾背神经与指固有神经背侧分支吻合，趾底动脉背侧支与指固有动脉背侧支吻合，既达到营养甲根的目的，又保留足趾、拇手指双侧固有神经，避免影响后期足趾、拇手指末节远端感觉。

参考文献

[1] Morrison W A, O'Brien B M, Macleod A M. Thumb reconstruction with a free neuvascular wrap-around flap from the big toe[J]. J Hand Surg(Am), 1980, 5：575-583.

[2] Lille S, Richard E B, Elvin E Z, et al. Free nonvascularized composite nail graft：an institutional experience[J]. Plast Reconstruct, 1999, 105：2412-2415.

[3] 侯书健，程国良，方光荣，等 . 外伤性指甲缺损的修复 [J]. 中华手外科杂志，2002, 18：209-210.

[4] 王增涛，孙文海，仇申强，等 . 双踇趾甲骨皮瓣拼合法再造手指 [J]. 中华显微外科杂志，2011, 34：103-105.

[5] 张敬良，谢振荣，雷艳文，等 . 手指指甲缺损的单全趾甲复合组织移植再造术 [J]. 中华显微外科杂志，2005, 28：307-308.

[6] 朱小弟，王利，李文庆，等 . 吻合血管的踇甲瓣移植修复拇指甲床缺损的临床应用 [J]. 中华显微外科杂志，2012, 35：162-163.

[7] 姚建民，孙捷，徐靖宏，等 . 吻合趾背动脉的趾甲床复合皮瓣再造指甲术 [J]. 中华手外科杂志，2010, 26：55-56.

[8] 郑晓菊，王保山，宋文斌，等 . 半踇趾甲瓣移植修复手指末节缺损 [J]. 中华显微外科杂志，2012, 35：198-200.

[9] 张功林，郭翱，章鸣，等 . I 期趾甲延长术 9 例报告 [J]. 中国骨伤杂志，2008, 21：47-48.

[10] 徐达传，蔡锦方，赵志杰，等 . 指、趾甲复合瓣移植的解剖学基础 [J]. 中国临床解剖学杂志，1989, 7：12-14.

[11] 王增涛，王一兵，丁自海 . 显微外科临床解剖学图谱 [M]. 山东：山东科学技术出版社，2009：782.

[12] 劳杰，左焕琛，陈德松，等 . 踇趾甲床游离移植的应用解剖 [J]. 中华手外科杂志，1994, 10：231-232.

28

足跟爆炸毁损伤的再造足跟分期手术处理

陕西省第四人民医院·张亚斌

足跟及足弓是下肢负重行走等功能的重要结构基础，一旦足跟缺失，不仅负重功能丧失，且前足的功能也无法体现，足跟软组织损伤或伴跟骨缺损的修复已有较多报道[1-4]。吻合血管的髂骨移植不失为一种再造足跟的方法。

我们于2012年10月18日收治1例爆炸伤致右足跟毁损患者，创面重度污染，组织挫灭，骨质粉碎，关节结构紊乱，一期行皮瓣修复组织坏死及感染风险极高，手术失败可能性大。急诊修复难以制订执行周密全面的手术设计，为了最大限度确保手术安全并减少术后并发症的发生，我们采用分期再造跟骨，取得了良好效果。

·病例介绍·

患者，男性，45岁。因脚踩雷管后被炸伤右足急诊入院。查体：右足距跗关节至踝关节下方软组织毁损，污染严重，血管栓塞、断裂，肌腱缺损，跟骨、距骨、足舟骨、骰骨、楔骨粉碎性骨折并骨质缺损。入院后行清创、股前外侧皮瓣修复创面、游离髂骨瓣重建跟骨（图28-1）。

■ 治疗方法选择

跟骨是足内侧纵弓、外侧纵弓的共同支点，又是跟距关节的支撑点。其在足踝及行走功能中起着至关重要的作用。一旦缺损就会造成严重障碍，应予重建。目前跟骨重建方法有：①游离腓骨及小腿外侧皮瓣再造足跟，这是一较好同时修复足跟创面重建跟骨的方法。术后长期负重，在应力作用下，移植腓骨可跟骨化，但早期由于腓骨支撑点太小，着力点压强过大，容易造成局部皮肤磨损、破溃。②以胫后动脉为蒂的逆行岛状皮瓣并联胫骨瓣修复足跟皮肤及跟骨缺损。该手术相对简单，皮瓣的质地、颜色较好，薄厚适中、不臃肿，无须二次修复。但由于胫骨切取范围有限，不适合较大范围跟骨缺损修复。③旋髂深动脉蒂髂骨瓣重建跟骨。由于髂骨瓣比较厚，可达跟骨结节宽度的一半，增大受力面积，分散压强，故再造跟骨比较稳定，早期不易发生皮肤磨损。所以本案例先采用股前外侧皮瓣修复创面，二期行髂骨瓣移植重建跟骨。

■ 手术方法

术区准备　彻底清创，清除失去活性组织及粉碎骨渣，克氏针临时固定关节及骨折，重塑后足，缝合关闭部分创面，残留足底及足内侧创面暂不关闭，采用VSD敷料覆盖。治疗目的是使损伤污染严

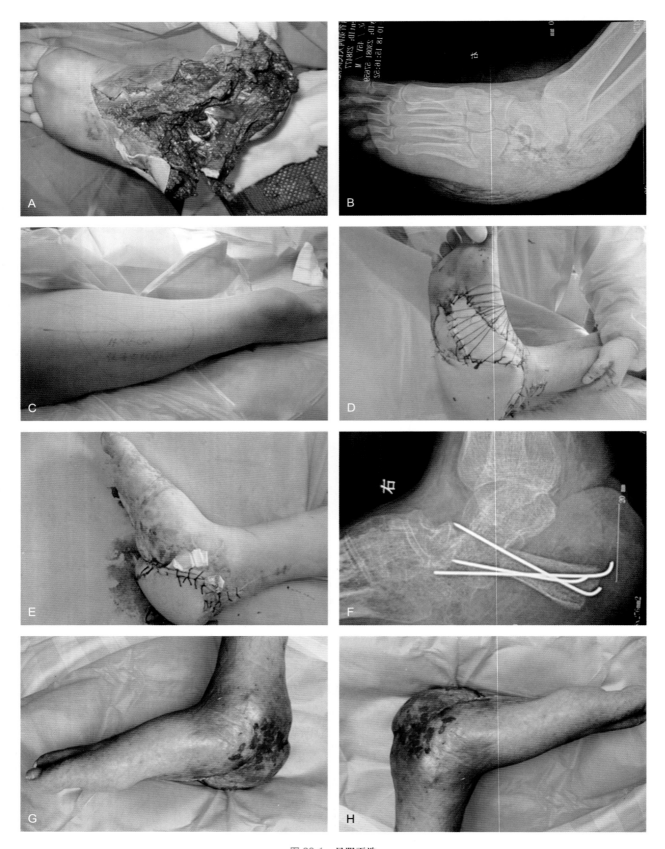

图 28-1　足跟再造

A. 术前；B. 术前 X 线；C. 皮瓣设计；D. 皮瓣＋植皮覆盖；E. 游离移植填充骨瓣；F. 术后 X 片；G、H. 术后随访

重的创面变成相对健康清洁的创面，为采用皮瓣移植修复创面提供受区条件。

创面修复　根据清创后足部创面大小设计并切取股前外侧皮瓣，修复足部创面。

再造跟骨　皮瓣移植修复创面后，根据跟骨缺损的大小，切取带旋髂深动脉的髂骨瓣游离移植重建跟骨，髂骨瓣用克氏针固定。

■ 注意事项

◎ 爆炸伤感染可能性大，一期清创后不宜直接皮瓣修复，可待二期再行扩创，细菌培养，控制感染后再行皮瓣修复覆盖创面。后期再行骨瓣修复，防止骨髓炎发生。

◎ 术前常规多普勒探查，了解皮瓣血管穿支点，便于设计。

◎ 皮瓣游离后暂不断蒂，待受区血管在手术显微镜下充分修剪好，达到理想喷血后再切断皮瓣血管蒂。

◎ 旋髂深动脉血供丰富，在受区吻合后，髂骨面应有鲜血渗出，应避免血管蒂受压或扭转。

◎ 切取骨瓣时注意保留髂嵴边缘骨膜及少量软组织。

参考文献

[1]　蔡锦方，孙应国，潘翼清，等 . 小腿外侧逆行岛状复合瓣修复足跟缺损 [J]. 中华整形烧伤外科杂志，1994；10（4）：251.

[2]　熊明根，司徒朴，张兵，等 . 保留大隐静脉的小腿内侧逆行皮瓣在足跟部缺损修复中的应用 [J]. 中华显微外科杂志，1994；17（2）：99.

[3]　曾骏，叶兆英，季良贵，等 . 组织瓣修复足跟创面 34 例 [J]. 中国修复重建外科杂志，1995；9（3）：191.

[4]　赵天兰，程新德，熊世文，等 . 腓动脉逆行岛状皮瓣修复足跟及踝部组织缺损 [J]. 中国修复重建外科杂志，1999；13（6）：361.

29 手部毁损性离断移位再植与重建

上海交通大学医学院附属新华医院崇明分院·林涧

　　手部毁损性离断是指手部受到严重复合性损伤，通常合并皮肤、皮下组织、血管、神经、肌腱和骨质缺损，导致其无条件通过原位再植恢复外形及功能。移位再植又称为异位再植，不仅是一项特殊类型断指再植技术，也是一项美容整形手术[1-3]。外科医师通过敏捷的临床思维和精湛的微血管吻合技术，将手部遭受严重创伤离断手掌或手指已部分毁损或部分保留相对完整，但又无条件原位再植或即使行原位再植后无法恢复手指的捏、夹、抓、握等主要功能的相对完整残余指体进行废物再利用，根据功能需要把功能相对次要的断指移位再植于功能相对重要的手指位置，达到最大限度的功能重建效果，避免二期手术，减轻患者的痛苦和负担[4-10]。

·病例介绍·

　　患者，女性，38岁。因左手不慎被注塑机伤，挤压疼痛、出血1小时入院。查体：生命体征平稳，左手腕关节以远严重毁损伤，仅有拇指和环小指近节以远指体结构完整残留，残余手指无血运，无原位再植条件。在麻醉下彻底清创将残留的拇指、环指、小指连同相应的掌骨，用克氏针将掌骨与桡骨远端固定；用3-0肌腱缝合线常规方法分别缝合修复屈伸肌腱，在8倍显微镜下用10-0无创缝合线分别吻合掌侧动脉和背侧静脉、用9-0无创缝合线吻合手指重要神经。松开止血带，观察再植通血良好，缝合皮肤，关闭创面。手术顺利，术后移植指成活良好，15个月后复查，再植手指外形及捏持功能满意（图29-1）。

■ 手术方法

　　彻底清创　按常规对伤肢彻底清创，切除坏死、失活组织。选择相对完整的残余指体进行再植前规划设计，在显微镜下剪除移位残余指体远、近端指的失活组织及污染组织，找到动脉、静脉、神经做好标记备用。

　　骨与骨关节固定　将移位第1、4、5指掌骨残端及桡骨远端关节面咬除，再维持拇指与第4、5指外展对掌位，用直径1.0 mm克氏针将第1、4、5掌骨与桡骨固定。

　　肌腱修复　用3-0肌腱缝合线分别缝合移位第3指指伸及指屈肌腱。

　　血管吻合　8倍显微镜下清创，分别标记指背静脉、指掌侧动脉及指神经，剪除部分血管外膜，肝素生理盐水冲洗管腔，用10-0无创缝合线吻合指（肢）掌侧动脉血管8～10针/根和背侧静脉血管8～10针/根，缝合背侧皮肤。将手翻转后，修剪动脉两端的血管外膜，局部应用罂粟碱原液，解除血

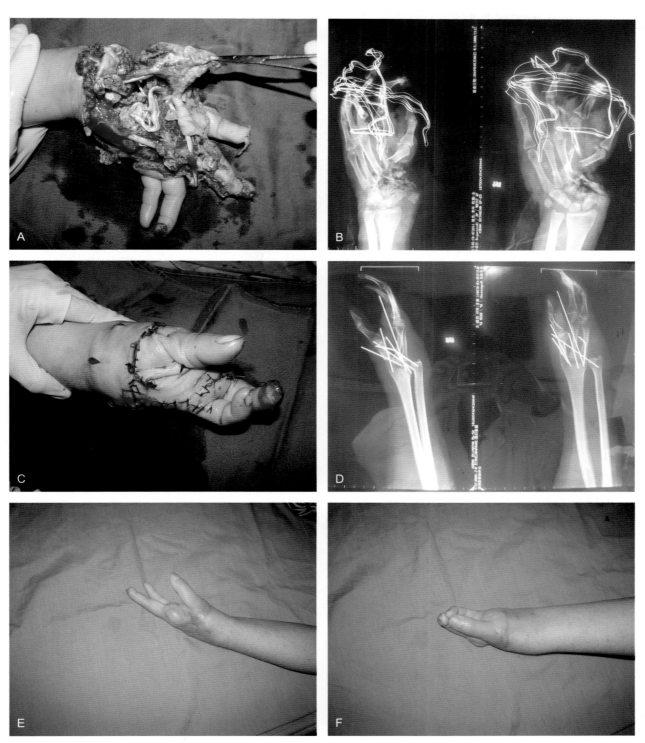

图 29-1　左手腕关节以远毁损残余拇指、环指、小指移位再植
A. 左手毁损性离断伤情；B. 左手毁损性离断 X 线片；C. 再植成功情况；D. 术后 X 线片；
E. 术后 15 个月手指张开功能；F. 术后 15 个月手指对掌功能

管痉挛后，用 10-0 无创缝合线吻合，松开血管夹，见通血成功。

神经吻合　剪去挫灭的神经两端，调整张力，9-0 无创缝合线做神经外膜间断吻合 4~6 针／根。缝合掌背侧皮肤，关闭创面，放置 2~3 根引流皮片引流，无菌包扎。

■ 术后治疗

术后给予常规的保暖，制动，隔日换药，抗凝、抗痉挛、防感染、对症等再植后治疗 5~7 天，2 周拆线，6~8 周取除克氏针（根据骨折具体愈合情况），指导手功能锻炼。

■ 注意事项

◎ 有无脏器合并伤，受伤机制及创面情况必须了解，决定是否行再植手术。

◎ 凡伴有拇指离断且无法行原位再植者，优先考虑移位再植拇指，其次考虑示指、中指、环指、小指的顺序。做好术前规划设计。

◎ 对于这类指体挫压、污染严重的患者，在急诊清创时既要彻底去除失活组织，又不过多去除正常组织，对预防感染、保证手术成功甚为重要。

◎ 移位再植手术中遇到断指是几个指体连在一起尚未分开时，应注意在靠近背侧的指蹼处多有较粗的静脉，在分指时防止损伤[11]。

◎ 对血管吻合，针距边距必须均匀准确，吻合口不内翻，操作动作要求稳、准、轻、巧、快，血管口径相似行端 – 端吻合，而在近端选尺桡动脉与异位再植指的指总动脉或指动脉行血管吻合时，存在口径悬殊的难点，可采用端侧法、血管套入法等缝合方法。如术中动静脉血管缺损无法直接吻合时，需移植残余的静脉或前臂静脉桥接重建动静脉[12]。

◎ 尤其是血管吻合部位较多，应加强抗凝药物应用，防止发生血液循环危象。

◎ 皮肤缝合不宜太密太紧，要留置橡皮片引流，以免局部渗血或血肿形成压迫静脉回流，引流片可于术后 48 小时拔除。敷料包扎时，应注意维持指的对指位，并用前后石膏托制动。

◎ 术后的护理是重中之重，必须让患者积极配合治疗，以期获得最佳疗效。

◎ 再植后的成活并不是再植成功的唯一标志，"成功"的定义应当使患手恢复良好的外观和功能。因此，在再植指完全成活后就开始对再植指进行功能锻炼。

参考文献

[1] Cheng G L, Pan D D, Zhang N P, et al. Digital replantation in children：a long-term follow-up study[J]. J Hand Surg Am，1998, 23（4）：635-646.
[2] 柴益民，林崇正，邱勋永，等．特殊类型断指再植的临床总结[J]．中华显微外科杂志，2004, 27（3）：219-220.
[3] 程国良．断指再植的回顾与展望[J]．中华手外科杂志，2000, 16（2）：65-67.
[4] 龚志锋，高伟阳，厉智，等．断指移位再植 28 指报告[J]．温州医学院学报，1997, 27（3）：135-136.
[5] 陈沂民，冯承臣，刘茂文，等．爆炸伤断指一期移位再造拇指 8 例[J]．人民军医，1996,（11）：62.
[6] 龚志锋，高伟阳，厉智，等．断指移位再植 28 指报告[J]．温州医学院学报，1997,（3）：10-12.
[7] 陈家臻，殷代昌，吴克坚．掌腕部毁损离断急诊断指异位再植手再造[J]．中华手外科杂志，2000, 16（2）：104.
[8] 陈家臻，吴克坚，张怡五，等．掌腕部毁损离断断指异位再植手再造[J]．中华显微外科杂志，2000, 23（1）：54.
[9] 廖坚文，张振伟，庄加川，等．双前臂残端断指异位再植重建部分手功能一例[J]．中华手外科杂志，2009, 25（2）：88.
[10] 章峰火，胡玉祥，江旭．前臂残端断指异位再植重建部分手功能 10 例临床观察[J]．浙江临床医学，2014,（3）：377-378.
[11] 周健辉，王夫平，李国强．巧用存留的掌指关节行异位断指再植 2 例[J]．实用手外科杂志，2011, 25（1）：71.
[12] 唐举玉，贺楚宇，李波，等．断指再植或异位再植 36 例 54 指临床体会[J]．湖南医学，1999, 16（6）：452-453.

第三章
皮瓣创面修复

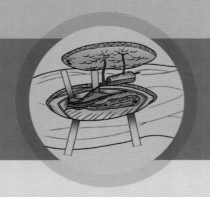

30

涉及指蹼的手背、手指肌腱、皮肤复合组织缺损的分期手术治疗

中国人民解放军第 401 医院·刘育杰

涉及指蹼的手背、手指复合组织缺损临床常见，手术治疗难点在于：①指蹼皮肤特殊，除了面积较大，还具有特殊外形，重建难度大。②同时合并手背、指背、指蹼皮肤缺损，难以做到一期完美分指。③皮肤肌腱复合组织缺损，常伴随多根指伸肌腱缺损，治疗难度大，常需要分期治疗[1]。

· 病例介绍 ·

患者，女性，20 岁。因"机器绞伤右手第 2~5 指及手背致疼痛、流血、功能受限 4 小时"入院。查体：生命体征平稳。右手第 2~5 指背、手背皮肤大面积缺损，伴第 2~5 指伸肌腱断裂、缺损，指伸肌腱缺损部位为 Ⅳ~Ⅵ 区，同时伴有部分骨皮质缺损，手指掌侧结构正常。

为减少治疗周期，提高疗效，我们决定在臂丛麻醉及椎管麻醉下行一期"肌腱移植、修复，并游离腓动脉穿支皮瓣修复创面"。二期分指以形成指蹼，并行肌腱松解术。通过治疗，极大减少治疗周期，缩短疗程。术后半年随访，可见患手外形美观、功能良好（图 30-1）。

■ 治疗方法选择

传统治疗方式　先采用一期、单一的皮瓣覆盖手指、手背创面，二期行皮瓣修复术后并指分指术，三期手术进行游离肌腱移植，行指伸肌腱功能重建[1, 2]。

（1）优点：按部就班，安全系数高，手术难度小。

（2）缺点：这样需要多次手术，治疗难度大，花费高。同时由于治疗周期长，常会发生关节僵硬。总体疗效差。

采用带伸肌腱的游离足背皮瓣移植一期修复创面和指伸肌腱缺损[3]

（1）优点：疗程更短；同时能够一期重建缺损的肌腱和皮肤；皮瓣质地薄，通常不需要二期修薄。

（2）缺点：①手术难度大，需要较高超的显微外科技术。②足部损伤重。携带伸肌腱的游离足背皮瓣移植，皮瓣切取后，足背常残留深部组织外露创面，植皮不易存活。即使存活，足背植皮区常不耐磨，容易形成慢性溃疡。③牺牲第 2~5 趾长伸肌腱，会导致伸趾无力，影响足弹跳等高级功能。④亦需要二期手术进行分指。这种方法更适合于手背、指背皮肤缺损伴随长段指伸肌腱缺损病例。⑤可能需要二期指伸肌腱松解术。本病例患者指伸肌腱缺损长度为 1~3 cm，笔者认为此方法不是首选。

采用携带阔筋膜的游离股前外皮瓣修复创面，同时一期重建指伸肌腱[4, 5, 6]

（1）优点：①疗程更短。②同时能够一期重建缺损的肌腱和皮肤。③相对足背皮瓣来说供区损伤

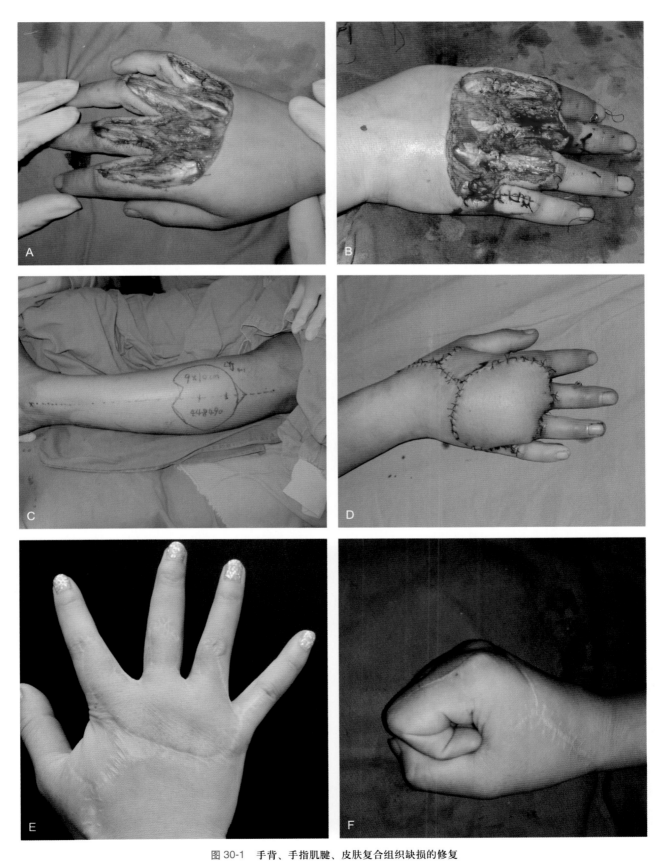

图 30-1 手背、手指肌腱、皮肤复合组织缺损的修复

A. 术前照片；B. 一期游离肌腱移植修复第 2~5 指伸肌腱装置缺损；C. 皮瓣设计；D. 皮瓣修复手背；E. 二期手术后外形及功能；F. 术后半年随访

小，比较隐蔽。

（2）缺点：①股前外皮瓣皮下脂肪较厚，特别是年轻女性，更是如此。②阔筋膜修复多发指伸肌腱缺损，不能制成携带血运的阔筋膜移植，只能制成游离阔筋膜条进行游离移植，因此更适合长段肌腱缺损。③需要较高超的显微外科技术。④当涉及多指指背皮肤缺损时，很难做到在保证血运前提下对皮瓣进行分指。即使勉强做到一期分指，但是由于指蹼皮肤面积巨大，很难有充足、优质的皮量覆盖指蹼，因此会极大影响指蹼功能。

分期手术　急诊一期游离皮瓣覆盖创面，同时行游离肌腱移植重建指伸肌腱，二期对皮瓣修复术后并指进行分指，同时行指伸肌腱松解。

（1）优点：手术次数较少，技术难度适中。

（2）缺点：需要一定显微外科技术及皮瓣并指分指技巧。不适合多发、长段的指伸肌腱缺损的病例，因为这需要更复杂的游离肌腱移植。

综合分析，本例患者由于指伸肌腱多发断裂缺损，但缺损长度均不长，只需要简单游离肌腱移植就够，因此选择了第 4 个手术方案。

■ 手术方法

手术过程　臂丛及椎管麻醉。彻底清创，修复断裂肌腱，并对缺损的肌腱行一期游离掌长肌肌腱移植。在对侧小腿外侧设计游离腓动脉穿支皮瓣进行修复，腓动脉穿支与鼻烟窝动脉吻合，伴行静脉与头静脉分支吻合。皮瓣设计要宽松，以便二期分指指蹼重建时有足量皮肤。

术后处理　术后皮瓣一期成活良好。术后第 3 天，即开始功能锻炼。术后 1 个月，去除石膏，开始进行第 2~5 指功能锻炼。术后 3 个月，进行游离腓动脉穿支皮瓣修复术后第 2~5 指并指分指术及肌腱松解术。

■ 注意事项

◎ 移植肌腱重建缺损的指伸肌腱过程中，调整张力是重点。这个问题主要出现在二期肌腱移植过程中，而对于一期急诊修复，则要容易得多，容易分辨肌腱缺损的长度。

◎ 皮瓣设计要尽量大，一期皮瓣设计需宽松，保证二期分指时有充足的皮量重建新的指蹼。

◎ 分指手术时重建接近正常的指蹼，即重建有适度宽度和坡度的指蹼，这是保证手指充分外展和良好外形的关键。

参考文献

[1] 吴恒烜，刘翔 . 手背复合组织缺损的显微外科修复 [J]. 中华显微外科杂志，2010，(1)：63-64.

[2] 黄飞，孙军健，魏雅莉，等 . 游离皮瓣修复手背软组织缺损的临床选择 [J]. 中华手外科杂志，2012，28 (6)：343-345.

[3] 王波，陈世玖，程代薇，等 . 复合足背皮瓣修复手背皮肤伴神经伸肌腱缺损 [J]. 遵义医学院学报，2002，25 (5)：427-428.

[4] 吴高臣，周广良，蒋国栋 . 单一穿支的股前外侧皮瓣修复前臂与手背大面积皮肤缺损 1 例 . 实用手外科杂志，2009，23 (3)：154-154.

[5] 张万锋，梁锋，李金有，等 . 带阔筋膜的股前外侧穿支组织瓣修复组织缺损 [J]. 中华烧伤杂志，2013，29 (5)：427-431.

[6] 邢帮荣，史德海，庄泽 . 同种异体肌腱联合股前外侧皮瓣一期修复手背软组织缺损 [J]. 中华显微外科杂志，2013，(1)：24-27.

31

踇甲瓣并腹部皮瓣治疗伴骨关节损伤的全手皮肤脱套伤

中国人民解放军第401医院·刘育杰

全手脱套伤是一种严重手外伤，临床较少见，治疗难度大。治疗目的是覆盖创面并最大限度保留患手功能和外形。当撕脱皮肤无回植条件时，全手皮肤脱套伤治疗方法主要有：游离大网膜移植、腹部皮瓣修复、游离组织组合移植等方法。但上述治疗方法均有各自缺点，难以获得良好疗效。

> **·病例介绍·**
>
> 患者，男性，20岁。滚轮机挤伤右手3小时入院。查体：生命体征平稳。全手皮肤脱套伤，骨关节及肌腱大部分保存完好。撕脱皮肤碾锉重，无法回植。
>
> 急诊行清创，去除小指，急诊一期用带足背皮瓣的踇甲瓣（14 cm×6 cm）修复拇指及第1掌骨背侧，用踇甲瓣并腹部真皮下血管网"S"形瓦和皮瓣修复（25 cm×14 cm）修复第2~4指。并于术后23天断蒂术，断蒂术后第20天，即在手外科康复医师指导下利用支具行功能康复训练，以最大限度恢复各手指功能。断蒂术后3个月，行并指分指术（分开中指与环指）。分指术后9个月随访，拇对掌功能良好，其他各指活动良好。术后功能良好，能够拿捏大体积物体如水杯等，也能拿起桌上的针和硬币，手机及电脑操作灵活。握力为22 kg。拇指静态两点分辨觉为5 mm，第2~4指静态两点辨别觉为12 mm。日常生活能自理，并于伤后5个月重返原单位工作（图31-1）。

■ 治疗方法选择

对于全手皮肤脱套伤目前临床应用最广泛的是腹部皮瓣治疗全手皮肤脱套伤。Kleinman等提出在缩短指骨后，手掌侧植皮，腹部任意皮瓣覆盖其他创面[1]。Nazerani等提出间隔（compartmented）型腹部袋状皮瓣治疗全手脱套伤。Senda等提出采用带蒂股前外皮瓣结合髂腹股沟皮瓣治疗全手脱套伤[2]，其主要是在应用腹部袋状皮瓣包埋患手时，在腹部脂肪层中形成小囊袋容纳、分隔手指以利于日后分指术进行，断蒂时掌侧植皮[3]。上述手术方式简单，且术后手指能够恢复一定捏握功能。但该类手术方法缺点明显：①需要多次手术（3~4次以上），如延迟术、断蒂术、分指术、皮瓣修薄术等。并且每次手术时间间隔至少为3个月，因此疗程漫长，患手功能差。②术后形成手套状手（mitten hand），外形臃肿。无指甲，不能完成对体积较小物体的捏、握。③所有手指形成保护性感觉时间长，容易冻伤和烫伤。本研究中通过随访发现，上述手术最为简单，但手术次数多，治疗周期长，最终无论是外观还是功能，均不令人满意[3, 4, 5]。

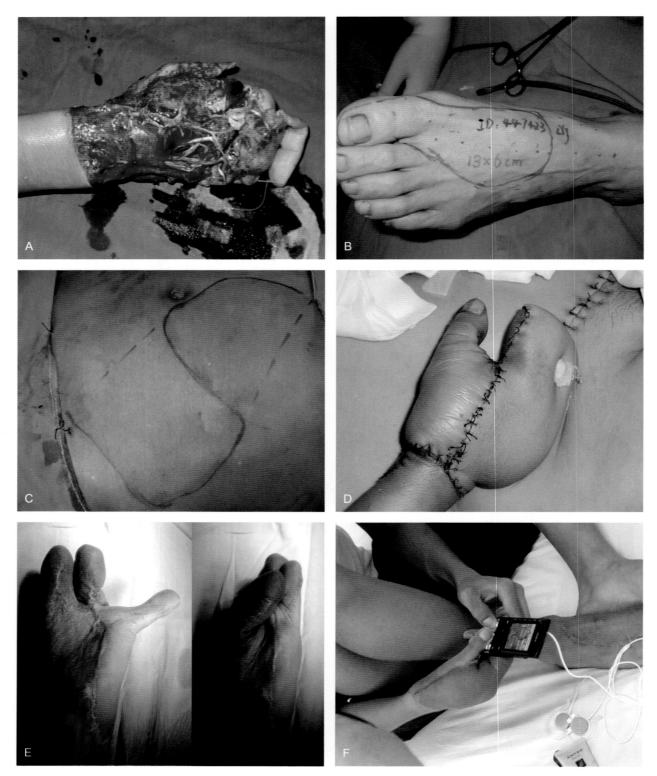

图 31-1 蹞甲瓣并腹部皮瓣治疗全手皮肤脱套伤

A. 术前情况；B. 足蹞甲瓣设计；C. 腹部皮瓣设计；D. 蹞甲瓣及腹部皮瓣修复；E、F. 术后随访

国内很多学者亦采用多个游离组织组合移植修复全手脱套伤并取得良好疗效。如隋海明等报道利用双侧游离股前外皮瓣合并足蹈甲瓣联合移植治疗全手脱套伤[6]；王树锋等报道的5块组织游离移植修复全手脱套伤[7]；杨柳春等报道的利用带足背皮瓣的双足蹈甲瓣联合移植治疗全手脱套伤[8]；吕先俊等报道的采用足蹈甲瓣及足背皮瓣修复拇指及虎口手背创面，手指创面分别采用髂腹股沟带蒂皮瓣修复，手掌创面植皮[9]。这些术式在急诊行多块组织组合游离移植，一期修复患手皮肤缺损，只需要一次手术即可获得良好的功能和外形，极大缩短了疗程[10]。但此类型手术技术难度极大，手术设计复杂，手术时间漫长，需要多组高水平医师相互配合才能完成。多个游离组织联合移植通常为一个血管蒂串联多个游离组织，手术风险巨大，一旦手术失败，则损失巨大。如同时进行多个足趾游离移植时，则对足破坏严重，影响患者行走功能，患者难以接受。因此，此类手术不能列为临床常规手术，也不能在基层医院开展，实用性差[11]。

本病例患者采用的手术方法相对简单，手术次数少，疗效好，因此在此介绍。

■ 手术方法

选择示指、小指中损伤程度更重的予以截除（如果损伤程度相当，则截除小指），截除示指和小指同时，需截除相对应的第2或第5掌骨，但需要保留掌骨基底部分，以维持腕掌关节稳定性。测量拇指和第1掌骨掌背侧皮肤缺损的面积，并以此确定与足蹈甲瓣相连的足背皮瓣和足底皮瓣的面积大小。如拇指骨骼完整，则行带足背皮瓣的足蹈甲瓣移植。如果拇指骨质大部分缺失，则行带足背皮瓣的第2趾移植。鼻咽窝处解剖分离桡动脉及伴行静脉、头静脉，作为受区供血备用。根据患手第2~5指残留手指长度确定再造拇指的长度，其长度以能方便和残留的手指对掌为可。足背皮瓣的大小必须覆盖第1掌骨背侧及鼻咽窝的血管吻合处。足底皮瓣至少需要覆盖拇指掌侧指神经的吻合口。其他部位皮肤缺损则通过腹部皮瓣修复。

常规切取带足背皮瓣的蹈甲瓣，并将其移至受区后在鼻咽窝处吻合血管以重建游离足趾血运。足趾移植完成后，根据剩余创面大小设计腹部"S"形瓦和皮瓣：皮瓣基底部在近端的要沿腹壁上动脉走行方向设计，基底部在远端的要沿腹壁浅动脉方向设计。皮瓣掀起后形成两个相反方向的皮瓣，然后对皮瓣进行修薄形成真皮下血管网皮瓣，以减少皮瓣臃肿。腹部皮瓣覆盖掌背侧皮肤缺损，皮瓣远端形成虎口。皮瓣切取后，腹部供区创面可视情况予以一期闭合或植皮。如果面积巨大，则需切除肚脐。术后3周行腹部皮瓣断蒂术，断蒂后即开始患手各指的功能锻炼。断蒂术后3个月，根据患者要求，进行分指术和皮瓣修薄术。

■ 注意事项

本研究采用游离足趾移植结合真皮下血管网的腹部"S"形瓦合皮瓣一期修复全手脱套伤，本术式优缺点如下。

◎ 优点：①相比多块组织组合游离移植来说，对供区破坏比较小，患者容易接受；同时手术风险小、时间短，医生容易实施。②断蒂术后21天，即开始功能康复锻炼，极大地缩短了治疗周期，可获得较为满意的功能。③通过游离足趾移植早期重建了一个最接近正常的拇指：皮肤菲薄，带指甲，并且能够恢复良好的感觉。并能使患者尽早进行功能锻炼，早期恢复拇指功能，特别是对掌功能。带指甲的拇指与其他4指配合，有利于捏握体积较小的物体。④全手皮肤脱套伤后患手感觉重建非常重要。利用蹈甲瓣修复拇指后，拇指两点分辨觉平均6.6 mm，即重建了拇指良好的感觉功能，在使用患手过程中，拇指和其他手指常作为一个整体使用，因此通过拇指感觉恢复，能够增加患手其他手指的保护功能，避免烫伤、冻伤发生。同时，按照腹壁上动脉和腹壁浅动脉走行方向设计腹部真皮下血管网皮瓣，由于皮瓣薄，因此需要手术修薄次数少，皮瓣的感觉恢复好。通过测定，腹部皮瓣术后 1 年 2~4 指平均两点分辨觉为 12.2 mm，恢复了保护性感觉。

◎ 缺点：跗甲瓣和腹部瓦和皮瓣同时完成，患手被固定于腹部。当游离组织移植发生血管危象，需要进行探查术时，则须在腹部进行血管危象探查术，由于腹式呼吸的存在，因此，不利于显微吻合。但是，供区血管通常选择桡动脉及伴行静脉，因此动力充足，发生血管危象概率低。发生血管危象后，如果在全身麻醉下进行手术，则能使腹式呼吸减弱，方便手术。我们曾遇到一例血管危象，按照此方法处理后，顺利成活。另外一个方法是，发生血管危象探查时，可拆线后将患手从腹部取下，待血管危象处理妥善后，再将患手缝合至腹部。

参考文献

[1] Kleinman W B, Dustman J A. Preservation of function following complete degloving injuries to the hand：use of simultaneous groin flap, random abdominal flap, and partial-thickness skin graft[J]. J Hand Surg Am, 1981, 6（1）：82-89.

[2] Senda H, Muro H, Terada S, et al. A case of degloving injury of the whole hand reconstructed by a combination of distant flaps comprising an anterolateral thigh flap and a groin flap[J]. J Reconstr Microsurg, 2011, 27：299-302.

[3] Nazerani S, Motamedi M H, Nazerani T, et al. Treatment of traumatic degloving injuries of the fingers and hand：introducing the "compartmented abdominal flap" [J]. Tech Hand Up Extrem Surg, 2011, 15（3）：151-155.

[4] Krishnamoorthy R, Karthikeyan G. Degloving injuries of the hand[J]. Indian J Plast Surg, 2011, 44（2）：227-236.

[5] Fujiwara M, Fukamizu H. Delayed wraparound abdominal flap reconstruction for a totally degloved hand[J]. Hand Surg, 2008, 13：115-119.

[6] 隋海明，丛海波，李金晟. 足跗甲瓣加双 "凸" 状皮瓣组合移植修复全手皮肤脱套伤 [J]. 中国矫形外科杂志, 2001, 8（2）：140-141.

[7] 王树锋，张高孟，路培法. 五个组织瓣组合移植修复全手脱套伤伴五指缺损 [J]. 中华手外科杂志, 1999, 15（4）：225-227.

[8] 杨柳春，侯识志，杨柳先. 双足甲瓣足背皮瓣联合移植修复全手脱套伤 [J]. 实用手外科杂志, 2007, 21（4）：235.

[9] 吕先俊，乔永军，冯晓林. 应用甲瓣加皮瓣组合移植治疗全手脱套伤的体会 [J]. 创伤外科杂志, 2007, 9（5）：462-463.

[10] 张全荣，芮永军，许亚军. 不同构制游离组织组合移植一期修复全手脱套伤 [J]. 中国骨与关节损伤杂志, 2011, 26（11）：989-991.

[11] 洪建军，高伟阳，李志杰，等. 手部套脱伤的分型和治疗 [J]. 中华手外科杂志, 2006, 22（4）：221-223.

32 顺行胫后动脉穿支皮瓣 V-Y 推移修复骨外露创面

福建省中医药大学附属晋江中医院·王道明

胫骨中下段是易于致伤部位，因皮下组织少，损伤易发生皮肤软组织坏死，导致骨外露，创面不能直接闭合，愈合时间长，治疗不当后期可能引起小腿慢性溃疡或慢性骨髓炎的发生，因此良好的皮瓣修复技术将利于患肢早期康复。

·病例介绍·

患者，男性，42 岁。因"车祸伤致左胫骨骨折术后伴术口皮肤发黑 1 周"于 2015 年 4 月 7 日入院。诊断为"左胫下段开放性骨折；左腓骨骨近端骨折"。急诊在腰麻下行左小腿清创联合骨折复位内固定术。术后创口周缘皮肤渐发黑、坏死，形成约 4.5 cm×2.0 cm 大小骨外露创面。行左小腿扩创清除坏死组织见胫骨及内固定螺丝钉外露，同时行顺行胫后动脉穿支 V-Y 推移皮瓣修复骨外露创面[1]。术后皮瓣血运良好（图 32-1）。

■ 治疗方法选择

临床常用的带蒂皮瓣有局部转移皮瓣、逆行岛状皮瓣等，前者存在供区不能直接缝合，需取第二供区做部分植皮修复的不足；后者为一逆行皮瓣，皮瓣静脉回流已非生理性，动脉血管链在转位后易发生扭转或卡压，有导致术后皮瓣远端坏死的风险[2-4]。

本病例采用胫后动脉皮穿支为蒂设计顺行 V-Y 推移皮瓣修复胫骨骨外露创面。皮瓣是以胫后动脉的直接皮动脉穿支为动脉供血，穿支动脉的伴行静脉为回流通道，是一种生理性皮瓣。皮瓣在胫后动脉穿支蒂与周围组织分离后，会产生一定的松弛度，将皮瓣自近端皮肤弹性好的位置向远端推移，以修复远端创面，近端供区可以直接缝合[5-7]。

■ 手术方法

清创处理　手术彻底清创，切除坏死组织及瘢痕组织，见胫骨及内固定螺丝钉外露，缺损大小约 5 cm×2.5 cm。以术前预定位的穿支为中心点设计约 6 cm×10 cm 大三角形皮瓣。

手术过程　先自皮瓣前缘切开，在胫骨后侧、趾长屈肌与跟腱之间的间隙，深筋膜下显露并保护胫后动脉发出的肌间隙皮动脉，见其有明显伴行静脉；切开皮瓣后侧及远端，将皮瓣在深筋膜下层次与肢体进行分离，仅保留胫后动脉皮穿支及伴行静脉与肢体连接；最后逆行解剖穿支动脉（保留血管蒂周围少量筋膜组织），至血管蒂有足够的松弛度，将皮瓣顺行推移至创缘最远端缝合，皮瓣供区近端

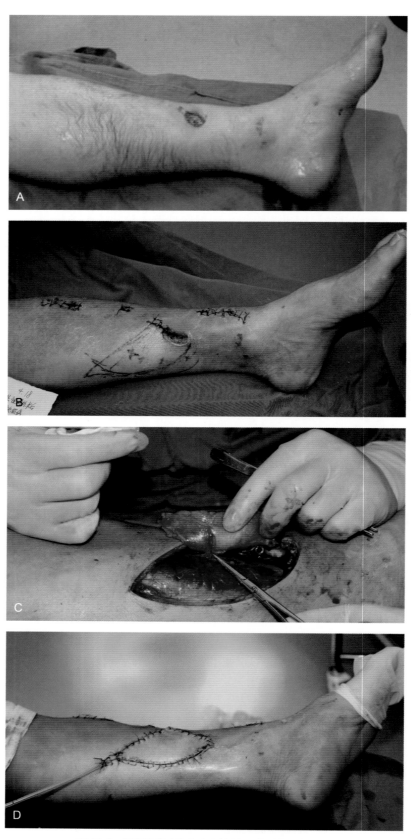

图 32-1　顺行胫后动脉穿支皮瓣 V-Y 推移修复骨外露
A. 术前；B. 皮瓣设计；C. 术中切取皮瓣；D. 创面修复

可以直接缝合。

术后处理　术后行预防感染及抗血管痉挛治疗。

■ 注意事项

◎ 术前要利用超声多普勒或血管 CTA 技术，定位胫后动脉皮穿支的位置[8-11]。

◎ 设计皮瓣时，在皮瓣的中远端设计适当的宽度，缝合皮瓣时可减少对皮瓣远端的牵拉张力。

◎ 术中应注意彻底清创，切除坏死组织及瘢痕组织，至正常、有活性组织，创缘出血良好，否则影响术口的愈合。

◎ 术中先自前侧切开皮瓣，显露胫后动脉皮穿支，根据穿支的位置调整皮瓣的切取范围或改变术式。

◎ 术中游离血管蒂部时可携带少量筋膜组织，利于保护血管，避免对血管蒂的牵拉而造成不必要的损伤[12]；将血管蒂部尽可能多地游离至发出点，做到皮瓣的无张力缝合。

参考文献

[1] 张世民, 唐茂林, 张伟文, 等. 中国穿支皮瓣的名词述评与临床应用原则共识（暂定稿）[J]. 中华显微外科杂志, 2012, 35（2）: 89-92.

[2] 李泽龙, 丁自海, 王培信, 等. 大隐静脉–隐神经营养血管皮瓣的临床解剖与应用 [J]. 中国修复重建外科杂志, 2006, 20（3）: 260-263.

[3] 劳杰, 熊良俭, 顾玉东, 等. 肌间隙血管为蒂小腿内侧皮瓣的应用解剖及临床应用 [J]. 中国临床解剖学杂志, 2002, 20（1）: 71-72.

[4] 张天华, 魏在荣. 胫后动脉穿支皮瓣的解剖与临床研究进展 [J]. 中国临床解剖学杂志, 2014, 32（2）: 231-233.

[5] 柴益民, 邱勋永, 林崇正, 等. 胫后动脉穿支蒂隐神经营养血管逆行皮瓣的临床应用 [J]. 中华显微外科杂志, 2004, 27（2）: 99-100.

[6] 王刚, 周健, 尹宗生. 胫后动脉穿支蒂螺旋桨皮瓣治疗胫骨远端骨外露 12 例 [J]. 广西医科大学学报, 2013, 30（5）: 772-773.

[7] 张全荣, 芮永军, 施海峰, 等. 胫后动脉穿支血管神经蒂皮瓣在足及小腿皮肤缺损的临床应用 [J]. 中国矫形外科杂志, 2013, 18（9）: 1894-1897.

[8] 高建明, 薛峰, 夏云宝, 等. MSCTA 辅助穿支皮瓣移植的初步报告 [J]. 中国临床解剖杂志, 2011, 29（6）: 637-640.

[9] 陆林国, 徐秋华, 燕山, 等. 高频彩超对穿支皮瓣血管的探索研究 [J]. 上海医学影像, 2008, 17（3）: 200-202.

[10] 陈世新, 吴东方, 丁茂超, 等. 穿支体区血管及其相互间吻合的 3D 可视化研究 [J]. 中国临床解剖学杂志, 2011, 29（3）: 237-242.

[11] 陆林国, 徐智章, 刘吉斌, 等. 超声造影增强技术在探索穿支皮瓣血管中的应用 [J]. 上海医学影像, 2010, 14（3）: 161-164.

[12] 钟世镇, 徐达传, 丁自海. 显微外科临床解剖学 [M]. 山东: 山东科学技术出版社, 2000: 92-93.

33 外踝上穿支皮瓣修复足跟部皮肤缺损

山东省文登市立医院·吴传城　杨永利　颜良

足跟部皮肤缺损是临床上比较常见的皮肤及软组织缺损，多因创伤、感染及肿瘤切除所致。因足跟部解剖特殊性，传统的换药、植皮治疗较为困难，且病程长，需多次手术，疗效差，结果多不尽人意。对于外伤性足跟部皮肤及软组织缺损的患者采用外踝上穿支皮瓣转移修复，重建足跟，获得了良好的效果[1-3]。

·病例介绍·

患者，男性，42岁。因右足跟部车祸伤致足跟广泛组织缺损，跟骨缺损并外露。清创后行 VSD 技术处理创面，待肉芽组织新鲜、界线清楚后，切取外踝上穿支皮瓣，修复创面，供区取同侧髂腹股沟皮瓣游离植皮。术后常规"抗凝、抗痉挛、消炎"治疗，3 周拆线，皮瓣存活。术后 1、3 个月随访，患足感觉迟钝，6、12 个月后患足感觉逐渐恢复，2~3 年随访感觉恢复满意，供区未遗留大的瘢痕（图 33-1）。

■ 治疗方法选择

外伤引起的足跟部软组织缺损，在急诊情况下通常先给予患者创面清创 VSD 处理。术后严格管理创面，待肉芽组织新鲜或创缘边界清楚时，行皮瓣手术。

■ 手术方法

硬膜外麻醉下，患者取侧卧位，于股部上气囊止血带，常规再次清创，扩创至健康组织，测量皮肤及软组织缺损大小。

皮瓣设计　腓骨小头至外踝的连线为小腿肌间隔及腓动脉的体表投影，外踝上 4~9 cm 处，按术前多普勒探测的外踝上穿支点，以该点至腓骨小头平面设计皮瓣，如网球拍样，面积略大于足跟部缺损的样布。

皮瓣切取　沿皮瓣下方轴线切开皮肤、皮下组织，向前分离并牵开腓骨短肌及趾长伸肌肌间隔，显露深面的腓动脉及外踝上穿支，可见 2~3 支穿支自腓动脉发出，穿过深筋膜到达皮肤。根据需要，沿皮瓣下方轴线向近端切取皮瓣，然后再沿皮瓣上方轴线逐层切开，利用"两头会师法"仔细显露腓动脉及其穿支，避免损伤。将皮瓣提起，向远端翻转，同时切开外踝后侧至足跟部的皮肤向两侧游离，形成明道，将切取的皮瓣连同皮瓣内所包含的腓肠神经向远端翻转，覆盖足跟部创面，皮瓣面积

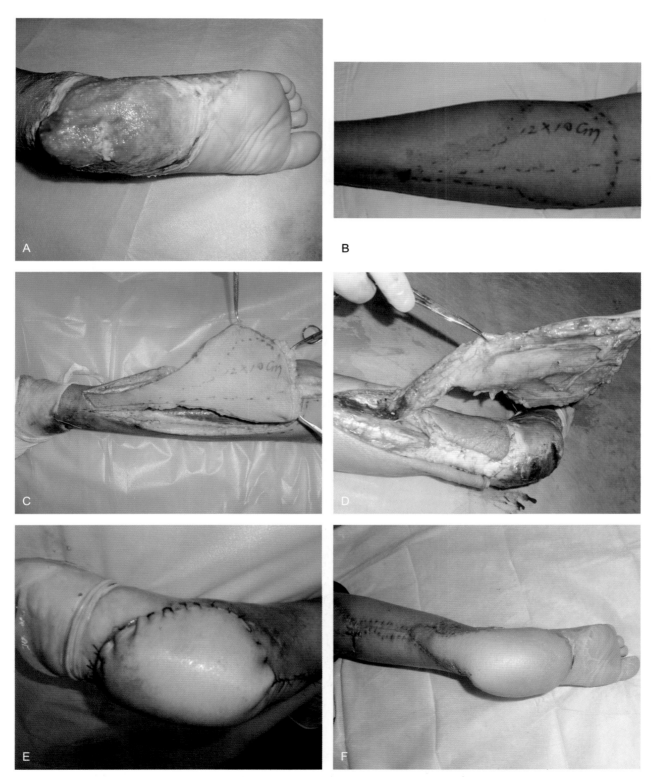

图 33-1　外踝上穿支皮瓣修复足跟部皮肤缺损

A. 创面情况；B. 皮瓣设计；C. 皮瓣切取；D. 腓动脉外踝上穿支；E. 皮瓣修复足跟创面；F. 术后随访

12 cm × 10 cm~25 cm × 15 cm。供区直接缝合或取髂腹股沟区全厚皮游离植皮。

创面覆盖及血管蒂处理　覆盖创面前，皮瓣及受区彻底止血，以免术后形成血肿，覆盖时组织缝合要致密，避免残留失效腔。皮瓣及血管蒂在整个切取及修复过程中应在无张力下进行，蒂部尽量"瘦身"，防止血管扭曲及其他组织压迫，如长度允许，尽可能多地保留穿支。

术后随访情况　皮瓣存活，经 3 年的随访，外形满意，感觉正常，未出现压疮，可以自主行走，足部活动可，患者对外形及术后功能均感满意。未因皮瓣臃肿而再次手术治疗。

▓ 注意事项

◎ 急诊严格清创：外伤致足跟部软组织缺损，在急诊时要严格清创，避免因清创不彻底导致的创面感染及深部组织感染。

◎ 术后 VSD 创面管理：该技术的临床应用减少了换药的次数，使创面与外界隔绝，负压状态下有利于新鲜肉芽组织的形成，缩短了病程。

◎ 切取皮瓣注意蒂部重要血管的处理：术前用彩色多普勒超声确定穿支的位置，旋转皮瓣时注意对蒂部的瘦身及防止血管扭曲受压迫，避免血液循环不畅的发生。

◎ 重视术后踝关节功能的锻炼：皮瓣成活后要注重患足的感觉训练及关节功能锻炼，防止感觉障碍导致压疮的发生。

参考文献

[1] 吴昊, 王增涛, 管士兵, 等. 封闭式负压引流结合皮瓣治疗手部高压注射伤 [J]. 中华手外科杂志, 2011, 27: 249-250.
[2] 许亚军, 姚群, 芮永军, 等. 游离髂腹部穿支皮瓣的临床应用 [J]. 中华手外科杂志, 2011, 27: 208-210.
[3] 侯春林, 顾玉东. 皮瓣外科学 [M]. 上海: 上海科学技术出版社, 2006: 655-657.

34 | 胫后动脉皮瓣串联足底内侧动脉皮瓣修复前足脱套伤

浙江省三门君同骨伤医院·王相

前足在行走与负重中起重要作用，人体行走时前足着力分布约占 37%。在足跟离地时，人体的全部重力几乎都要落到前足[1]。前足脱套伤较少见，往往伴有肌腱、骨骼外露，临床上修复比较棘手。2010 年 10 月本文作者对一例前足脱套伤采用带神经的游离胫后动脉皮瓣串联足底内侧皮瓣瓦合修复，取得了较满意的外形及功能。

· 病例介绍 ·

患者，男性，30 岁。2010 年 10 月 10 日因机器绞伤左足急诊入院。查体：左足第 2~5 趾及跖背跖底皮肤脱套，创面不规则，皮肤软组织挫伤严重，趾骨肌腱外露伴缺损。左足第 2~5 趾末端血液循环消失，感觉消失。伤口机油泥沙污染重，并见铁屑附着。X 线片显示：左足第 2~5 趾远趾间关节骨折。考虑前足部脱套伤，皮肤缺损面积大，同时伴有肌腱骨骼的外露且坏死界限不清楚。结合患者年龄及预后要求，为了有效预防感染，保留前足长度，减少供区损伤，最大限度地恢复肢体功能。采用一期清创负压封闭引流，延期胫后动脉皮瓣串联足底内侧皮瓣瓦合修复。术后随访 21 个月，跖底皮瓣及足背区皮瓣按照英国医学研究委员会感觉评定标准达 S3~S3$^+$级，皮瓣质地良好，不臃肿，外形美观。跖底无溃疡及胼胝发生，行走无疼痛。供区无瘢痕挛缩，踝关节活动自如（图 34-1）。

■ 治疗方法选择

前足部脱套伤是足部一种严重损伤，常形成从足背至足端再至跖底部的连续性皮肤缺损，缺损面积大并且位于肢体最远端，同时常伴有肌腱骨骼的外露，因此修复比较棘手。目前临床报道较少，传统的治疗方法以截肢或者游离植皮为主，严重影响足的外观及功能，患者往往难以接受。屈秉义等[2]报道用游离胸脐皮瓣修复前足脱套伤保留了患足长度，恢复了一定的功能，但是外观臃肿需要再次整形并且足底不耐磨，易形成溃疡。蔡锦方等[3]报道用胫后动脉皮瓣带蒂修复，皮瓣血供好，能重建感觉，但是需要牺牲小腿一条主要血管，加重了患肢的创伤。采用一期清创负压封闭引流，延期胫后动脉皮瓣串联足底内侧皮瓣瓦合修复前足脱套伤，有效地防止肌腱骨骼外露坏死，降低了创面感染带来的手术失败风险。串联皮瓣较单一大型皮瓣总面积更大、单体的感觉更好；一蒂串联瓦合修复外形美观，风险小。两者相辅相成，治疗效果明显提高。

VSD 在开放性骨折伴皮肤软组织缺损创面中的作用 在开放性骨折伴皮肤软组织缺损创面的早期

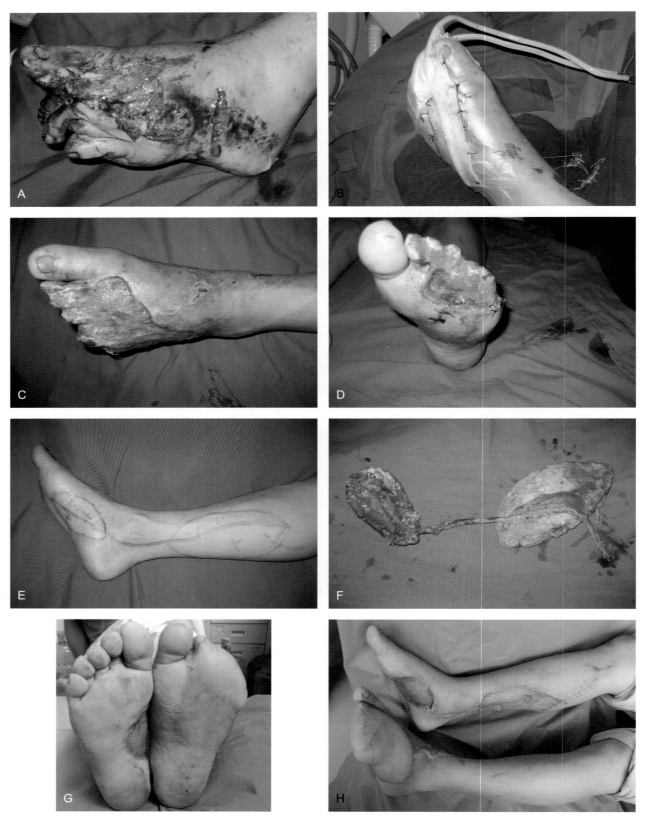

图 34-1 游离胫后动脉皮瓣串联足底内侧动脉皮瓣修复前足脱套伤

A. 左足背侧皮肤损伤；B. 清创 VSD 吸引；C. 10 天后左足背创面；D. 10 天后左跖底创面；E. 设计串联皮瓣；

F. 皮瓣切取；G. 术后 3 个月跖底外观；H. 术后 3 个月足背及供区外观

处理中，对不能即时关闭的软组织缺损创面，先用 VSD 材料作为人工替代皮肤覆盖创面是一种较好的方法[4-6]。我们认为，VSD 技术的临床应用具备以下优点：①封闭使作为负压引流的动力可以持续进行，彻底清除创面及腔隙内的渗液，避免局部渗液积聚，加速组织消肿，有利于创面感染控制。②防止了残余脓肿及无效腔的形成，使引流区创面获得清洁的环境。③提高创面的血流量，改善局部微循环，促进创面肉芽组织生长。④避免频繁换药，减少患者的痛苦。

皮瓣的优缺点

（1）优点：①足底内侧皮瓣远、近端均有知名的感觉神经，可以保障前足负重区有良好的神经支配。②皮瓣厚薄适中，质地与原跖底皮肤相近，修复后外形美观。③足底内侧皮瓣于跖腱膜深层切取，携带皮系韧带，耐摩擦，滑动小，利于足行走负重。供区隐蔽，为非负重部位，对足损伤小。④用胫后动脉－足底内侧动脉将两皮瓣串联起来后只需一套供血就可满足两个皮瓣的需求，风险低，成活率高，缩短手术时间。⑤血管恒定，外径较粗，吻合成功率高。⑥胫后动脉皮瓣质地薄，与足背皮肤最为接近，修复足背创面后外形较美观，一般不需后期整形，感觉恢复可靠。⑦术中取大隐静脉移植修复胫后动脉－足底外侧动脉，对供区血供无明显影响。

（2）缺点：此皮瓣操作技术较复杂，血管吻合技术要求较高，需要一定的显微外科技术。并且皮瓣供区面积有限，需要植皮，影响美观。

■ 手术方法

清创处理　急诊一期行彻底清创，VCD 技术处理创面。1 周后取出敷料，如创面肉芽新鲜，细菌培养阴性后，行皮瓣修复。否则更换 VCD 敷料，继续负压引流，直至创面肉芽新鲜，细菌培养阴性后进行。

受区处理　仔细清创，于近节趾间关节处解脱中远端趾骨，将趾长屈肌腱远端与近节趾骨屈肌腱鞘缝合固定。分离足背动脉、大隐静脉和第 1、4 趾底总神经备用。

切取胫后动脉皮瓣　以胫骨内侧髁后缘与内踝后缘连线为轴线设计胫后动脉皮瓣，面积 11 cm × 8 cm~14 cm × 10 cm。途中分离出大隐静脉做移植修复胫后动脉用，远端至内踝处结扎，近端分离至腘部多可找到口径与足底外侧动脉相匹配的分支；隐神经保留于皮瓣内。

切取足底内侧皮瓣　以跖弓远点至内踝连线为轴线设计足底内侧皮瓣，以健侧前跖底的宽度为皮瓣长度，面积 8 cm × 6 cm~12 cm × 8 cm。注意保留足内侧隐神经及足底内侧神经发出的皮神经于皮瓣内。沿足底内侧动脉向近端游离，结扎深支及足底外侧动脉。

沿胫后动脉走行打开踝管　注意保护足底内侧神经、足底外侧神经及跟内侧神经。进而将胫后动脉、伴行静脉自远及近完全游离，切取串联的胫后动脉皮瓣和足底内侧皮瓣。将分离出的大隐静脉倒转移植修复供区胫后动脉近端－足底外侧动脉。

皮瓣移植　将断蒂后的串联皮瓣移至受区，将足底内侧皮瓣横行置于跖底，皮瓣远端置于外侧，血管蒂部自趾蹼穿绕至足背，双侧皮下缝合固定。调整胫后动脉皮瓣，以远端覆盖足趾残端并与足底内侧皮瓣缝合，近端将胫后动脉和伴行静脉与足背动脉及伴行静脉或大隐静脉吻合。

修复神经　足底内侧皮神经——第 1 趾底总神经；隐神经远皮支——第 4 趾底总神经；隐神经——足背中间或足背内侧皮神经。

■ 注意事项

◎ 使用 VSD 处理创面时保持创面密封，保持引流管通畅，每天用生理盐水反复冲洗引流管。经常观察负压封闭引流装置。若透明膜下 PVA 由瘪陷状恢复蓬松状，表明膜下积液，负压失效。需及时查明原因，予以更换，恢复负压状态。当发现患肢局部有异味时，要充分考虑创面感染的可能性，及时送引流液做细菌培养和药敏试验检查。如果患肢近端皮肤红肿明显，应尽快拆除 VSD 装置，敞开引留。

◎ 足底内侧皮瓣设计必须位于第 1 跖骨头负重区后面的足弓区，以免皮瓣切取后影响足的负重功能。

◎ 足底内侧神经是胫神经的主要分支和足底感觉的主要神经，手术时应将主干留在原位，保护前足感觉。

参考文献

[1] 蔡锦方,丁自海,陈中伟. 显微足外科学 [M]. 济南：山东科学技术出版社, 2002：275-281.

[2] 屈秉承,闫占明,杜宝在,等. 游离胸脐皮瓣修复前足脱套伤 [J]. 内蒙古医学杂志, 2009, 41（2）：151-152.

[3] 蔡锦方,孙宝国,潘冀清,等. 前足损伤缺损的修复重建 [J]. 中华显微外科杂志, 1993, 16（2）：83-84.

[4] 丰波,武宇赤,张志,等. 负压封闭引流联合游离皮瓣修复四肢大面积软组织缺损 [J]. 中华显微外科杂志, 2011, 34（4）：496-498.

[5] Witkowski W, Jawien A, Witkiewicz W, et al.Initial multi-centre observations upon the effect of a new Topical Negative Pressure device upon patient and clinician experience and the treatment of wounds[J].Int Wound J, 2009, 62（6）：167-174.

[6] Thompson G. An overview of negative pressure wound therapy（NPWT）[J].Br J Community Nurs, 2008, 13：S23-S30.

35

尺动脉腕上穿支皮瓣包裹废弃指骨再造手指

浙江省三门君同骨伤医院·王相

手指末节离断在临床上相当普遍，随着显微外科技术的发展，再植的成功率也越来越高。但有一部分手指末节离断通常伴有软组织的严重毁损，因而丧失了断指再植的客观条件。行残端短缩缝合，对手功能及外观影响较大，患者往往难以接受[1]。本文对一例无再植条件的末节毁损伤急诊应用游离尺动脉腕上穿支分叶皮瓣包裹废弃指骨重建手指末节，取得了较满意的外形及功能。

·病例介绍·

患者，男性，35岁。2011年8月10日因右示指冲床冲压伤急诊入院。查体：右示指末节毁损创面不规则，皮肤软组织挫伤严重，指骨肌腱外露伴缺损。末端血液循环消失，感觉消失。伤口机油泥沙污染重，并见铁屑附着。X线片显示：右示指远指间关节粉碎性骨折伴异物内留。考虑右示指末节毁损已经无再植条件，患者拒绝行足趾再造及残端短缩缝合，结合患者的意愿及伤情，急诊应用游离尺动脉腕上穿支分叶皮瓣包裹废弃指骨重建手指末节。术后20个月随访，患指长度基本接近正常手指，无指甲。皮瓣质地好，外形美观，不臃肿，指端无触痛。有轻度毛发生长及色素沉着，两点分辨觉9 mm。手功能按中华医学会手外科学会上肢部分功能评定试用标准法评定[2]为良，前臂尺侧供区遗留一线形瘢痕（图35-1）。

■ 治疗方法选择

对于无条件再植的末节离断或末节毁损伤目前修复方法有多种，各有利弊。王增涛等[3]报道用游离蹞甲瓣带部分趾骨再造末节，足部供区采用皮瓣覆盖，再造出的手指外形逼真，能恢复良好感觉及功能。足趾全部得以保留，为首选方法。但该手术方案对技术及设备要求较高，手术风险相对较大，难以在临床上得到广泛应用。取第2足趾远节段移植再造手指末节，趾甲短小，指腹膨大，中间部细小，外形欠佳。对供足的外观及功能也有影响。腹部皮管包裹废弃指骨或取髂骨重建手指末节，手术简单、安全、损伤小，但外观、感觉、血供均较差，需重新取髂骨或二次手术断蒂及皮瓣整形，目前临床应用较少。周庆文等[4]报道腹部皮瓣联合指动脉皮瓣包裹废弃指骨支架再造手指末节，较传统腹部皮瓣再造手指外观及功能明显改善。但该手术方案治疗过程长，腹部固定4周，需要二次手术断蒂及皮瓣整形，同时需牺牲手指一侧指固有动脉，加重了手指的损伤。

此例患者拒绝行足趾再造同时又想保留一定的长度、外形及功能，结合患者的意愿及伤情，本文应用游离尺动脉腕上穿支分叶皮瓣包裹废弃指骨重建手指末节。该手术方案损伤小，能恢复较好的外

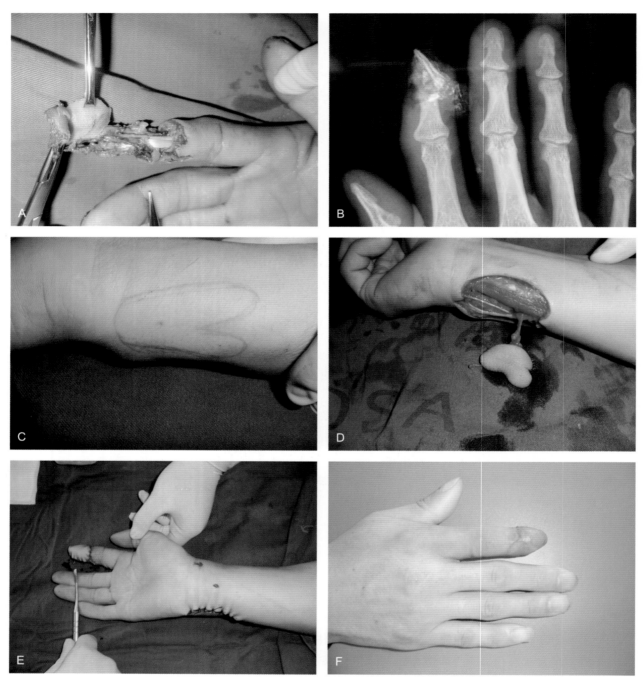

图 35-1　游离 "Y" 形尺动脉腕上穿支皮瓣修复示指末节
A. 右示指入院时创面；B. 右示指 X 线；C. 右前臂尺侧设计皮瓣；D. 皮瓣切取；E. 皮瓣修复；F. 术后愈后

观及功能，充分利用了废弃手指，避免足的损伤，对不愿用足趾再造手指患者是一种有效可行的补充方案[5]。

　　该手术方案的优点：①利用废弃指骨重建骨支架，避免了重新取骨，减少了损伤。②指端是感觉敏感部位，用 "Y" 形分叶皮瓣包裹修复，指端为正常皮肤组织而非瘢痕，有利于感觉功能恢复[6]。③尺动脉腕上皮支皮瓣不破坏重要血管，供区可直接缝合，对手的整体外观损伤小。皮瓣内带皮神经可恢复良好感觉，皮瓣质地好，不臃肿，外形美观。④皮瓣的供受区近，在同一麻醉术野下就可完成手术。

该手术方案的缺点：①不能重建指甲及关节，同正常手指相比仍有较大差距。②皮瓣有轻度色素沉着及汗毛生长现象[7-8]。③女性患者皮下脂肪较厚，特别是肥胖女性应用时应慎重。④需要吻合血管，这增加了手术难度及风险，需要一定的显微外科技术。⑤前臂尺侧供区遗留一线形瘢痕，影响美观。

■ 手术方法

清创　急诊在臂丛阻滞麻醉下行彻底清创，修剪污染失活组织，找出两侧指动脉、指神经及2条指背静脉备用。剔除末节毁损组织，保留指骨。直视下复位克氏针固定，行指间关节融合术。

皮瓣的设计　测量创面大小，以豌豆骨与肱骨内上髁的连线为轴线，以尺动脉腕上穿支为血管蒂（术前多普勒定位），在豌豆骨以近4.0 cm轴线上设计"Y"形分叶皮瓣。分叶"Y"形皮瓣的设计关键是含血管蒂一叶的定位，我们称之为a叶。将a叶设计在尺动脉腕上皮支穿出点，长轴垂直皮瓣轴线，根据伤指的末节周径，叶宽较周径的1/3略宽1~2 mm，一般叶宽15~20 mm，并把近节指骨中点和近侧指间关节以近5 mm范围包括在内，长度为脱套末节长度。向掌侧（b叶）和背侧（c叶）延长切取，大小等同于a叶（根据创面具体情况，三个叶长度可以适当增减），三叶互成120°角，呈"Y"形。

皮瓣切取　沿皮瓣前缘切开，在深筋膜与尺侧腕屈肌肌膜之间向后解剖分离尺侧腕屈肌与尺骨间隙，向桡侧牵开尺侧腕屈肌，在豌豆骨上4.0 cm附近寻找尺动脉腕上皮支上行支与下行支，然后在皮瓣的后缘切开，在深筋膜与尺侧腕伸肌肌膜之间向前解剖游离尺骨尺侧缘，自尺侧显露尺动脉腕上皮支上行支和下行支。在解剖游离近端时，寻找近端的浅静脉2条及前臂内侧皮神经的后支备用。在皮瓣内将尺动脉腕上皮支上行支或下行支包含在内，皮瓣切取完成，供区直接缝合。

皮瓣修复，血管吻合　皮瓣移至受区，缝成套装包裹指骨，a叶覆盖末节掌侧。腕上皮支动脉与手指指动脉吻合，皮瓣内2条浅静脉与2条指背静脉吻合，皮神经的后支与指神经缝合，缝合皮肤。

术后处理　术后常规抗凝血、解痉挛，预防感染对症治疗。2周拆线，去除石膏，并指导患者进行手功能锻炼。

■ 注意事项

◎ 术前先用多普勒超声仪测定皮瓣穿支位置，设计皮瓣时面积要大于创面20%。

◎ 术中先自皮瓣桡侧切开，显露尺动脉腕上穿支，因有高位发出的可能，需再次调整皮瓣位置。

◎ 术中避免损失尺神经腕背支，以免造成术后手背尺侧的感觉障碍。

◎ 尺动脉腕上皮支有一定变异，如血管皮支发出点异位或血管缺如，术中应根据具体情况及时调整手术方案。

◎ 女性患者皮下脂肪较厚，特别是肥胖女性应用时应慎重。

参考文献

[1] 沈小芳，麋菁熠，赵刚，等．双侧指血管神经束推进皮瓣修复指端缺损[J]．中华手外科杂志，2013，29：31-32.

[2] 潘达德，顾玉东，侍得，等．中华医学会手外科学会上肢部分功能评定试用标准[J]．中华手外科杂志，2000，16：130-135.

[3] 王增涛，孙文海，仇申强，等．手指Ⅰ－Ⅲ度缺损的全形再造[J]．中华显微外科杂志，2011，34：266-268.

[4] 周文庆，张富，田雳，等．利用瓦合皮瓣包裹废弃指骨支架及甲床进行手指再造的临床研究[J]．实用手外科杂志，2010，24：303-304.

[5] 王相，张威凯，王海兵．游离尺动脉腕上皮支皮瓣包裹废弃指骨再造右示指末节一例[J]．中华手外科杂志，2013，29：75.

[6] 张文龙，高顺红，王斌，等．指动脉"Y"形分叶岛状皮瓣治疗手指末节脱套伤[J]．中华显微外科杂志，2009，32：410-412.

[7] 周晓，许亚军，芮永军，等．以腕背皮支为蒂的V-Y推进皮瓣修复掌背动脉穿支皮瓣供区[J]．中华整形外科杂志，2013，29：307-308.

[8] 王相，张威凯，王海兵，等．负压封闭引流技术联合游离胫后动脉皮瓣串联足底内侧皮瓣瓦合修复前足脱套伤[J]．中华整形外科杂志，2013，29：258-260.

36 小腿复杂外伤的皮肤软组织缺损分期治疗

武警海南省总队医院·姜涛

当今发达社会，车祸伤已普遍存在，而在四肢较重车祸伤中一般同时伴有骨、血管、神经、肌肉、肌腱、皮肤软组织损伤，术后感染、坏死、截肢、功能恢复差等并发症经常发生[1-2]。对于这类损伤我们常采用多次手术完成治疗，降低了手术的风险性，避免了并发症的发生，使患者恢复了较为满意的治疗效果。

· 病例介绍 ·

患者，男性，42 岁。因右下肢车祸伤 1 小时入院。查体：血压 90/60 mmHg，右大腿肿胀，畸形。X 线检查提示股骨干中下段骨折，胫腓骨远端骨折；右小腿中段以远、踝关节及足背广泛碾压，肌肉、肌腱碾锉较重，胫前、后动脉均有损伤断裂，同时伴有大面积的皮肤软组织缺损。

入院后先后三期手术，一期股骨采用闭合逆行髓内钉固定，小腿胫骨采用临时外固定架，创面彻底清创后 VSD 负压吸引。二期手术将胫骨临时外固定改为髓内钉内固定，创面继续行 VSD 负压吸引。三期行股前外侧皮瓣修复创面。术后皮瓣及植皮全部成活，经过 50 余天的治疗，患者肢体得以保留并修复，取得了满意的治疗效果（图 36-1）。

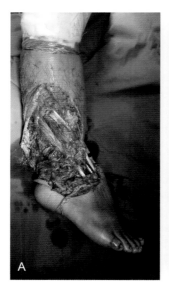
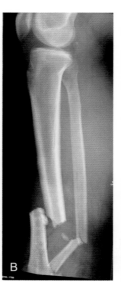
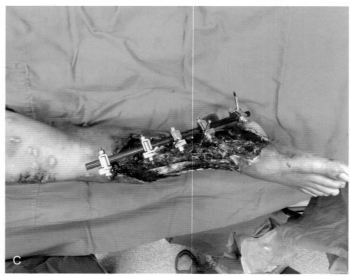

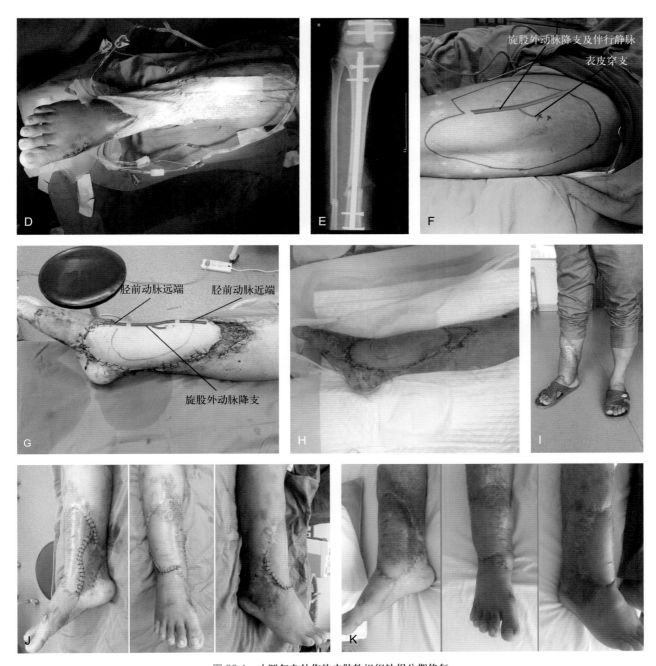

图 36-1　小腿复杂外伤的皮肤软组织缺损分期修复

A. 术前；B. 术前 X 线；C. 一期手术；D. 二期手术；E. 二期手术 X 线；F. 术前皮瓣设计；G. 三期皮瓣修复；
H. 术后创面愈合；I. 复诊功能恢复良好；J. 皮瓣整形、取出内植物术前；K. 术后

■ 治疗方法选择

  本例为小腿严重碾压伤，胫后动脉均损伤，同时伴胫骨开放性骨折。股骨虽为闭合性骨折，但局部肿胀明显，入院时血压低，处于休克状态。对于全身情况差、多处组织严重碾压伤的患者，一期修复常十分困难，如何才能既要保证生命安全，又最大限度保住肢体，故决定采用分期治疗方法。在抗

休克措施下，一期先行股骨内固定及修复小腿血管和神经，创面清创、VSD 处理，后期再行游离皮瓣移植修复创面 [3, 4]。

■ 手术方法

一期手术　由于股骨为闭合性骨折，为维持其下肢稳定性，采用闭合股骨逆行髓内钉固定。小腿清创，去除坏死组织，胫骨用外固定架临时固定，腓骨未给予处置，修复损伤的神经、血管、肌肉、肌腱，胫前动脉因长段缺损未修复。创面用多块 VSD 覆盖负压吸引。术后 1 周肢体感染得以控制，创面状况好转。

二期手术　待创面稍得以控制后更改临时外固定为内固定，拆除外固定架，更换胫骨髓内钉。但术中需评估创面情况，如果此次修复仍有较大的感染和再坏死风险，则继续采用 VSD 负压吸引。

三期手术　创面新鲜，设计股前外侧皮瓣修复创面。因术前超声探查见大腿外侧旋股外动脉降支表皮穿支仅 1 支可用，经判断此皮瓣修复整个创面较难，可能出现皮瓣周围部分坏死，故采用皮瓣修复大部分创面，剩余小部分创面采用植皮修复。

皮瓣与受区吻合血管情况　胫前动静脉近端→旋股外动脉降支主干→胫前动静脉远端。一期缺损的胫前动脉没有修复，此次用皮瓣血管桥接修复。由于皮瓣面积较大，单一穿支怕不足以供养整个皮瓣，为了保证皮瓣血供，避免边缘坏死，皮瓣内包含部分深筋膜，修复大部分创面，剩余创面采用游离植皮修复。修复后 14 天，皮瓣植皮全部成活。

术后 1 年复诊，功能恢复良好，行皮瓣整形术并取出内植物。

■ 注意事项

目前，此类以挤压、碾压、感染坏死概率较大的软组织缺损病例在临床上日益多见，以往在处理此类患者时常出现术后严重感染，皮瓣周围形成窦道，长期不能愈合，后期因骨髓炎或患者失去信心等原因要求截肢也为常见。根据创伤控制理论，笔者认为保守分次修复具有以下特点。

◎ 不急于修复创面，多次 VSD 负压吸引能有效避免术后严重感染，降低窦道或骨髓炎的发生概率。

◎ 早期有必要采用临时外固定来降低一期内固定发生骨髓炎的可能。

◎ 后期更换内固定应首选髓内钉，因为髓内钉对创面局部刺激较小。

参考文献

[1] 李喆, 华积德. 损伤控制外科理念在严重创伤和多发伤救治中的应用 [J]. 中华创伤杂志, 2006, 22 (5)：321-323.

[2] 赵晓刚, 江观玉. 多发伤救治的损伤控制策略 [J]. 中华创伤杂志, 2006, 22 (5)：334-336.

[3] 王志慧. 外固定架联合负压封闭引流术治疗胫腓骨开放性骨折伴软组织缺损的效果与护理 [J]. 中国实用医刊, 2015, 42 (10)：120-121.

[4] 农明善, 杜晓栋, 顾立强, 等. 股前外侧皮瓣移植修复小腿软组织缺损及感染创面 [J]. 中国修复重建外科杂志, 2004, 18 (2)：130.

37 足踝部毁损伤的骨及软组织修复重建策略

辽宁省沈阳市骨科医院·卜繁旺

由于碾压及机器绞伤肢体伤情复杂且损伤广泛，部分病例虽具有保肢指征，但临床治疗非常棘手，在初期就应制订计划性的治疗方案，分期施行软组织及骨骼的修复重建手术[1]。笔者曾收治一例足踝部被脱粒机绞伤患者，踝前及足背大面积皮肤缺损，跗骨间关节骨折脱位，污染严重，但足底皮肤及足趾血运和感觉正常，具备保肢指征。因此我们采用了清创（早期骨折固定）—多次 VSD 覆盖—皮瓣拼接移植、Masquelet 植骨技术，恢复了肢体功能，获得了满意疗效[2]。

·病例介绍·

患者，男性，42 岁。2012 年 10 月 16 日因右脚不慎被脱粒机绞伤 2 小时入院。查体：右小腿远端、踝前及足背皮肤大面积缺损，跗骨间关节骨折脱位，肌腱及韧带组织广泛毁损，外露。足背皮肤碾锉，毁损状。足底皮肤完整，感觉及血运良好。

急诊一期行清创骨折脱位内固定术，因第 4、5 跖骨及骰骨感染坏死，多次扩创、VSD 治疗，创面稳定后，行骨水泥填塞，双侧游离股前外侧皮瓣拼接移植修复创面。6 周后，取出占位器，行游离髂骨移植重建第 4、5 跖骨，植骨顺利愈合。术后 2 年复查，患者肢体功能恢复满意，已返回原工作岗位（图 37-1）。

■ 治疗方法选择

本例患者右足软组织及骨组织毁损严重，创面污染严重，但足底皮肤及足趾血运和感觉正常，具备保肢指征。但如急诊行一期清创骨折内固定及皮瓣移植术，可能因感染导致手术失败，因此行分期手术治疗，即清创（早期骨折固定）—多次 VSD 覆盖—皮瓣拼接移植、Masquelet 植骨技术。

■ 手术方法

清创、骨折内固定术　彻底清除污染及无生机组织，解剖复位固定跗骨间关节，并将主要肌腱行腱－骨固定，尽量原位缝合撕脱皮肤，保护基底组织血运。由于清创术后创面逐渐发生软组织坏死及感染，需再次清创，去除坏死骨、软组织，并结合 VSD 吸引技术使创面状况逐渐稳定。

修复软组织缺损　由于多次清创及 VSD 处理后，创面情况改善，患者皮肤缺损面积巨大，设计单一皮瓣对供区破坏较大，设计两个皮瓣拼接修复创面可以直接闭合供区，将损伤降低到最小[3]。但该方案需要精细设计配伍血管，才能使皮瓣获得成活。本例患者将近侧股前外侧皮瓣的旋股内侧动、静

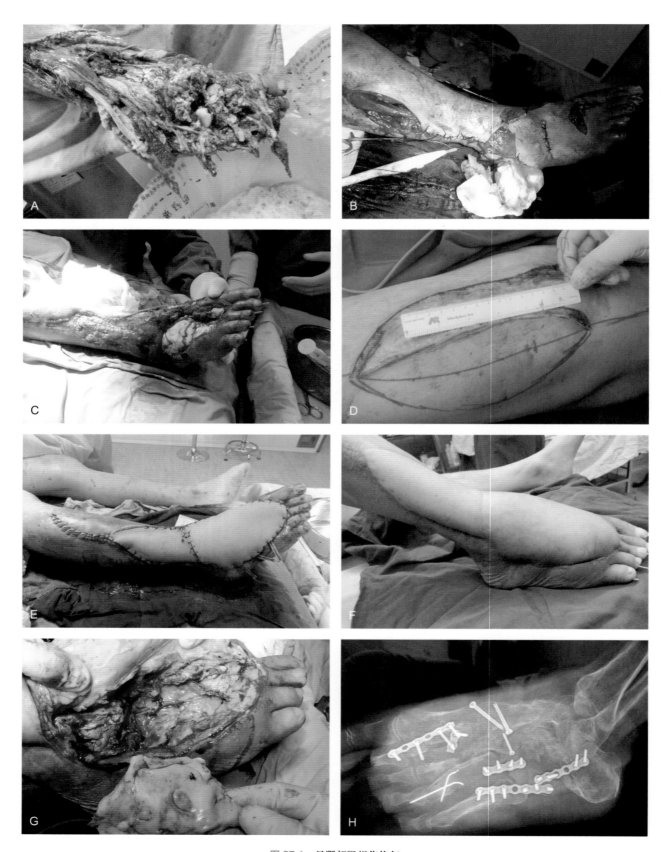

图 37-1　足踝部毁损伤修复

A. 术前；B. 一期清创；C. 骨水泥填充；D. 皮瓣设计；E. 皮瓣修复；F. 皮瓣愈合；G. 取出骨水泥；H. 植骨愈合

脉与远侧皮瓣的旋股外侧动、静脉吻合，建立远侧皮瓣的血供。

　　修复骨缺损　采用 Masquelet 技术修复骨缺损，手术分两期进行，一期先彻底清创，以骨水泥填充骨缺损区，待骨水泥周围诱导形成诱导膜结构；6~8 周后二期取出骨水泥，在诱导膜内植入较丰富骨松质，通过诱导膜内骨松质较快成骨并皮质化来修复长段骨皮质缺损。Masquelet 技术是一种被严重低估的骨重建新技术，骨痂形成迅速，并且骨愈合时间不受骨重建长度的限制。局部使用的抗生素骨水泥在感染性骨重建中能够发挥抗生素载体、填塞无效腔、诱导假膜的多重作用。

■ 手术注意事项

◎ 对于损伤污染严重创面，需多次清创及应用 VSD 负压引流。

◎ 注意清理骨缺损区，避免形成无效腔。可用抗生素骨水泥进行暂时填塞，以控制骨感染，待局部条件改善后，二期取出骨水泥，再行植骨手术。

◎ 小心设计切取双侧游离股前外侧皮瓣，保留"Y"形血管蒂，进行皮瓣串联。

◎ 合理进行血管配伍，保证皮瓣的供血及回流。

参考文献

[1] 杜玉勇，尹芸生，薛晓峰，等. 软组织严重损伤胫腓骨开放骨折的分期治疗 [J]. 实用骨科杂志，2007, 13（07）：395-397.

[2] 王学文，范小淘，李伟，等. 负压封闭引流技术在骨科的临床应用 [J]. 中国骨与关节损伤杂志，2006, 21（07）：583-584.

[3] Cigna E, Chen H C, Ozkan O, et al. The anteromedial thigh free flap anatomy：a clinical, anatomical, and cadaveric study[J]. Plastic and Reconstructive Surgery, 2014, 133（2）：420-429.

[4] Gao Y S, Ai Z S, Yu X W, et al. Free vascularised fibular grafting combined with a locking plate for massive bone defects in the lower limbs：a retrospective analysis of fibular hypertrophy in 18 cases[J]. Injury, 2012, 43（7）：1090-1095.

38 | 手指末节撕脱伤修复

河北省唐山市第二医院·张文龙

手指末节套状撕脱伤是手外科临床常见病例，一期修复创面、保留手指长度、恢复手指功能是一项具有挑战性的工作。根据第2~5指固有动脉背侧支分布规律和供血范围，设计切取指动脉背侧支供区的邻指矩形皮瓣，用以修复手指末节套状撕脱伤是一种实用的选择[1-2]。

·病例介绍·

患者，男性，27岁。因"左手小指挤压伤，致末节皮肤软组织套状撕脱缺损3小时"入院。查体：左手小指末节甲根水平以远皮肤、甲床等软组织套状撕脱缺损，末节指骨外露约1.4 cm，创缘较整齐，活动性出血，远侧指间关节屈伸活动存在，近侧指间关节及掌指关节屈伸活动正常。

急诊清创术后行邻指背侧矩形皮瓣交指移植修复创面，皮瓣指神经背侧分支与伤指指固有神经残端缝合。半个月后断蒂，创面一期愈合。1年后复查，小指外形及功能满意，感觉良好（图38-1）。

■ 治疗方法选择

手指末节套状撕脱伤的修复方式有多种，如游离踇甲瓣或趾甲瓣移植、腹部带蒂皮瓣修复、中指与环指相对侧神经和血管岛状瓣瓦合修复等[3-5]。患者为青年男性，伤指为非优势手小指，取趾甲瓣修复对于手指外形及功能的恢复效果最佳，但供区损伤相对较大；腹部带蒂皮瓣修复需要再次手术断端，而且腹部皮瓣质地、色泽及术后外形感觉恢复常常不尽人意；中指与环指皮瓣瓦合修复小指末节，损伤2条神经血管束，得不偿失。指固有神经背侧分支支配指背部皮肤感觉，将背侧分支与伤指残端指神经吻合，可重建皮瓣感觉功能。

■ 手术方法

创面清创　手术在臂丛阻滞麻醉下进行。彻底清创后，结扎创缘指固有动脉残端，显露并标记双侧指固有神经残端备用。用0.3 g/ml稀释碘伏溶液浸泡伤口5分钟，再用过氧化氢、生理盐水冲洗。

皮瓣设计　以环指尺侧指固有动脉中节背侧支为血管蒂及旋转点。根据脱套末节长度及健侧同指末节周径，于环指中节及近节背侧画出皮瓣轮廓。皮瓣长度为脱套末节长度的3倍，皮瓣的宽度为健侧同指末节周径的1/2。

皮瓣切取　于设计皮瓣近侧缘切开掀起皮瓣，近侧缘两侧沿指固有神经背侧支走行向近侧切开约

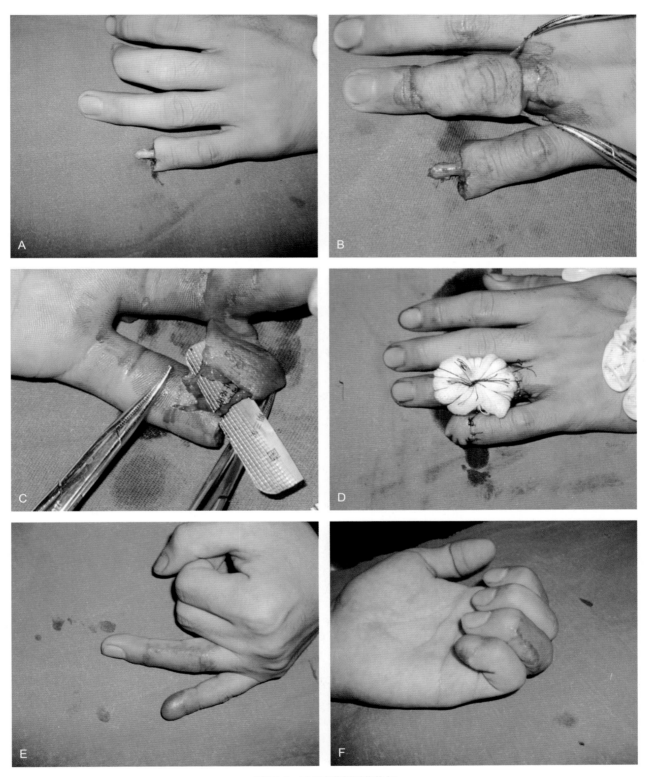

图 38-1 手指末节撕脱伤修复

A. 术前；B. 皮瓣的切取；C. 神经的吻合；D. 术后外观；E. 术后桡侧外观；F. 术后屈指功能

1 cm 显露背侧支神经，切取约 0.5 cm 标记备用，于伸肌腱腱膜浅层锐性切取皮瓣。皮瓣尺侧中节指骨中点至近侧 0.5 cm 宽的皮肤及全层皮下组织为蒂，旋转点为指固有动脉中节背侧支发出点，皮瓣旋转 180° 移位至小指创面，皮瓣近侧半覆盖创面掌侧，远侧半翻转 180° 覆盖背侧。皮瓣携带的指固有神经背侧支与创面小指固有神经残端缝合，皮瓣远、近侧半缝合呈套状覆盖末节指骨创面。供区于腹股沟区切取全厚皮片移植打包。术后消炎换药治疗，供区植皮 1 周拆线成活，术后 15 天断蒂手术。二次手术后 3 天开始相邻两指掌指、指间关节主动和被动功能训练，断蒂后 12 天伤口拆线。

■ 注意事项

◎ 矩形皮瓣设计时，皮瓣远、近端略宽于中部 1/3，使皮瓣缝合呈套状后更接近手指末节外形。

◎ 向近侧切取指固有神经背侧支约 0.5 cm，使背侧支神经外径更接近远侧神经断端；与伤指固有神经断端缝合时切除部分固有神经，使神经缝合口缩入伤口近侧，防止瘢痕压迫引起疼痛。

◎ 皮瓣蒂部宽度切取 0.5 cm 为宜，蒂部过宽影响皮瓣翻转，蒂部过窄影响皮瓣血运。

◎ 由于指动脉背侧支自发出点至伸腱侧缘节段走形位置较深，故剥离切取时要紧贴骨膜，因背侧支发出及走行位置较恒定，术中不必剥离显露背侧支血管，以免影响皮瓣的血供。

◎ 皮瓣缝合后，若体位固定困难，蒂部张力较大，可应用 1 枚直径 1.5 mm 克氏针横行临时固定两指中节指骨 2 周。

◎ 供区植皮时于腹股沟区切取全厚皮片，而且要略大于创面 25%，以适应手指屈伸活动的需要。

参考文献

[1] 张文龙, 高顺红, 陈超, 等. 指动脉 Y 形分叶岛状皮瓣治疗手指末节脱套伤 [J]. 中华显微外科杂志, 2009, 32 (5)：410-412.

[2] 张文龙, 高顺红, 陈超, 等. 双蒂掌背动脉逆行皮瓣治疗手指末节脱套伤 [J]. 中华整形外科杂志, 2010, 26 (3)：175-178.

[3] Tellioglu A T, Sensöz O. The dorsal Branch of the digital never：an anatomic study and clinical applications[J]. Ann Plast Surg, 1988, 40 (2)：145-148.

[4] 张文龙, 张子明, 高顺红, 等. 改良邻指矩形皮瓣修复手指末节套状撕脱皮肤缺损 [J]. 中华骨科杂志, 2011, 31 (7)：749-753.

[5] Yang D, Morris S F. Reversed dorsal digital and metacarpal island flaps supplied by the dorsal cutaneous branches of the palmar digital artery[J]. Ann Plast Surg, 2001, 46 (4)：444-449.

39 足底内侧皮瓣修复足跟部溃疡

空军军医大学附属西京医院 · 姬传磊　李靖

足跟部因外伤溃疡及肿瘤切除后缺损为多见，足跟部特殊的皮肤结构需要用类似的组织修复。足底内侧皮瓣位于足弓部的非负重区，其皮肤结构与足跟部相似，移动度小，耐磨，是修足跟及足底负重区皮肤缺损的理想供区[1]。

· 病例介绍 ·

患者，男性，56岁。因"右足跟部扎伤后疼痛、渗液1年，加重1个月"入院。患者于1年前不慎被铁钉扎伤右足跟，创面反复感染不愈，入院后查右足跟一面积为 3 cm×3 cm 皮肤缺损创面。入院后行右足跟溃疡切除足底内侧皮瓣转移修复。术后皮瓣成活，创面一期愈合。术后27个月随访足跟部塑形完好，感觉完全恢复（图39-1）。

■ 治疗方法选择

皮瓣的选择　足跟部皮肤缺损临床常用的修复方式很多，带蒂皮瓣有局部转移皮瓣、小腿逆行岛状皮瓣等，局部皮瓣转移后供区皮瓣和受区缺损厚薄不匹配，术后足跟部凹陷，影响行走功能。小腿逆行岛状皮瓣修复足跟部的缺点主要是不耐磨，皮瓣受力区容易坏死[3]。小腿逆行皮瓣静脉回流也非生理性，动脉血管链在转位后易发生扭转或卡压，有导致术后皮瓣远端坏死的风险。本病例采用的足底内侧皮瓣属于顺行转移，术后皮瓣静脉回流好，不容易臃肿[4-5]。足底内侧动脉及其主要分支均有同名静脉伴行，多为2条汇入胫后静脉。本病例采用的足底内侧皮瓣耐磨性好[6]，皮瓣厚度与足跟相匹配，术后外观好。

手术关键步骤

（1）足跟清创：手术彻底清创，切除溃疡坏死组织及瘢痕组织，至正常、有活性组织。

（2）足跟创面修复：切取同侧足底内侧皮瓣，顺行转移修复足跟创面。

（3）足底内侧供区创面修复：取股部中厚皮给予足底内侧植皮。

■ 手术方法

手术设计　在内踝最高点下方 3.5 cm 至第1跖骨头画一连线为皮瓣的轴线，按足跟皮肤缺损面积的布样在足底轴线两侧画出皮瓣范围。手术彻底清创，切除溃疡坏死组织及瘢痕组织，深达跟骨，缺损大小约 4 cm×5.5 cm。以术前预定位的穿支为中心点设计约 5 cm×6.5 cm 椭圆形皮瓣。

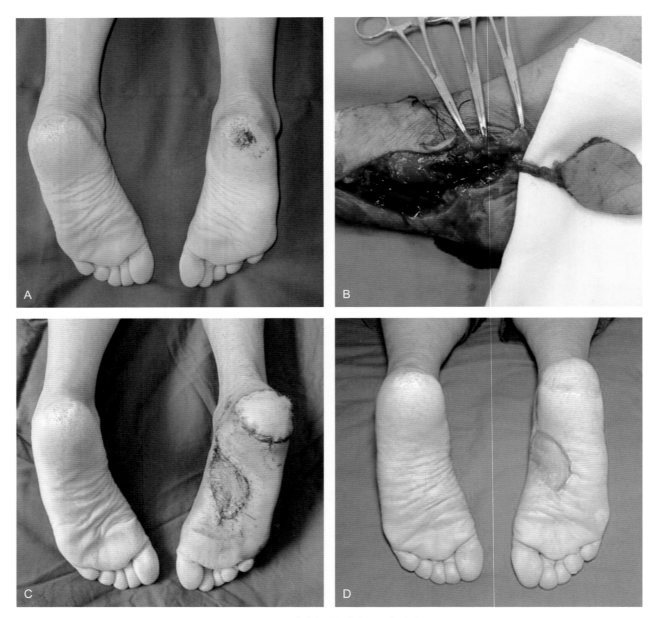

图 39-1 足底内侧皮瓣修复足跟部溃疡
A. 术前；B. 皮瓣切取；C. 皮瓣修复；D. 术后随访

  手术过程 先切开皮瓣近端内踝与跟腱之间，找到胫后动脉，见其有明显伴行静脉。沿血管方向自皮瓣一侧缘切开，切断结扎无关分支直至动脉分叉处，沿足底内侧动脉轴线切开皮瓣近侧缘及部分姆展肌。沿足底内侧动脉走向自足底深部分离该动脉，并保护由深支发出走向皮瓣的分支，于深筋膜下掀起皮瓣，并使足底内侧皮神经完好。此时，除胫后动脉和胫后静脉以及足底内侧皮神经相连外，皮瓣已完全游离。放开止血带，皮瓣颜色红润，彻底止血，皮瓣经过皮下隧道修复足跟部，缝合后颜色红润。取股部中厚皮给予足底内侧植皮，荷包加压包扎。

  术后 术后行预防感染及抗血管痉挛治疗。皮瓣为带蒂转移不需吻合血管，需注意蒂部预防被卡压。术后足部疼痛消失伤口完全愈合。术后 27 个月复查足跟部塑形完好，感觉完全恢复。

■ **注意事项**

◎ 术前用超声多普勒或 CT 血管成像（CTA）技术检测患者胫后动脉及足底内侧动脉是否存在。凡动脉缺如，皮瓣不宜切取[2]。

◎ 皮瓣的设计不能超过负重区，故皮瓣切取面积受到限制。根据足跟部溃疡切除的面积来设计供区皮瓣的大小。

◎ 术中应注意彻底清创，切除溃疡坏死组织，直至正常、有活性组织。创缘出血良好，否则影响术口的愈合。

◎ 游离血管蒂时可携带少量筋膜组织，利于保护血管，皮瓣内的神经和血管要小心保护，通过皮下隧道时防止扭结。

◎ 皮瓣及受区创面有出血点时要彻底止血，以防术后血肿形成，同时在皮瓣伤口放置引流。

参考文献

[1] 侯春林. 足跟部岛状皮瓣、肌皮瓣转移修复足跟缺损[J]. 中华整形烧伤外科杂志, 1988, 4（2）: 146.
[2] 侯春林, 顾玉东. 皮瓣外科学[M]. 上海: 上海科学技术出版社, 2006.
[3] 吴伟炽, 张大卫, 黄东, 等. 腓肠神经营养血管皮瓣与足底内侧皮瓣治疗足跟部皮肤软组织缺损效果比较[J]. 现代医院, 2013, 13（11）: 16-18.
[4] 展望, 游文健, 刘韵, 等. 足跟部皮肤软组织缺损的修复[J]. 中国现代医学杂志, 2013, 23（6）: 73-75.
[5] 王家贵, 马显杰, 宋保强, 等. 足底内侧岛状皮瓣修复足跟部深度创面[J]. 中国美容医学, 2013, 22（1）: 147-148.
[6] 许亚军, 周晓, 柯尊山, 等. 不同穿支蒂足（底）内侧逆行岛状皮瓣修复前足底软组织缺损[J]. 中华显微外科杂志, 2013, 35（6）.

40 腓骨嵌合组织瓣游离移植治疗小腿上段骨与软组织缺损

四川省宜宾市骨科医院 · 胡其恭

小腿胫前软组织少、血液循环差、创伤等各种原因可致皮肤软组织缺损、骨外露，若早期未能采取有效措施修复，常致骨不连、骨坏死及骨髓炎等，创面经久不愈[1]。传统方法往往先覆盖创面，再植骨常不能获得满意疗效。笔者于 2013 年 5 月 10 日收治 1 例左小腿上段开放性骨折合并皮肤软组织坏死及骨缺损、骨外露的患者，创面感染严重，皮肤坏死创面大，伴有骨缺损，一期完全修复难度大，治疗周期长，住院花费高。我们制订了分步治疗的计划，最终供受区创面完全愈合，瘢痕小，骨愈合，患者较为满意。

· 病例介绍 ·

患者，男性，37 岁。主因左小腿外伤术后组织坏死、伤口感染并骨外露 2 周入院。查体：左下肢跨膝关节外固定支架固定，小腿上段前侧可见一约 20 cm×30 cm 坏死组织创面，红肿渗液，内侧可见骨外露，长约 10 cm，踝、足下垂畸形。诊断：左小腿上段皮肤软组织坏死并骨外露，左胫骨上段开放性粉碎性骨折并骨缺损。采用分期手术治疗，先行多次清创 VSD 负压引流，待受区创面条件改善后，切取健侧腓骨皮瓣，一期修复胫骨上段骨与软组织缺损。术后皮瓣成活，创面愈合，21 个月后复查，移植骨块完全愈合，已恢复行走功能（图 40-1）。

■ 治疗方法选择

该患者皮肤缺损面积较大，伴有骨外露、骨缺损，入院时有感染。如果一期同时修复骨缺损以及皮肤缺损，受区条件不成熟，也很难找到合适的供区，因此，为患者制订分期手术方案。先行 2~3 次清创 VSD 负压吸引术，积极纠正患者全身情况，创面感染控制、局部条件改善后，先行腓骨嵌合组织瓣游离移植，同时修复骨与软组织缺损。

■ 手术方法

受区准备 入院后注意纠正全身营养情况，局部创面行彻底清创，VSD 负压吸引术，使受区形成相对清洁、健康的骨与软组织缺损区，以创造条件进行复合组织移植，修复骨与软组织缺损。

皮瓣设计 用多普勒血流仪测定并标记腓动脉穿支血管发出处，以其为中心偏向后，根据骨缺损长度和创面形状、大小设计以腓动脉为总蒂，以其中段的弓状动脉带骨瓣、中段优势肌（隔）皮支或下段隔皮支带皮瓣，从而形成嵌合组织瓣。腓骨嵌合穿支皮瓣。腓骨远端至少保留 8 cm，以保持踝关

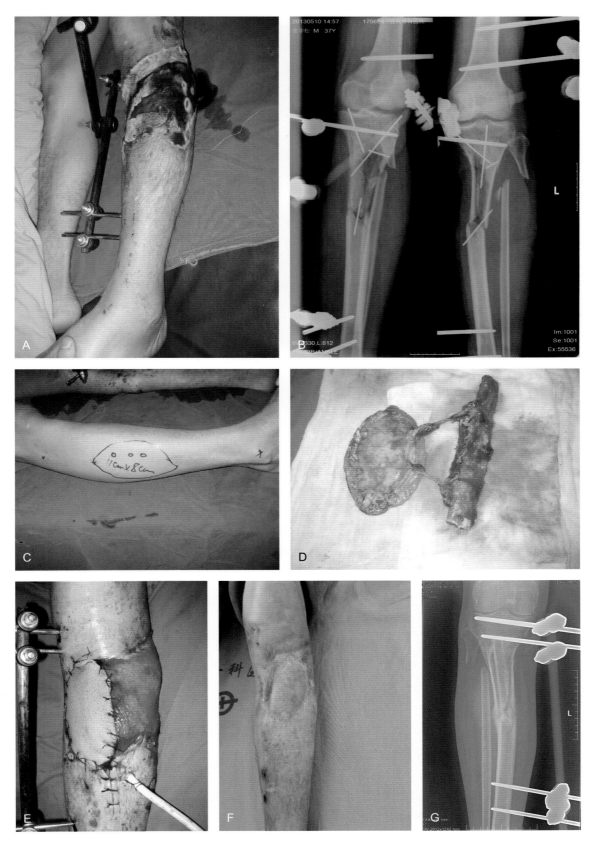

图 40-1　腓骨嵌合组织瓣游离移植治疗小腿上段骨与软组织缺损

A. 术前；B. 术前 X 线片；C. 术前皮瓣设计；D. 切取骨皮瓣；E. 移植术后；F. 术后 21 个月随访；G. 术后 21 个月 X 线片

节稳定，腓骨近端至少保留 3~4 cm，以避免损伤腓总神经。

穿支皮瓣切取 按皮瓣设计线。首先切开皮瓣前缘直达深筋膜下，将皮瓣从前向后翻起至小腿后肌间隔，仔细辨别和追踪肌间隔内穿支血管，保留两支管径合适的肌间隔穿支，适当调整皮瓣设计线后，结扎其余穿支，将穿支血管充分剥离并注意保护下切取、游离皮瓣待用。

腓骨瓣切取 自小腿后肌间隔（比目鱼肌和腓骨长肌之间）进入，在腓骨后沿穿支向深部逆追即可找到腓动、静脉，向近、远端探查并了解腓动脉大概走行，以防腓骨瓣游离切取时误伤。沿腓骨浅面锐性切断腓骨长、短肌，踇长伸肌和趾长伸肌的附丽，保留少量肌袖，注意保护胫神经踇长屈肌支。按设计骨膜下截骨腓骨两端，旋转牵拉腓骨以暴露并切开骨间膜，进一步切断小腿后群肌肉，显露腓血管[2-3]。

嵌合组织瓣移植 自远端向近端解剖腓动脉至所需长度。放松止血带，确认嵌合组织瓣血运良好后断蒂，移植至受区，将腓骨修整后嵌入骨缺损处并有效外固定，腓动、静脉分别与受区胫前动、静脉吻合。嵌合组织瓣将小腿内侧骨外露区覆盖。

全厚皮片游离移植 右小腿供区不能闭合，取同侧大腿上 1/3 内侧全厚皮片游离移植。

■ 注意事项

◎ 术前用多普勒血流探测仪检查确认腓动脉皮穿支的位置，以 1~2 支较粗肌皮穿支瓣为中心设计皮瓣。术中仔细辨认穿支皮瓣，精细操作。

◎ 腓骨远端参与踝关节的构成，腓骨下 1/4 段（通常为外踝尖以近 8 cm）不应切取，以保持踝关节的稳定性。

◎ 分离腓骨前面及内侧的肌肉时，应特别注意保护腓浅神经和腓深神经。

◎ 根据腓骨血液供应特点，切取腓骨时，其外侧肌附着处留约 0.3 cm 的一薄层即可；而内侧胫后肌及足踇长屈肌附着处需留 0.5~1.0 cm 肌肉，以免损伤腓骨的血供。

◎ 带血运腓骨嵌插到胫骨骨缺损两端髓腔时，注意保护血管蒂不受压，不扭转。根据情况，有必要加以克氏针临时固定（本病例未采用，术后早期远端略有移位，后期自行纠正）。

◎ 受区血管位置深，静脉口径不太匹配，吻合难度大，需耐心、精细操作，至少吻合"一动一静"。

参考文献

[1] 陈祥军，刘宁，雷雨，等. 各种组织瓣修复小腿软组织缺损及骨外露 [J]. 中国修复重建外科杂志，2007, 21（2）：211-212.
[2] 谢志平，庄跃宏，郑和平，等. 腓血管蒂腓骨嵌合组织瓣设计的解剖学基础 [J]. 中国临床解剖学杂志，2014, 32（3）：259-263.
[3] 柴益民，程天庆，汪春阳，等. 吻合血管复合腓骨穿支皮瓣的应用解剖及临床应用 [J]. 中华显微外科杂志，2009, 32（2）：113-115.

41

大段游离骨异位预构骨皮瓣二期回植修复骨与软组织缺损

河南省郑州解放军第 153 医院·周明武　张迅

　　早在 1966 年 Diller 等[1] 就首次证明了狗的含血管回肠片段能够维持预构皮肤皮下组织的存活，并提出了"预构"的概念，他认为通过预构的手段可形成本不存在的皮瓣或复合组织瓣。随着相关研究的不断深入，"预构"这一概念逐渐完善：根据缺损整复的需要，将骨和一些组织（如皮肤、血管、筋膜等）预先转移到特定的部位，制备成适当的复合组织瓣，待血液循环建立后，再以带蒂转移或游离移植的方式将组织瓣转移到缺损区进行重建[2]。时至今日，大网膜血管蒂、单纯血管束、肌肉血管蒂及异体血管束都可作为预构皮瓣的血供来源，而身体各部位的皮肤、筋膜、骨骼、肌肉甚至组织工程都可被预构成轴型皮瓣。本文介绍一例采用大段游离感染胫骨异位预构骨皮瓣，以健侧小腿内侧皮瓣与游离背阔肌皮瓣联合桥式转移修复患侧小腿创面，二期异位血管化预构骨皮瓣回植修复胫骨缺损。另一例采用大段游离污染胫骨异位预构骨皮瓣，二期异位血管化骨皮瓣原位回植修复骨及皮肤软组织缺损。

·病例介绍·

　　患者，男性，45 岁。因车祸致右胫腓骨开放性粉碎性骨折，在当地急诊行清创、皮瓣移植坏死，于伤后 4 周转入我院。查体：右小腿中下段可见一约 16 cm×28 cm 游离皮瓣覆盖，皮瓣呈黑紫已坏死，皮瓣下有较多脓性分泌物。X 线显示：右胫骨粉碎性骨折，有约 17.2 cm 游离完整骨段及较大骨片，腓骨骨折。入院给予抗感染、营养支持治疗 10 天，将胫骨游离骨块取出灭活后，植入大腿肌肉内，使骨块再血管化，同时对取出胫骨块的小腿创面清创、VSD 负压吸引，待创面条件改善后，行健侧胫后动脉供血携带背阔肌皮瓣桥式转移修复右小腿创面术，小腿创面愈合出院。1 年后，将异位预构血管化胫骨皮瓣游离回植修复右胫骨及皮肤软组织缺损。3 个月后，复查行 SPECT 检查显示：回植骨段骨代谢活跃；DSA 检测显示：回植骨段周围较前有更多的新生血管形成，患者开始下肢负重功能锻炼（图 41-1）。

■ 治疗方法选择

　　交通伤、机械伤、战创伤等高能量创伤所致的大段胫骨开放性粉碎性骨折常伴大面积皮肤软组织缺损，伤口内常存在大段游离骨段和碎骨块，且污染严重[3-7]。早期彻底清除污染的骨段可有效预防感染[8-9]，但会造成胫骨大段骨缺损，二期修复困难；若将游离骨段在体外灭菌后直接原位回植，可恢复骨的连续性[10-13]，但术后感染率很高[14-15]。本病例将自体游离骨段原位回植并外固定支架固定，术后发生感染，采取游离皮瓣移植修复创面，又因感染导致皮瓣坏死。对已经发生骨感染伴有大面积皮肤软组织感染，甚至是慢性感染者，骨折段内有多个较完整的骨段或多个较大骨折块，如果不将其去除，感染很难得到控制。只有将感染骨段等炎性组织一并彻底切除，感染病灶才有可能根治，但这势必会

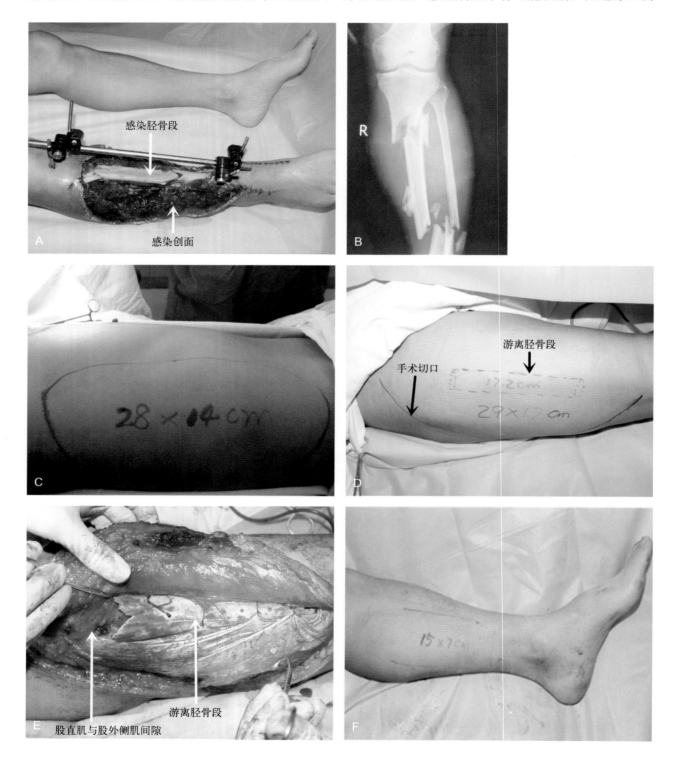

造成较大的骨段缺损，二期修复骨来源受限。我们设想将大段游离感染胫骨段取出，经体外灭菌后，将其异位于肌肉丰富的知名血管处使其再血管化以预构骨皮瓣，同时对感染创面行皮瓣移植修复，并抗感染治疗，待创面感染彻底治愈后，二期行带血管蒂的骨皮瓣原位回植，以修复骨及皮肤软组织缺

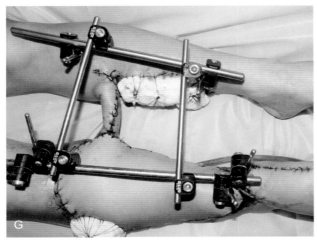
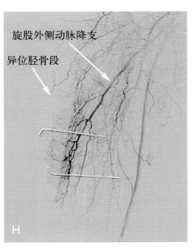
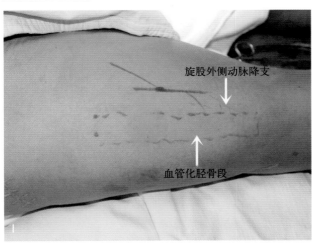
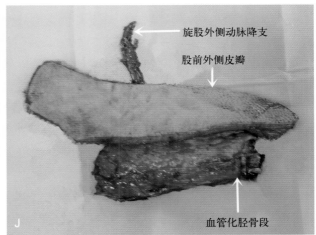
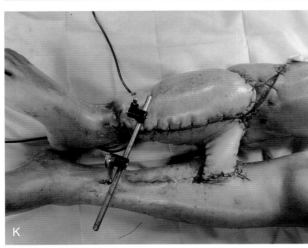
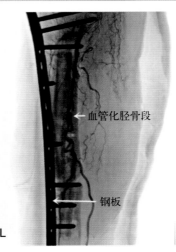

图 41-1　大段游离骨异位预构骨皮瓣修复骨与软组织缺损

A. 术前；B. 术前 X 线；C. 背阔肌皮瓣设计；D. 设计预构骨皮瓣的切口；E. 灭菌后的胫骨段填埋；F. 健侧胫后动静脉皮桥设计；G. 健侧胫后血管桥式吻合；H. 预构骨皮瓣术后 11 个月；I. 骨皮瓣设计；J. 游离出预构的骨皮瓣；K. 骨皮瓣移植术后；L. 术后 DSA 检测

损。该手术方案的优势在于：在控制感染和治疗创面的同时，完成了大段感染骨异位预构骨皮瓣，达到了废弃感染骨段再利用之目的，可预防或避免骨感染复发，缩短疗程。

■ 手术方法

右小腿清创及感染胫骨段取出体外灭菌　清除右小腿坏死皮瓣、去除炎性肉芽组织，见右胫骨中段约 16.5 cm 游离骨段外露，将长约 16.5 cm 游离骨段取出，并取出上端 1 块较大的游离骨折碎片约 3.5 cm×3 cm，测量右小腿创面约 28 cm×13 cm。将取出的感染骨段及骨片用过氧化氢（双氧水）、生理盐水交叉冲洗 3 遍，用 1.5 mm 钻头在骨段上每间隔 1.0~1.5 cm 钻孔打眼，然后放入 100 ℃ 无菌盐水中煮沸 30 分钟，碘伏浸泡 30 分钟，生理盐水中浸泡 10 分钟，并取骨标本送细菌培养，将游离骨折碎片与大段胫骨段捆扎固定备用。

大段游离胫骨段异位再血管化预构骨皮瓣　在右大腿前外侧以髂前上棘与髌骨外上缘连线画一直线，标出连线中点，以此连线作为上限，根据骨段长度、二期回植携带皮肤大小设计一弧形切口。设计切口时应注意避开旋股外侧动脉降支发出皮穿支走行区域，以免切开皮肤及皮下组织时损伤旋股外侧动脉降支发出皮穿支。沿弧形设计线切开皮肤及皮下组织，显露股直肌与股外侧肌，切开股前外侧肌肌膜，于股直肌与股外侧肌间隙找出旋股外侧动脉降支，将经灭菌处理后的胫骨骨段埋藏于股直肌与股外侧肌间隙、旋股外侧动脉降支外侧之股外侧肌肌膜下，用 2 枚 2.0 克氏针将骨段固定于股骨上，缝合股前外侧肌肌膜，缝合右大腿皮肤切口，放置引流条。

右小腿创面修复　右胫骨感染骨块取出行体外灭活后，残留的小腿巨大创面经多次清创、VSD 负压治疗，创面条件改善后，切取右侧背阔肌肌皮瓣游离移植。由于受区血管条件差，故采用左小腿胫后动脉为蒂的小腿内侧皮瓣，通过桥式交叉，将背阔肌皮瓣的营养血管胸背动脉与左侧胫后动脉吻合，小腿内侧皮瓣形成桥式交叉的血管，术后用骨外固定技术将双下肢平行固定。术后 2 个月行桥式皮瓣断蒂，将健侧胫后静脉和动脉断端行动静脉吻合，蒂部皮瓣保留，为二期血管化骨回植提供供血系统备用，左小腿植皮成活。

异位血管化预构骨皮瓣回植术　创面愈合 6 个月后，再次入院行血管化骨皮瓣原位回植术。术前行 DSA 检查显示血管已长入预构骨块，符合回植要求。于右小腿皮瓣内侧缘切开皮肤，逐层分离，暴露胫骨远、近骨折端，去除增生瘢痕组织、硬化骨质端及髓腔内肉芽组织，小腿切口探查健侧预留胫后动脉血管蒂皮桥内动脉和静脉通畅情况，以右大腿髂前上棘及髌骨外上缘连线中点旋股外侧动脉穿支发出点为中心设计复合组织皮瓣，皮瓣面积 19 cm×8 cm。沿设计线外侧缘切开皮肤及皮下组织，逐层分离至股外侧肌与股直肌间隙处，紧贴股外侧肌表面解剖，见异位血管化骨段与周围组织嵌合良好，按照股前外侧皮瓣切取方式逐步进行解剖，携带少量股外侧肌袖，解剖出异位血管化骨段内侧之旋股外侧血管，见有大量微小血管从旋股外侧血管发出至血管化骨表面膜状结构组织内，这种膜状结构类似骨膜组织，并与骨皮质结合紧密。切开类骨膜见出血活跃，用电动摆锯将血管化骨一端骨皮质截取 2 mm，见断面渗血活跃，分别取血管化骨近端、中段及远端少量类骨膜组织及骨端骨皮质送病理检测，高倍显微镜下观察血管化骨表面可见大量微血管生长，且见新生血管在骨质表面的压痕，证明了再血管化成功。在股直肌与股外侧肌间隙连同旋股外侧血管及其分支一起将骨段和皮瓣游离，注意保护其于皮瓣相连部分穿支，完全带骨块分离后，观察皮瓣血运良好，镜下探查骨块两端可见渗血及滋养血管。于旋前外侧动脉起始部切断，并结扎血管。将取出皮瓣及骨块置于右小腿骨缺损处，用胫骨外侧解剖锁定 11 孔钢板固定骨块与胫骨两端。显微镜下 8-0 无创缝合线吻合股前外侧动脉与健侧肢体预留的胫后动脉及其伴行静脉，一次性通血成功。于右侧髂前上棘处斜行切开，骨凿取出部分髂骨修剪成骨条，植于胫骨骨折端。分别于胫骨下段及股骨下段打入外固定螺钉，平行固定双下肢。

■ 注意事项

◎ 游离骨段异位预构骨皮瓣时，手术切口的设计应考虑到二期回植时受区皮肤紧张的情况，故在设计旋股外侧皮瓣时，应将髂前上棘与髌骨外侧缘连线作为皮瓣的上线，下线应为二期回植时所携带皮瓣宽度以外的范围，其长度应大于骨段 4~6 cm。

◎ 游离骨段异位于旋股外侧动脉降支附近，暴露时应避免损伤旋股外侧动脉降支发出的肌肉分支和皮穿支血管，以免影响游离骨段预构血管化骨皮瓣的进程，同时还能保证二期回植时所携带的股前外侧皮瓣有良好的血供。

◎ 带血管蒂骨皮瓣原位回植时要充分考虑到钢板应放置的位置，既不会挤压到旋股外侧动脉降支，又不会过度将皮瓣与骨段分离而影响其血运，还能方便钢板固定和将来钢板取出。

◎ 感染性游离骨段有硬化坏死的病理性改变，新生血管难以侵入，其异位再血管化预构骨皮瓣的过程相对于游离污染骨段迟缓。因此，对于有病理性改变的感染骨段，其预构骨皮瓣的时间应相对延长，以确保足够多的血管进入骨段内。

◎ 对于感染性粉碎性骨折，由于局部炎症刺激导致软组织瘢痕形成，血运较差，抗生素很难通过血液循环到达病灶，深层细菌处于静止期，虽无感染症状表现，当身体抵抗力下降，处于静止期的深层细菌易大量繁殖从而导致感染复发。因此，感染创面的抗感染治疗时间应相对延长，以减小回植后感染复发的风险，一般建议手术时机应在创面感染控制 6 个月后进行。

◎ 骨皮瓣原位回植时，因患肢主干血管损伤、长段缺损或病理改变，患肢曾严重感染，血管炎性反应重等原因所致的患肢无可供吻合的血管时，可采用健侧胫后血管桥式转移吻合旋股外侧动静脉，为骨皮瓣提供血供。

参考文献

[1] Diller J G, Hartwell S W, Anderson R, et al. The mesenteric vascular pedicle：Review of its clinical uses and report of experiments in dogs[J]. Cleve clin Q, 1966, 37：163.

[2] Safak T, Akyürek M, Ozcan G, et al. Osteocutaneous flap prefabrication based on the principle of vascular induction：an experimental and clinical study[J]. Plast Reconstr Surg, 2000, 105（4）：1304-1313.

[3] 徐永清，林月秋，李军，等. 皮瓣联合外固定架治疗胫骨骨折伴小腿软组织缺损 [J]. 中华显微外科杂志，2004, 27（3）：164-165.

[4] 刘峰，张治国. 高能量创伤致长管状骨骨折手术治疗临床分析 [J]. 中国伤残医学，2013, 21（5）：81-82.

[5] 马永东，林文茂，任群洲，等. 高能量创伤所致长管状骨骨折手术治疗分析与探讨 [J]. 中国矫形外科杂志，2007, 15（2）：107-109.

[6] 刘会仁，王立新，张艳茂，等. 组织移植结合骨滑移治疗小腿皮肤软组织伴大段胫骨缺损 [J]. 中国修复重建外科杂志，2013, 27（3）：295-298.

[7] 赵永军，张树明，朱泽兴，等. 伴有大段骨及严重软组织缺损的肢体创伤的修复进展 [J]. 中国矫形外科杂志，2013, 21（10）：993-996.

[8] 占允中，叶舟，占蓓蕾. 重度开放性下肢骨折感染的治疗 [J]. 中华医院感染学杂志，2013, 23（19）：4712-4713.

[9] 李筱轶，孔明，冯忠军，等. 清创术对预防开放性骨折感染的重要性 [J]. 中华医院感染学杂志，2008, 18（11）：1626.

[10] Farrelly E, Ferrari L, Roland D, et al.Reimplantation of an extruded osteoarticular segment of the distal tibia in a 14-year-old girl. Case Report and Review of the Literature[J].J Orthop Trauma, 2012, 26：e24–e28.

[11] Mazurek M T, Pennington S E, Mills W J. Successful reimplantation of a large segment of femoral shaft in a type Ⅲ A open femur fracture：a case report[J]. J Orthop Trauma, 2003, 17：295–299.

[12] Kumar P, Shrestha D, Bajracharya S. Replacement of an extruded segment of radius after autoclaving and sterilizing with gentamicin[J]. J Hand Surg [Br], 2006, 31：616–618.

[13] 柳远春，谭本玉，宋斌. 自体骨回植治疗胫骨开放性骨折并骨缺损 1 例 [J]. 实用骨科杂志，2009, 15（12）：950-951.

[14] Edwards C C, Simmons S C, Browner B D, et a1. Severe open tibial fractures. Results treating 202 injuries with external fixation[J]. Clin Orthop Relat Res, 1988, 230（230）：98-115.

[15] 王文军，王秀义，王文强，等. Ilizarov 技术 1 次手术治疗大段感染性骨缺损 [J]. 中国伤残医学，2011, 19（8）：47-48.

42 骨间后动脉桡侧支穿支蒂前臂后皮神经营养血管皮瓣游离移植修复手指缺损

温州医科大学附属第二医院·池征璘
杭州市第一人民医院·唐亮

严重手指损伤常导致软组织缺损，需要采用皮瓣修复。传统的修复方法常常需要经过多次手术，病程时间长，患者痛苦大，手功能恢复还不尽人意。穿支蒂皮神经营养血管皮瓣既可克服上述不足，又可以安全、可靠、灵活地切取，更加准确、美观地修复创面[1, 2]。游离穿支蒂皮神经营养血管皮瓣自 Bertelli 和 Masquelet 报道以来在临床得到广泛应用，但临床应用的报道较少[3, 4]。笔者采用以骨间后动脉桡侧支为蒂的前臂后皮神经营养血管皮瓣游离移植一期修复手指软组织缺损，获得比较满意的疗效。

·病例介绍·

患者，男性，28 岁。左手机器绞伤于当地医院急诊行清创缝合。术后左手环指和小指近节指骨干性坏死，左手中指指腹皮肤软组织广泛坏死。转入我院后于臂丛麻醉下行左手环指和小指残端修整术，设计切取以骨间后动脉桡侧支后支为蒂的游离前臂后皮神经营养血管皮瓣修复中指创面。前臂供区植皮修复。术后皮瓣血运良好，创面愈合顺利。术后 4 个月复查，皮瓣外形满意，手功能恢复良好（图 42-1）。

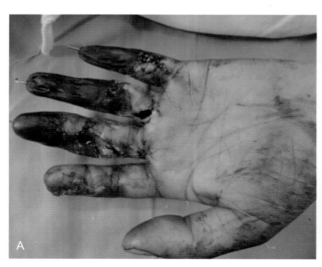
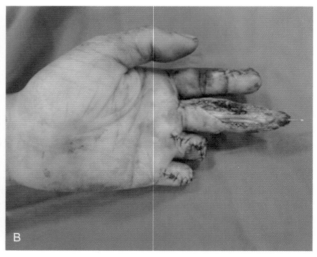

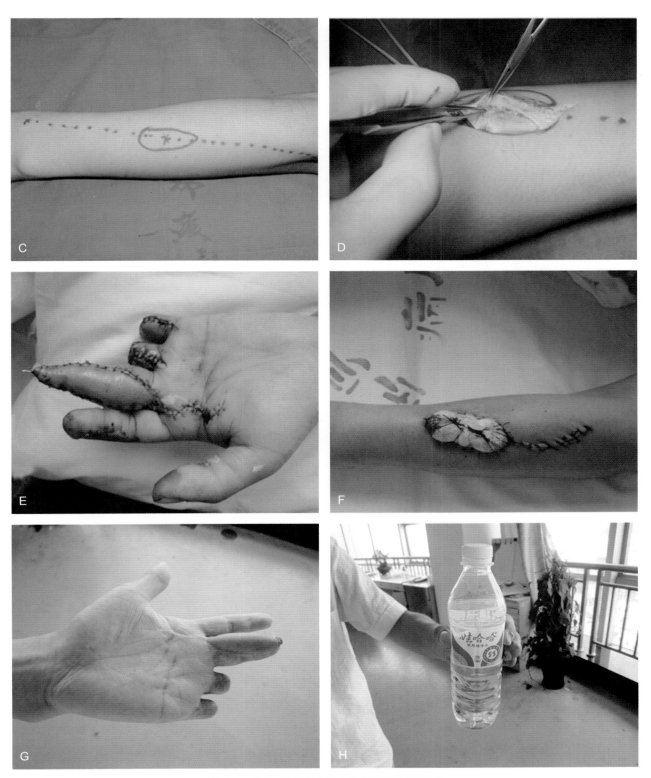

图 42-1　前臂后皮神经营养血管皮瓣修复手指缺损
A. 左手绞伤后转院，术前情况；B. 术中清创后情况；C. 皮瓣设计；D. 显露穿支；E. 术后皮瓣血运良好；
F. 供区植皮修复；G、H. 术后 4 个月随访

■ 治疗方法选择

皮神经营养血管皮瓣自 1992 年由 Bertelli 和 Masquelet 分别经解剖研究提出以来得到广泛应用，具有设计灵活、手术简便、不牺牲主干血管的特点[3, 4]，其突出优势在于能够沿皮神经营养血管轴切取长距离皮瓣[5-8]。解剖研究表明[9]，沿皮神经干有皮神经旁血管网及皮神经内血管网两列纵向链状吻合血管，可以确保皮瓣长距离血供。穿支皮瓣是指仅以管径细小（0.5~0.8 mm）的皮肤穿支血管供血的皮瓣[10, 11]，但由于穿支血管往往细小，供血体区不大，单纯穿支皮瓣切取面积有限，仅局限应用于躯干部某些特殊区域或肢体小面积创面的治疗，很难满足肢端大面积皮肤缺损创面修复。穿支蒂皮神经营养血管皮瓣是结合了穿支皮瓣和皮神经营养血管皮瓣两术式的演变形式，采用发自深部的穿支动脉（类似雨伞的中轴）供血，通过吻合发散的血管分支与皮神经营养血管网，扩大了沿血管网方向的轴向运行距离，从而可以安全切取较长、面积较大的皮瓣[1, 2, 12]，拓展了皮神经营养血管皮瓣的临床应用，同时解决了单纯穿支皮瓣可用面积有限的问题[13-16]。

我们在临床切取皮瓣时发现骨间后动脉桡侧支穿支的位置相对恒定，在指伸肌与桡侧腕短伸肌的肌间隙之间（肱骨外上髁下 12~16 cm）穿过深筋膜至皮下，并分出众多的细小血管与前臂后皮神经的神经旁和神经干血管链的分支密切吻合，在指伸肌与桡侧腕短伸肌之间形成顺沿肌间隙和前臂后皮神经纵轴的血管丛，与解剖报道的数据一致[17-19]。以骨间后动脉桡侧支和前臂后皮神经营养血管的解剖为基础，可以设计以骨间后动脉桡侧支后支为蒂的前臂后皮神经营养血管皮瓣，用于游离移植，一期修复手部软组织及指骨缺损。我们认为，采用此方法对手部软组织缺损合并有指骨缺损的患者进行手指一期修复是一个较好的选择。

该皮瓣用于修复手部创面有以下优点：①骨间后动脉桡侧支及其伴行静脉管径与手指血管较匹配，血管解剖位置恒定，位置较表浅，解剖游离方便，血管蒂可切取长度较长。②该皮瓣与手背皮肤相近，且可携带神经以恢复感觉，修复后外形与功能均较满意。③皮瓣血运丰富，可切取较大面积皮瓣，愈合快，术后可早期功能锻炼，有利于手功能的恢复。④骨间后动脉桡侧支为上肢非主干血管，切取后对上肢无明显影响。⑤可以在分离血管蒂时分离穿支发出点远端骨间后动脉桡侧支较长节段，用于制备"Flow-through"瓣，重建受区血管的连续性。⑥与骨间后动脉皮瓣相比较，骨间后动脉桡侧支无神经伴行，以骨间后动脉桡侧支为蒂在解剖分离时不必担心损伤神经并发症的发生。⑦供区可以选择同侧肢体或对侧肢体，体位方便，可同时进行两组手术组，手术可在臂丛麻醉下完成。

■ 手术方法

皮瓣设计　推荐术前常规多普勒超声探测穿支位置。根据受区缺损的大小、形状和前臂后皮神经外侧支营养血管的特点，于前臂旋前位设计皮瓣，沿肱骨外上髁至桡骨茎突的连线为皮瓣的轴心线，皮瓣中心点位于皮穿支穿出深筋膜处。

皮瓣切取　全身麻醉或臂丛麻醉下施行，上肢上止血带同时不驱血，先切开皮瓣桡侧设计线的皮肤皮下组织，显露皮下静脉并选择口径合适的浅静脉，分离足够长度后结扎离断备用，进一步切开深筋膜，在深筋膜深面向尺侧掀起皮瓣，至指伸肌与桡侧腕短伸肌间隙，根据充盈的伴行静脉确定皮穿支发出的部位并细心保护。转而切开皮瓣其他周缘皮肤皮下组织，深筋膜下掀起皮瓣至穿支血管附近，沿途切断结扎细小的血管分支，分别在皮瓣近、远侧两端显露并切断前臂后皮神经使其携带于皮瓣内，牵开肌肉，逆行细致分离穿支血管束至骨间后动脉桡侧支主干平面，并根据需要分离切取足够长度的血管蒂。松开止血带，确定皮瓣血运良好后准备转移。

皮瓣移植　骨间后动脉桡侧支与中指桡侧指固有动脉端－端吻合，骨间后动脉桡侧支后支伴行静脉和皮瓣浅静脉分别与中指指背两支皮下静脉端－端吻合，左中指桡侧指固有神经与皮瓣内的前臂后侧皮神经缝合。

■ 注意事项

◎ 推荐术前常规行多普勒超声血流仪检查，明确骨间后动脉桡侧支走行及其穿支位置，以 1~2 支穿支为中心预设计皮瓣。由于前臂皮肤移动度较大，肌间隔位置会有较大变化，需在前臂旋前位标记皮瓣体表轴线，否则皮瓣设计线会产生偏移。

◎ 在切开皮瓣桡侧明确穿支具体位置和粗细后，选取其中 1~2 支较粗的穿支为中心调整皮瓣位置的设计。

◎ 切取供区时应保护好包绕前臂后皮神经及其周围营养血管的筋膜组织，通过在深筋膜深面进行切取，可以安全迅速完成操作。如骨间后动脉桡侧支穿支血管较为细小，应当保留其附近的血管周围组织，避免过分裸露血管。切取的皮瓣宽度超过 3 cm 时，供区创面往往无法直接闭合，需进一步植皮修复，术前需耐心和患方进行沟通。

参考文献

[1] 柴益民, 林崇正, 邱勋永, 等. 带皮穿支血管的皮神经营养血管皮瓣的临床应用 [J]. 中华整形外科杂志, 2006: 34-37.

[2] 王快胜, 柴益民, 邱勋永, 等. 腓动脉穿支蒂腓肠神经营养血管皮瓣的临床应用 [J]. 中国修复重建外科杂志, 2005: 998-1000.

[3] Bertelli J A, Catarina S. Neurocutaneous island flaps in upper limb coverage: experience with 44 clinical cases[J]. J Hand Surg Am, 1997, 22: 515-526.

[4] Masquelet A C, Romana M C, Wolf G. Skin island flaps supplied by the vascular axis of the sensitive superficial nerves: anatomic study and clinical experience in the leg[J]. Plast Reconstr Surg, 1992, 89: 1115-1121.

[5] 刘波远, 郝新光, 宫美顺, 等. 小腿皮神经伴行血管蒂皮瓣的解剖及临床应用 [J]. 中华整形外科杂志, 2000: 22-24, 65.

[6] 周礼荣, 丁任, 蔡仁祥, 等. 四肢皮神经营养血管皮瓣的临床应用 [J]. 中华显微外科杂志, 2000: 25-27.

[7] Voche P, Merle M, Stussi J D. The lateral supramalleolar flap: experience with 41 flaps[J]. Ann Plast Surg, 2005, 54: 49-54.

[8] 李自力, 肖向阳, 严晓寒, 等. 超长腓肠神经营养血管蒂逆行岛状皮瓣移位修复足底软组织皮肤缺损 [J]. 中国修复重建外科杂志, 2007: 209-210.

[9] 钟世镇, 徐永清, 周长满, 等. 皮神经营养血管皮瓣解剖基础及命名 [J]. 中华显微外科杂志, 1999: 37-39.

[10] Saint-Cyr M, Wong C, Schaverien M, et al. The perforasome theory: vascular anatomy and clinical implications[J]. Plast Reconstr Surg, 2009, 124: 1529-1544.

[11] Taylor G I, Palmer J H. The vascular territories (angiosomes) of the body: experimental study and clinical applications[J]. Br J Plast Surg, 1987, 40: 113-141.

[12] 陈雪松, 肖茂明, 王元山, 等. 腓动脉主穿支蒂腓肠神经营养血管皮瓣修复足踝部中小面积软组织缺损 [J]. 中国修复重建外科杂志, 2009: 212-214.

[13] Chang S M, Zhang F, Yu G R, et al. Modified distally based peroneal artery perforator flap for reconstruction of foot and ankle[J]. Microsurgery, 2004, 24: 430-436.

[14] 蔡培华, 刘生和, 王海明, 等. 游离移植腓动脉穿支蒂腓肠神经营养血管皮瓣的临床应用 [J]. 中国修复重建外科杂志, 2008: 724-727.

[15] Chai Y, Zeng B, Cai P, et al. A reversed superficial peroneal neurocutaneous island flap based on the descending branch of the distal peroneal perforator: clinical experiences and modifications[J]. Microsurgery, 2008, 28: 4-9.

[16] Kawamura K, Yajima H, Kobata Y, et al. Clinical applications of free soleus and peroneal perforator flaps[J]. Plast Reconstr Surg, 2005, 115: 114-119.

[17] 郑和平, 陈鹏, 洪发兰, 等. 前臂后外侧中段穿支蒂皮神经营养血管皮瓣的应用解剖 [J]. 中国临床解剖学杂志, 2010: 358-362.

[18] Gao W, Yan H, Li Z, et al. The free dorsoradial forearm perforator flap: anatomical study and clinical application in finger reconstruction[J]. Ann Plast Surg, 2011, 66: 53-58.

[19] Zhuang Y H, Lin J, Fu F H, et al. The posterolateral mid-forearm perforator flap: anatomical study and clinical application[J]. Microsurgery, 2013, 33: 638-645.

43

撕脱手掌足底皮肤预制回植

陕西省西安凤城医院·郑晓菊

　　手掌和跖底是特殊组织机构，一旦缺损需用类似组织修复才能获得理想治疗效果[1]。我们对完全离体或少许组织相连无法重建血供足底及手掌撕脱皮肤，预制在可形成皮瓣的地方，再以皮瓣为载体回植足底或手掌部 27 例，经 1~5 年的随访疗效总体满意。

·病例介绍 1·

　　患者，男性，35 岁。机器致左手掌、背侧皮肤自腕关节处逆行撕脱至远指间关节，其中拇指皮肤完全脱套。彻底清创后重建示指血运，中指、环指、小指骨及软组织损伤严重，给予截指。将手掌撕脱皮肤修剪成全厚皮片备用。根据术前用多普勒血流测定仪确定旋股外侧动脉降支至股前外侧的皮肤穿支点，设计撕脱皮肤回植区域，切取回植区中厚皮片植于手背创面，将手掌撕脱皮片植于股前外侧创面，手部创面油纱覆盖。术后 14 天手背部与股前外侧植皮均成活，切取包含回植皮肤的股前外侧皮瓣游离移植于手掌创面及拇指掌背侧。皮瓣成活，术后 2 年手掌回植皮肤恢复皮纹及掌纹，拇指恢复指纹，外形及功能良好，持物稳定，抓捏功能良好，无磨破现象（图 43-1）。

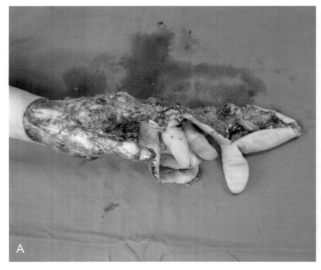
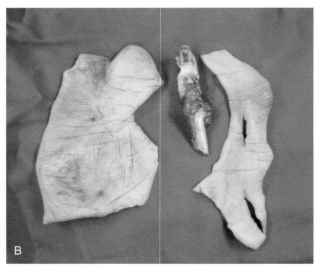

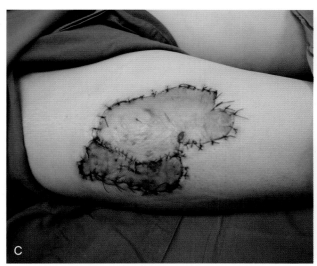

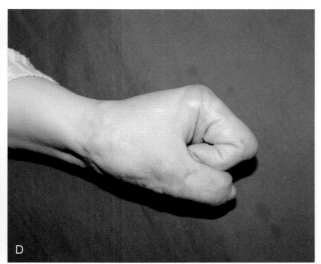

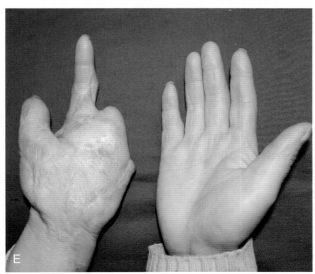

图 43-1 股前外侧预制皮瓣修复手掌部撕脱伤

A. 全手逆行皮肤撕脱伤；B. 将撕脱皮肤清创修剪成全厚皮片；C. 回植于股前外侧；D. 回植皮肤无颜色改变；

E. 回植术后 2 年，恢复皮纹和掌纹

· 病例介绍 2 ·

　　患者，男性，42 岁。车祸致右足跖、背侧皮肤完全撕脱。彻底清创后将足底撕脱皮肤修剪成全厚皮片备用。于旋股外侧动脉降支至股前外侧的皮肤穿支点，设计撕脱皮肤回植区域，并切取中厚皮片植于足背创面。将足底撕脱皮肤回植于股前外侧创面，足部创面放置 VSD 负压吸引。术后 18 天足背部与股前外侧植皮均成活，切取包含回植足底皮肤的股前外侧皮瓣游离移植于足底创面。皮瓣成活，术后 2 年足底回植，皮肤厚韧，皮肤颜色及质地接近正常皮肤，角质化明显，行走无破溃（图 43-2）。

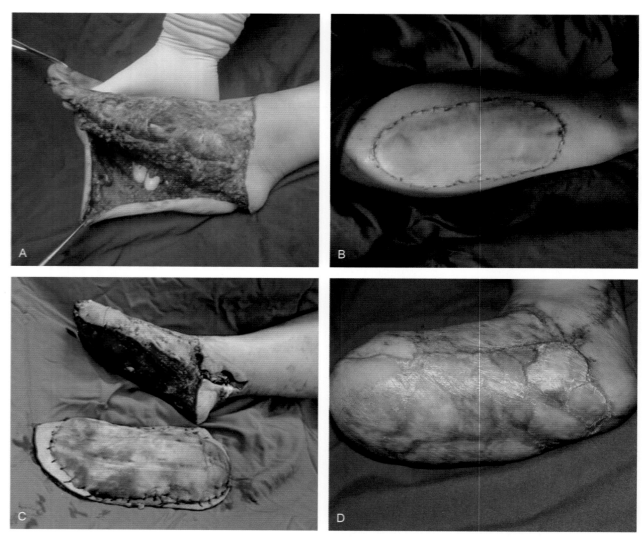

图 43-2　股前外侧预制皮瓣修复足底部撕脱伤
A. 全足撕脱伤；B. 足底皮肤预构于股前外侧；C. 以皮瓣为载体切取预制皮肤；D. 术后 2 年外形

■ 治疗方法选择

　　手掌和跖底是特殊组织机构，超厚的角化层使组织硬韧、耐磨，且感觉丰富，身体任何其他部位的皮肤都不具备此特点，一旦缺损，尤其是大面积缺损，无替代组织修复，这是临床治疗中十分困难的问题[2-4]。撕脱皮肤直接缝合，难免坏死；肉芽生长后植皮、各种皮瓣的覆盖等封闭创面，修复后负重行走时常出现负重区的破溃，不耐磨耐压，易出现磨破、烫伤、冻伤和继发溃疡等情况，而且负重行走不稳，影响正常生活和工作。我们对完全离体或少许组织相连无法重建血供足底及手掌撕脱皮肤，预制在可形成皮瓣的地方，再以皮瓣为载体回植到足底或手掌部。由于原来手掌或足底撕脱的皮肤在寄养部位重新获得血供，再通过吻合血管的组织移植，将带有足底或手掌部的皮肤回植到足底或手掌部。

■ 手术方法

　　撕脱组织皮瓣预制　　在臂丛和硬膜外或全身麻醉下行清创术。将撕脱皮肤清创，剪除坏死组织，剔除皮下脂肪至真皮下，加以拼缝修剪，以旋股外侧动脉皮穿支或小腿外侧腓动脉穿支为中心去除相应形状的表皮，将修剪的撕脱皮肤移植在其上，加压包扎。面积小可植在小腿外侧，面积大则植于股前外侧，供区切取表皮可植在手或足其他同时受伤的创面上。7天后去除加压包，预制组织成活后，以皮瓣为载体切取之并移植于受区。

手足创面修复 撕脱皮肤去除后，手或足创面清创，反复冲洗，将能接受植皮部位用皮瓣预制区所取表皮一期植皮，并加压包扎，其他部位创面用油纱或 VSD 覆盖。皮瓣移植当日，创面再次清创，将预制组织置放在手掌或足底原位，适当缝合固定。行血管、神经吻合，在手部找出桡动脉或尺动脉及桡神经浅支，将其与旋股外侧动静脉及旋股外侧皮神经分别吻合；在足部找出胫前或胫后动静脉及腓深神经皮支，分别与旋股外侧动静脉及股前外侧皮神经吻合，或与腓动、静脉及腓肠外侧皮神经吻合。

术后处理 术后严密观察皮瓣血运，有问题及时处理。若无骨折脱位，术后3周开始逐渐负重行走。

■ 注意事项

◎ 载体的选择：应选择在皮瓣血管变异小的区域作为撕脱足底或手掌皮肤的载体，如股前外侧或小腿前外侧。确定好穿支血管部位，按撕脱足底或手掌皮肤的大小，在选定的载体部位切取表层皮肤后，将撕脱足底或手掌皮肤植入。切取时确定穿支一定细心，如果穿支血管较细，应多携带血管周围组织，并与主干相连，确保皮瓣血供。皮瓣断蒂后移至受区，适当去除皮下脂肪，保留脂肪厚度约1 cm。

◎ 回缩问题：所有病例在半年内均有 5%~10% 回缩，本组中有 2 例回缩在 15% 左右。回顾分析此2 例患者，其中 1 例为全足机器挤压撕脱伤，组织完全离体并被碾压在机器中，组织有块状坏死，瘢痕愈合挛缩，另初期预制手术时，恐撕脱皮肤不成活，去除其大部分真皮层，只保留了小部分真皮和表皮层，出现明显回缩，我们认为回缩原因与预制皮片与皮瓣真皮间形成瘢痕和撕脱皮肤坏死区域瘢痕愈合挛缩有关，还与撕脱皮肤清创过薄有关。基于此特点，以皮瓣为载体回植至足底时，要将相对完整撕脱预制的皮肤放在负重区，并扩大负重区域周围的面积，以防回缩后负重区无足底皮肤覆盖。

参考文献

[1] 侯春林，顾玉东 . 皮瓣外科学 [M]. 上海：上海科学技术出版社，2013：174-175.

[2] Ruatio J. Resurfacing and sensory of the soie[J]. Clin Plast Surg, 1991, 18 (3)：615.

[3] 王剑利，王成琪，付兴茂，等 . 预制复合皮瓣修复足底负重区软组织缺损初步报告 [J]. 中华显微外科杂志，2000, 23 (2)：99-100.

[4] 郑晓菊，商立民，王新宏，等 . 手掌及足底皮肤撕脱预制回植利用及随访报告 [J]. 中华显微外科杂志，2015, 38 (3)：292-294.

44

桡侧副动脉后支为蒂的嵌合骨皮瓣
游离移植修复手指复杂缺损

温州医科大学附属第二医院·池征璘
杭州市第一人民医院·唐亮

　　严重的手指损伤常常导致皮肤软组织与指骨复合缺损，应用传统方法常常需要经过多次手术才能达到立体修复，病程长，患者痛苦大，手功能恢复还不尽人意[1]。虽然应用足趾游离移植可以一期修复手指复杂缺损并获得最佳效果，但很多患者拒绝牺牲足趾[2, 3]。我们采用以桡侧副动脉后支为蒂的嵌合骨皮瓣游离移植的方法一期修复手部软组织合并指骨缺损，获得比较满意的临床疗效。

　　· 病例介绍 ·

　　　患者，男性，26岁。左手压砸伤急诊行清创缝合、示指骨折内固定术。术后左手示指指背皮肤软组织坏死，示指中节指骨长段缺损。设计切取以桡侧副动脉后支为蒂的游离嵌合骨皮瓣，其中以肱骨瓣修复示指中节指骨缺损，以皮瓣修复示指指背创面。直接缝合上臂供区。术后皮瓣血运良好，创面愈合顺利。术后4个月复查，皮瓣外形满意，示指中节指骨与骨瓣骨性愈合，供区仅遗留线形瘢痕（图44-1）。

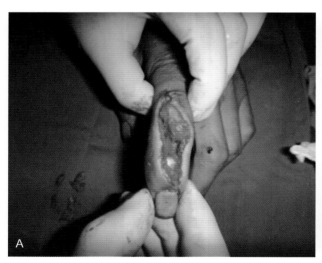
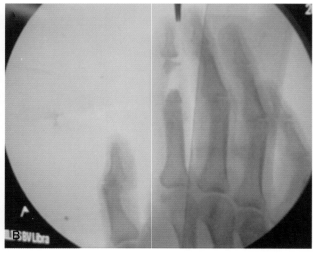

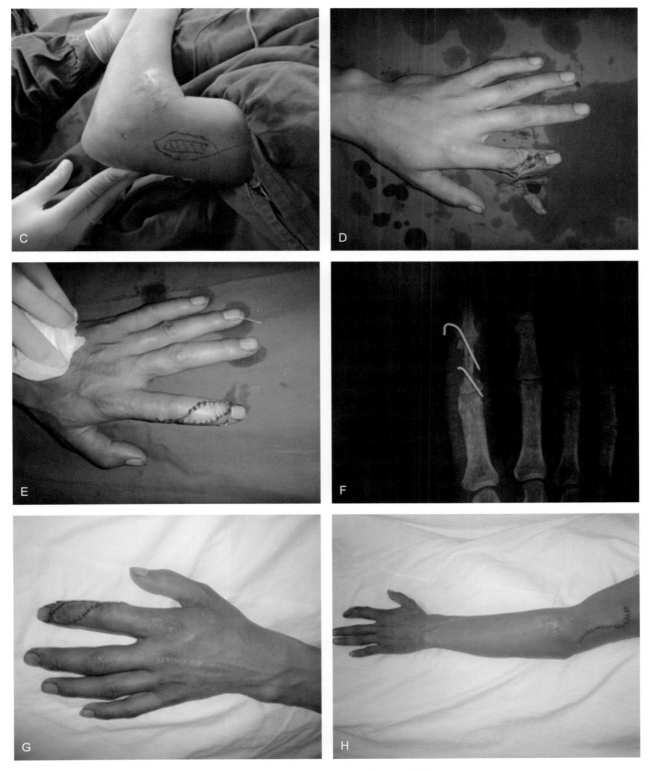

图 44-1 桡侧副动脉后支骨皮瓣修复手指缺损

A. 左示指压砸伤术前情况；B. 术前指骨缺损情况；C. 皮瓣设计；D. 嵌合骨皮瓣完成切取；E. 术后嵌合瓣血运良好；

F. 术后骨瓣对位情况；G. 术后 2 周嵌合瓣情况；H. 术后 2 周供区愈合良好

■ 治疗方法选择

严重的手部皮肤软组织缺损往往合并肌腱、骨骼、关节或血管和神经的缺损，较难修复。传统方法通常先以皮瓣覆盖创面，待皮瓣愈合后再行髂骨块移植，由于髂骨块无血供，骨端愈合能力不佳，骨不连、骨吸收时有发生[1]。足趾游离移植可以一期立体修复手指复杂缺损并获得最佳效果，但以牺牲足趾为代价，随着生活水平的提高和审美观念的改变，越来越难以为患者所接受[2, 3]。嵌合皮瓣最早由 Hallock 提出[4]，是指在同一个血管体区（供区）内切取的包含 2 个或 2 个以上不同种类的独立组织瓣（如肌肉、皮肤、骨骼等），这些独立组织瓣中至少含有一个穿支皮瓣，且供血动脉起源于同一级源动脉，吻合一组血管蒂（即母体血管）即可同时重建多个独立组织瓣的血液循环。适用于修复合并骨骼或肌肉等深部组织缺损（深部无效腔）的创面，通常以骨瓣或肌瓣填塞深部无效腔，穿支皮瓣覆盖浅表创面[5-8]。

以桡侧副动脉的解剖为基础，可以设计以桡侧副动脉后支为蒂的嵌合骨皮瓣，用于游离移植，一期修复手部软组织及指骨缺损[9]。我们认为，对于手部软组织缺损合并有指骨缺损的患者，如患者不愿意牺牲足趾，可首选此方法进行一期修复。其优点有：①桡侧副动脉后支及其伴行静脉管径与手指血管较匹配，血管解剖位置恒定，位置较表浅，解剖游离方便，血管蒂可切取长度较长。②该皮瓣与手背皮肤相近，且可携带神经以重建感觉，修复后外形与功能均较满意。③肱骨瓣血运丰富，愈合快，术后可早期进行功能锻炼，有利于手功能的恢复。④桡侧副动脉为上肢非主干血管，切取后对上肢无明显影响。由于该血管的皮支较多，可同时设计一蒂供应相对独立的皮瓣及骨瓣的嵌合组织瓣，用于修复合并骨缺损的手部皮肤缺损。本组病例效果满意皆源于此。⑤为最大限度减小受区损伤，可以在分离血管蒂时一并切取桡侧副动脉前支，用于制备"Flow-through"嵌合瓣，重建受区血管的连续性。⑥供区可以选择同侧肢体或对侧肢体，体位方便，手术可在臂丛麻醉完成。

■ 手术方法

皮瓣设计　选择同侧上臂为供区。以三角肌止点及肱骨外上髁连线为轴心线，在上臂下段设计面积较手部创面长宽各延长约 0.5 cm 的皮瓣。

嵌合瓣切取　先做皮瓣背侧外缘切口，切开深筋膜，从外至内掀起皮肤显露进入皮瓣的穿支，向近端延长蒂部切口，逆行分离穿支至其发出平面，显露桡侧副动脉后支，保护其向肱骨远段外侧发出的骨膜支。转而切开皮瓣内侧缘，将肱桡肌向前牵开，将肱三头肌向后牵开，进一步全段显露桡侧副动脉后支及骨膜支。根据指骨缺损，在肱骨远端外侧用微型摆锯切取骨瓣，转而向近端逆行游离桡侧副动脉后支至足够长度。如受区血管为桡动脉浅支及头静脉属支，则需要进一步分离血管蒂至桡侧副动脉前支以近平面。沿途小心分离并牵开保护前臂后侧皮神经和臂后侧皮神经，视受区需要切取臂后侧皮神经使其携带于皮瓣内。

皮瓣移植　依次端–端吻合桡侧副动脉后支与示指桡侧指固有动脉，桡侧副动脉后支伴行静脉与示指指背皮下静脉，缝合左手示指桡侧指固有神经与皮瓣内的上臂后侧皮神经。

受区处理　常规手部彻底清创，修整骨缺损断端，显露指固有动脉及指背静脉备用。将嵌合骨皮瓣转移至手指，先用克氏针固定骨瓣以重建指骨的连续性，再缝合皮瓣与创面，吻合指固有动脉与桡侧副动脉后支，吻合指背静脉与桡侧副动脉后支伴行静脉，缝合指固有神经与上臂后侧皮神经。供区创面直接闭合。

■ 注意事项

◎ 推荐术前常规行多普勒超声血流仪检查，明确桡侧副动脉走行及其穿支位置，以 1~2 支穿支为中心预设计皮瓣，切开皮瓣一侧明确穿支具体位置和粗细，然后选取其中 1~2 支较粗的穿支为中心调整皮瓣的设计。

◎ 桡侧副动脉及其背侧支沿途有不少分支进入肱三头肌（腱）、肱桡肌、桡侧腕长伸肌和肱骨外髁骨膜，根据创面组织缺损情况可以同时设计切取嵌合带血运的肱骨骨（膜）瓣和肌（腱）瓣以修复复杂组织缺损。

◎ 桡神经及其深浅支与血管蒂伴行关系密切，切取皮瓣、骨（膜）瓣时均应细心保护，防止桡神经损伤。

◎ 切取供区时应保护好骨膜支，桡侧副动脉背侧支向前、后分布的骨膜支部分先穿行于肌肉达骨膜，部分穿越骨膜表层肌肉，凿取骨膜时应保留其表面一层薄肌袖，以保护骨膜支血管。由于桡侧副动脉后支在肱骨上骨膜主要集中于肱骨下段 6 cm 范围内，切取骨瓣大小一般不超过 6 cm × 1 cm，切取过多会导致肱骨生物力学的改变 [10]。

参考文献

[1] Taylor G I. The current status of free vascularized bone grafts[J]. Clin Plast Surg, 1983, 10（1）: 185-209.

[2] Buncke H J, Buncke C M, Schulz W P, et al. Immediate Nicoladoni procedure in the Rhesus monkey, or hallux-to-hand transplantation, utilising microminiature vascular anastomoses[J]. Br J Plast Surg, 1966, 19（4）: 332-337.

[3] Cobbett J R. Free digital transfer. Report of a case of transfer of a great toe to replace an amputated thumb[J]. J Bone Joint Surg Br, 1969, 51（4）: 677-679.

[4] Hallock G G. Simultaneous transposition of anterior thigh muscle and fascia flaps: an introduction to the chimera flap principle[J]. Ann Plast Surg, 1991, 27（2）: 126-131.

[5] Hallock G G. Chimeric gastrocnemius muscle and sural artery perforator local flap[J]. Ann Plast Surg, 2008, 61（3）: 306-309.

[6] Huang W C, Chen H C, Jain V, et al. Reconstruction of through-and-through cheek defects involving the oral commissure, using chimeric flaps from the thigh lateral femoral circumflex system[J]. Plast Reconstr Surg, 2002, 109（2）: 433-441; discussion 442-433.

[7] Sano K, Hallock G G, Hamazaki M, et al. The perforator-based conjoint（chimeric）medial Sural（MEDIAL GASTROCNEMIUS）free flap[J]. Ann Plast Surg, 2004, 53（6）: 588-592.

[8] Lee H B, Tark K C, Kang S Y, et al. Reconstruction of composite metacarpal defects using a fibula free flap[J]. Plast Reconstr Surg, 2000, 105（4）: 1448-1454.

[9] Yousif N J, John N, Warren R, et al. The lateral arm fascial free flap: its anatomy and use in reconstruction[J]. Plast Reconstr Surg, 1990, 86（6）: 1138-1145.

[10] Hennerbichler A, Etzer C, Gruber S, et al. Lateral arm flap: analysis of its anatomy and modification using a vascularized fragment of the distal humerus[J]. Clin Anat, 2003, 16（3）: 204-214.

45 上肢毁损性离断的再植与二期功能重建

重庆长城医院·田林

高能量的外伤致上肢的复合组织缺损或肢体离断在临床上并不少见，由于该类创伤损伤严重，而且多种组织损伤并存，截肢率很高[1-2]。急诊手术在尽力保留肢体的同时，也要重视二期的重建，尽可能使毁损离断的肢体重建一定的功能，解决日常生活所需。

·病例介绍·

患者，男性，17岁。2小时前不慎被卷纸机绞伤，出血凶猛，右上肢畸形，功能受限。既往有乙型肝炎病史。

急诊检查：血压85/55 mmHg，右上臂肘关节上约5 cm处以远毁损伤，右肘关节前面，肘关节上约5 cm处有一条倒"V"形伤口，长约13 cm，可见肱骨近端外露。前臂掌侧可扪及多段骨折伴断端外露，前臂掌侧皮肤剥脱，肌肉毁损，仅有背侧皮肤相连。右手中环指自掌指关节处离断，背侧皮肤相连，右前臂远端肢体皮肤苍白、冰凉、尺桡动脉无搏动，指端无毛细血管反应，无感觉。

积极抗休克治疗，备血，急诊手术清创，同时修复部分肌腱及肌肉，缺损血管取前臂静脉桥接，前臂缺损软组织行VSD覆盖，3次VSD后创面肉芽组织新鲜行全厚植皮手术，植皮成活后转入理疗科进行上肢的功能康复训练。由于患者屈指肌群大部分缺损，二期行游离骨薄肌重建屈指功能，术后随访患肢功能恢复良好（图45-1）。

■ 治疗方法选择

对于前臂严重复合组织缺损的修复与重建是手外科的难题之一，如果急诊处理不当，可能会造成手部严重功能障碍，甚至手术失败，最后可能截肢。在治疗中，可以选择Flow-through皮瓣或肌皮瓣一期重建血液循环及功能重建。但对于本例患者无血液循环，有肝功能及凝血障碍，如果选择急诊皮瓣桥接重建血液循环与一期功能重建，技术难度高，手术时间长，风险大，可能造成肌肉永久性坏死、肢体坏死或更严重的后果，反而会给患者增加新的痛苦和损伤。

通过对患者病情的综合考虑，准确地判断病情，首先简单、及时地重建肢体的血液循环，待肢体存活后，机体调整正常后，再进一步重建肢体的功能，做到手术及患者均安全。

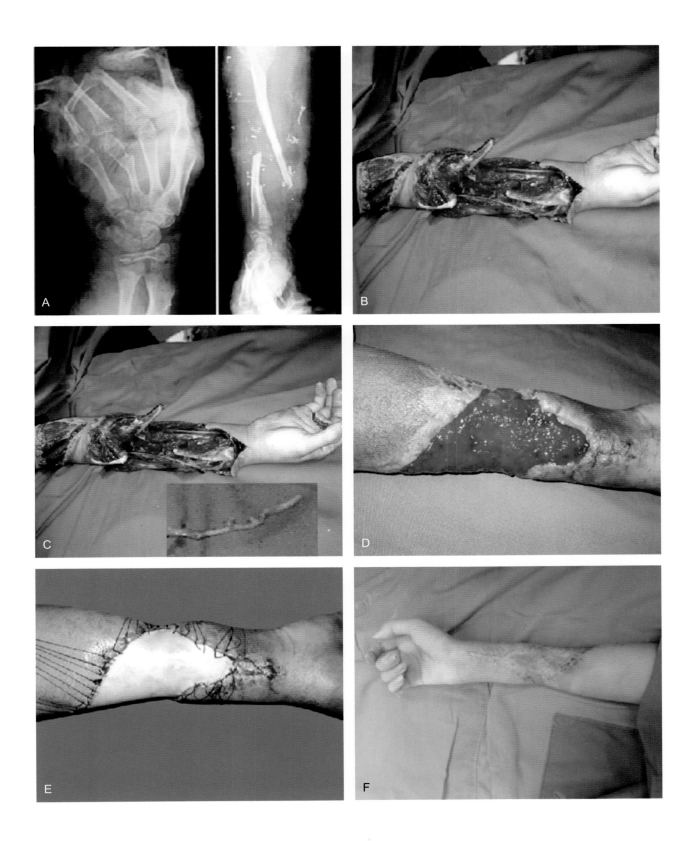

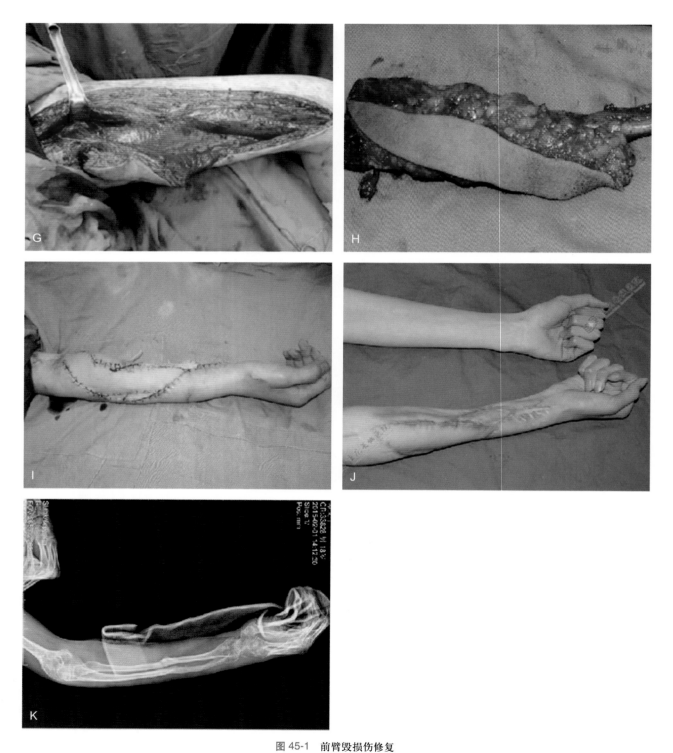

图 45-1 前臂毁损伤修复

A. 术前 X 线；B. 清创后创面；C. 术中游离血管桥接；D. VSD 覆盖后创面；E. 创面植皮术后；F. 植皮愈合后患肢；G. 切取皮瓣；
H. 切取下的游离皮瓣；I. 皮瓣修复术后；J. 术后复诊；K. 术后复诊 X 线

■ 手术方法

麻醉成功后，上上肢驱血带，仔细刷洗伤肢，创面以过氧化氢（双氧水）与生理盐水冲洗后，常规消毒、铺无菌巾。切除创缘挫灭、失活的皮肤及皮下组织，清除异物及深部挫灭、失活组织。探查深部组织如骨、关节、肌肉、肌腱、血管、神经等损失与缺损情况，以 0.1% 苯扎溴铵（新洁尔灭）及生理盐水冲洗创面。对骨折进行克氏针固定，同时修复部分肌腱及肌肉，缺损血管取前臂静脉桥接，前臂缺损软组织行 VSD 覆盖。

术后常规"抗凝、抗痉挛、消炎"及促神经生长等治疗，肢体顺利成活，给予 3 次 VSD 后创面肉芽组织新鲜行全厚植皮手术。患者植皮存活后转入理疗科进行上肢的功能康复训练，同时行乙型肝炎的治疗，逐渐将肝功能及凝血功能降至正常范围。半年后行肌电图检查，结果提示：正中神经恢复可，尺桡神经传导缓慢。由于患者屈指肌群大部分缺损，二期行游离骨薄肌重建屈指功能。

■ 注意事项

◎ 手术要点：上肢的复合组织缺损或肢体离断应该严格地掌握手术适应证，对身体状况良好的急诊患者，术前充分评估病情，术中仔细探查骨骼、神经、血管、肌腱、肌肉的具体情况，进一步评估保肢及术后恢复功能情况，对于保肢患者尽可能做到清创彻底，有条件的患者尽可能一期重建缺损的复合组织，但是复合组织缺损往往无法采用带蒂皮瓣修复，需要采用游离皮瓣修复[3-4]。对于无血液循环患者，应及时重建血液循环，待肢体存活后再行二期修复重建。二期修复重建患者应充分评估身体情况，特别是游离复合组织移植时，应充分做好复合组织的神经血管重建问题，避免术后出现"骑虎难下"。术后及时加强功能康复，根据修复重建情况在医师的指导下进行功能锻炼，防止肌腱粘连及关节挛缩，必要时二期行肌腱松解等功能恢复。

◎ 手术优点：①能及时重建血液循环，为挽救肢体争取时间，同时也为二期功能重建提供了有利基础。②分步骤治疗，减少了治疗风险，可降低患者的创伤。③可早期进行康复理疗，力争恢复最佳功能。

◎ 手术缺点：①不能一期进行全部复合组织修复重建，增加了患者的治疗周期，加重了患者的负担。② 对术者总体病情的评估和术者的显微外科技术要求非常高。

参考文献

[1] 侯书健，程国良，方广荣，等. 前臂严重复合组织缺损的急诊修复与一期功能重建 [J]. 中华显微外科杂志，2006, 29（5）：325-327.
[2] 牛志勇，刘敏，马林，等. 上肢毁损性离断的再植与功能重建 [J]. 中国修复重建外科杂志，2006, 29（6）：462-463.
[3] 王成琪，程国良，杨志贤，等. 组合组织移植修复前臂严重复合组织缺损一例 [J]. 中华显微外科杂志，1999, 12：218.
[4] 程国良. 严重巨大缺损的组织瓣修复选用原则 [J]. 中华显微外科杂志，1999, 22：165-167.

46 | Flow-through 静脉皮瓣在合并环形组织缺损的断指再植中的应用

陕西省西安医学院附属宝鸡医院·车永琦

临床上经常可因挤压伤、压砸伤等原因导致手指合并血管、软组织环形缺损的离断。如果行短缩再植，患指功能将受到极大影响；如果行血管移植，皮瓣覆盖，手术步骤繁杂，需要多个吻合口吻接，出现危象后，需多部位探查。所以，我们在这种断指再植手术中，使用了 Flow-through 静脉皮瓣，既桥接了血管，又覆盖了皮肤缺损创面。

·病例介绍·

患者，男性，42 岁。来院 1 小时前在家中劳作时，不慎被重物砸伤左手中指，当即致中指疼痛、流血，且主动活动受限，自行包扎止血后，即来院就诊。伤后神志清楚，无恶心、呕吐，未进食，未解大小便。查体：血压 120/75 mmHg，心、肺、腹未见异常，无其他病史。左手中指自中节不完全离断，部分皮肤挫灭，创缘不整齐，可触及骨擦感，末梢毛细血管反应迟缓。入院诊断：左手中指不完全离断。术前准备：常规拍摄 X 线片，急做各项术前常规和传染病四项检查，心电图等未见异常后，安排急诊手术。

■ 治疗方法选择

合并环形组织缺损的断指再植修复方式较多，如：①使用相邻两指的指动脉岛状皮瓣瓦合后，吻接远端动静脉。但此方案受离断平面限制，且对相邻两指的损伤较大。②使用足第 1 趾的"C"形皮瓣修复创面[1]，也可以桥接动静脉，但如受区创面过大，对足第 1 趾的损伤较大，供区还需要修复。③单独游离移植血管桥接动静脉，再使用游离的皮瓣修复创面，此方案手术步骤繁杂，术后如果出现血管危象，探查时比较复杂。④使用 Flow-through 静脉皮瓣直接桥接修复动静脉，此方案为非生理性皮瓣，术后易出现张力性水疱，会有部分表皮坏死，需脱痂后愈合。⑤直接短缩再植，此方案对患指的功能影响较大。

通过综合考量，根据创面缺损的组织成分，既要满足桥接血管的数量以达到术后顺利成活，又要有足够的皮肤面积覆盖创面，使用 Flow-through 静脉皮瓣进行桥接修复不失为一种较为良好的办法[2]。故此患者选择了使用 Flow-through 静脉皮瓣桥接修复。

■ 手术方法

手术思路 患者入院后急诊在臂丛麻醉下常规清创，清创后见中节有约 10 cm × 2.5 cm 环形皮肤缺

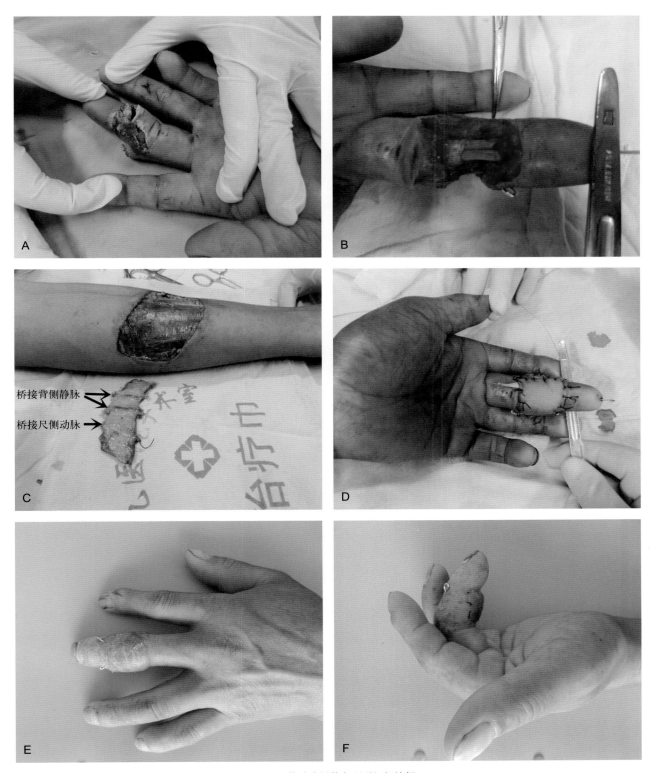

图 46-1　静脉皮瓣修复环形组织缺损
A、B. 术前；C. 切取前臂皮瓣；D. 术中修复；E、F. 术后

损，且双侧指固有动脉缺损约 2 cm，指伸、指屈肌腱连续。克氏针交叉固定骨折断端。于前臂内侧根据清创探查时所见血管断端位置，寻找相应走行的浅静脉，设计静脉皮瓣。根据血管位置桥接相应血管，不需倒置。皮瓣内血管桥接完毕后，间断缝合皮缘，因需放置环形皮瓣，需放大 10% 左右，外形稍显臃肿，常规放置引流条。

手术操作 清除创面失活、污染的组织后，解剖复位骨折断端，克氏针交叉固定，以期获得骨折的稳定固定，并可以术后早期功能锻炼；修复损伤的肌腱组织；显微镜下探查血管断端的条件，并测量血管的缺损长度及血管的分布位置。修剪样布以获得皮肤缺损的面积及形态，于前臂内侧根据血管分布位置寻找相应的浅表静脉，按照样布切取皮瓣。皮瓣切取后，覆盖受区创面，间断缝合固定，分别桥接指固有动脉及指背静脉（图 46-1）。

术后处理 术后常规"抗凝、抗痉挛、预防感染"治疗，患者绝对卧床休息，保暖，避免吸烟。因为静脉皮瓣为非生理性皮瓣，成活过程中常常出现张力性水疱，后期需逐渐脱痂后愈合。皮瓣成活后，可逐渐萎缩变小，皮肤弹性满意，患指功能恢复良好。皮瓣供区植皮瘢痕相对隐蔽（图 46-1）。

■ 注意事项

◎ 切取要点：Flow-through 静脉皮瓣通过桥接指固有动脉及指背静脉使断指恢复血运[3]，同时也形成了动脉化静脉皮瓣覆盖皮肤缺损。动脉化静脉皮瓣是通过皮肤微静脉构筑而获取营养，而且血流不稳定、不均匀，术后常有过度灌注性肿胀，切取时注意不要选用过于粗大的静脉，一般以 1~2 mm 的中、小静脉为好，并且主要的静脉之间如果有明显的交通支，应予以结扎，防止形成动静脉短路。

◎ 此皮瓣优点：①可通过桥接血管恢复断指血运，并同时覆盖皮肤缺损创面。②保留了手指的长度，最大限度恢复功能。③供区损伤小，容易修复。④同一个术区即可完成手术。

◎ 此皮瓣缺点：①非生理性皮瓣，成活过程常出现张力性水疱，且有部分坏死率。②皮瓣不携带神经，无法恢复感觉功能。③对术者显微外科技术要求比较高。

参考文献

[1] 王增涛，蔡锦方，张成进，等 . 踇趾 C 形皮瓣修复手指环形组织缺损 [J]. 中华显微外科杂志，2001, 24（2）：88-90.

[2] 郑大伟，侯威，许立，等 . 游离静脉皮瓣在复杂性断指再植中的应用 [J]. 中国修复重建外科杂志，2012, 26（10）：1266-1268.

[3] 林大木，宋永焕，杨景全，等 . 微小双干静脉皮瓣在 Ishikawa Ⅲ / Ⅳ区末节断指合并皮肤缺损的应用 [J]. 中华显微外科杂志，2014, 37（5）：509-510.

47 老年患者下肢大面积皮肤撕脱伤急诊修复

上海交通大学医学院附属新华医院崇明分院·林涧　张天浩

　　肢体大面积皮肤软组织撕脱伤是一种严重而复杂的复合损伤，撕脱伤往往严重破坏了皮肤赖以生存的肌皮动脉或肌间隙穿支动脉，在撕脱皮瓣组织内由于存在血管断裂，易形成完全性和不完全性血栓[1-6]。有时虽然有较宽的蒂部与正常组织相连，甚至暂时尚有血运，但随着时间的推移，常继发形成血栓及坏死，治疗难度大。尤其是老年患者，由于其皮肤的真皮组织里胶原纤维排列疏松、弹力纤维直径与数量减少，而且毛细血管缩短，较正常人减少约30%，造成皮肤对损伤的反应、屏障功能、清除化学物质速率、感觉功能、血管反应性等均有所下降，这些变化可令老年人的伤口愈合受阻，使愈合后的伤口容易裂开，对细菌、病毒、真菌等病原微生物的防御力也削弱，易感染坏死，创面愈合困难。另外，老年人的皮肤表皮构型改变或消失，角质层应变能力减退，随机械应力能力减弱，更易产生皲裂，皮肤抗切变力减退，外伤时较易被撕裂。所以老年人发生交通伤时，容易出现皮肤撕脱伤，治疗也较正常人更为困难[7-11]。采用"单元"式处理，即自体撕脱皮肤返植皮术、真皮下缝合术原位回植、动静脉吻合术3种方法结合持续负压引流（VSD）技术一期进行急诊修复肢体大面积皮肤软组织撕脱伤，获得较好效果。

> **·病例介绍·**
>
> 　　患者，男性，83岁。因"车祸致右下肢大面积皮肤撕脱伤"急诊入院。查体：右膝上7 cm至足背脚趾处皮肤软组织大面积撕脱性损伤，肌性组织外露，患肢撕脱皮肤末梢血运差，污染严重。入院后急诊清创，将撕脱皮肤由下向上纵向分为胫前侧、内侧、后外侧3块进行原位修复，即胫前采用返植皮术，内侧真皮下缝合术原位回植，后外侧行吻合血管（吻合动静脉）术结合持续负压引流（VSD）技术治疗方案。术后32个月随访，撕脱皮肤完全成活，创面愈合，患肢膝关节、踝关节活动优良，患者满意（图47-1）。

■ 治疗方法选择

　　急诊利用自体皮肤组织回植术联合持续负压引流（VSD）技术治疗大面积皮肤撕脱伤，获得临床成功。①因为VSD膜是一种临时的皮肤替代物，可以人为在修复区域造就一个真空环境，减少术后医源性感染的发生率。②VSD可变被动引流为持续主动吸引，不留任何腔隙。③能够及时清除渗出物和坏死组织，避免形成无效腔及缩小创面。④VSD系统内的压力可控，基本符合生理条件的要求，故不影响血运，不会出现因加压打包产生的压力过大，进而造成静脉回流障碍的情况。

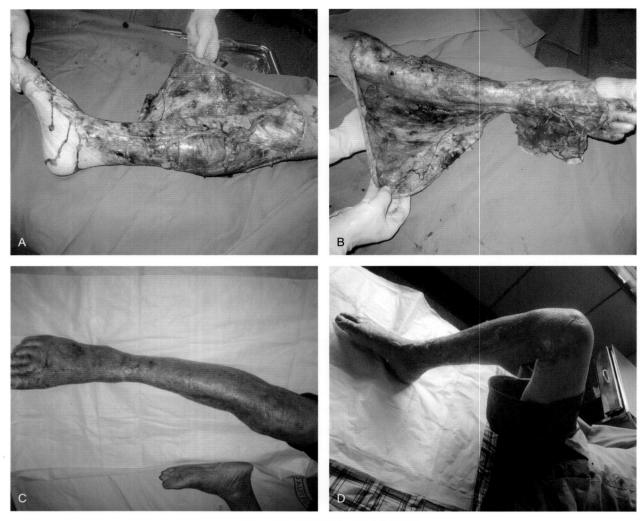

图 47-1　急诊修复下肢大面积皮肤撕脱伤

A. 术前创面（内侧面观）：膝关节上 7 cm 至足背脚趾处；B. 术前创面（外侧面观）：膝关节上 7 cm 至足背脚趾处；
C. 术后 32 个月创面愈合和关节功能恢复优；D. 术后 32 个月膝关节屈申功能优良

■ 手术方法

　　患者入院后立即建立静脉输液通道，持续血压监测、鼻导管吸氧，排除危及生命的合并伤后立即行急诊手术。手术在止血带控制下，遵行依次用肥皂水、0.9% 氯化钠溶液冲洗创面及撕脱皮肤组织 3 次，确保创面被污染的泥沙及其他异物清除干净，再次行常规消毒，用剪刀修剪失活及污染严重的组织；同时对创面中有新鲜渗血处血管进行结扎标记备用。将撕脱皮肤纵向分成 3 部分，采用 3 种术式相结合的方式实施手术方案：①对于皮下组织存在有可供吻合血管撕脱皮瓣部分，行吻合血管回植（尽量吻合动静脉 1:1，无法达到者可行动静脉短路），尽量保持创面基底平整，以利于皮瓣成活。②对于几乎无皮下组织皮肤修剪成中厚皮片，打包回植。③对于带有皮下毛细血管网，但找不到可供吻合的血管，应修剪为仅含皮下毛细血管网皮肤原位缝合回植，皮肤上纵向做 0.5~1.0 cm 戳孔，相互距离 2~3 cm，形成网状，以减小皮肤张力并利于术后充分引流。在跨关节处或创基较薄者无法用撕脱皮瓣修复，可用邻位皮瓣转位修复。创面处理完毕，根据植皮范围安置负压装置，调节负压为 125 mmHg

（1 mmHg=0.133 kPa），保持管道畅通持续吸引，以使皮片紧密贴服创面并引流植皮下积血。

■ 治疗体会

老年患者大面积皮肤撕脱伤急诊一期进行修复，具有以下临床价值。

◎ 急诊清创容易清晰辨认各种组织解剖结构及其相互关系，了解到血管、神经、肌腱等组织的损伤平面与范围。

◎ 急诊处理创面可以在组织尚未发生严重的创伤反应时，早期彻底切除失活和污染较重的组织，避免影响后期功能恢复；又能在组织继发病理改变（如肉芽组织或瘢痕增生所造成的挛缩和粘连）前，珍惜血管、神经、肌腱等重要组织结构，为创面修复和功能恢复创造条件。

◎ 减少老年患者的住院卧床时间，或可避免出现潜在的院内感染或并发症，并且可减少患者多次手术的痛苦和医疗费用。

◎ 笔者将撕脱皮肤纵向分成 3 部分的治疗方法，避免了大面积撕脱皮肤条件、部位不同采用单一方法治疗缺陷，从而做到"因地制宜"。

◎ 将撕脱皮肤纵向分成 3 部分，还可以最大限度利用撕脱皮肤与健康皮肤存在延续性血供部分皮肤成活，防止撕脱皮肤回缩、坏死等，增加二期修复创面。

■ 参考文献

[1] 陈静，王甲汉，任加良.不同部位皮肤撕脱伤的治疗 [J]. 中华创伤杂志，2010, 26（4）：336-337.

[2] 邱广伟，孙志刚，崔永珍，等.肢体大面积皮肤撕脱伤的临床治疗 [J]. 中华损伤与修复杂志（电子版），2014, 9（5）：524-527.

[3] 林涧，林加福，张天浩，等.老年患者下肢大面积皮肤撕脱伤急诊修复方法与疗效 [J]. 中华创伤杂志，2016, 32（4）：295-299.

[4] 郭杰，李江，鲁开化.皮肤撕脱伤撕脱皮瓣微血管铸型的扫描电镜观察 [J]. 中国修复重建外科杂志，1999, 13（2）：1-4.

[5] 张志华，王肃生，梁刚，等.老年患者中一些特殊皮肤撕脱伤的治疗体会 [J]. 岭南现代临床外科，2014, 14（6）：659-661.

[6] 钱军程，陈育德，饶克勤，等.中国老年人口失能流行趋势的分析与建议 [J]. 中国卫生统计，2012, 29（1）：6-9.

[7] 张新卫，潘劲，胡如英，等.2009~2010 年浙江省 60 岁及以上老年人伤害流行病学特征分析 [J]. 中国预防医学杂志，2012, 13（4）：299-302.

[8] 李正义，张亚英，黄沪涛，等.上海市杨浦区 60 岁及以上居民伤害现况调查 [J]. 现代预防医学，2013, 40（4）：669-671.

[9] 袁伟，王天兵，张进军，等.2010 年北京市老年人交通伤流行病学分析 [J]. 中华创伤杂志，2014, 30（7）：714-716.

[10] 刘承煌.老年皮肤的变化 [J]. 临床皮肤科杂志，2003, 32（2）：113-114.

[11] 成亮，柴益民.肢体皮肤撕脱伤的治疗进展 [J]. 中国修复重建外科杂志，2010, 24（6）：758-760.

[12] 陈俊柱，胡广健，蒋佑升.负压封闭引流技术治疗严重皮肤逆行撕脱伤 12 例 [J]. 广东医学，2014, 35（13）：2067-2068.

[13] 梁尊鸿，潘云川，王挥斯，等.封闭式负压引流技术联合植皮治疗大面积皮肤撕脱伤合并感染 [J]. 中国修复重建外科杂志，2012, 26（9）：1145-1147.

48 全头皮撕脱伤再植与修复

上海交通大学医学院附属新华医院崇明分院·林涧　吴立志

完全性头皮撕脱伤是一种严重的软组织损伤，常发生于女性，因长发被卷入高速转动的机器或皮带中，导致头皮全部或部分撕脱，严重者连同耳廓、前额、眉撕脱，常规处理是将撕脱的头皮反取皮回植于创面或创面游离植皮，但创面很难完全愈合，且愈后留有瘢痕，头发无法生长，给患者造成巨大的心理创伤，由于各种原因导致手术植皮存活率低。即便是拥有显微外科技术条件，进行撕脱头皮再植术，也很难做到再植头皮全部成活。利用显微吻合血管技术结合 Halo-Vest 头环，为全头皮撕脱进行原位再植修复。

·病例介绍·

患者，女性，42 岁。2007 年 2 月 23 日工作时辫子被机器转动轴卷入致全头皮撕脱急诊入院。查体：离体头皮及创面污染明显。撕脱头皮，前自鼻根双侧眉下，后及枕部发际，侧达双侧耳后，左耳部分撕裂，额顶骨外露约 18 cm×14 cm，枕部头皮捻挫瘀斑 6.5 cm ×10.5 cm，撕脱头皮完全断离，多个散在撕裂痕迹，无血运。入院后包扎止血、抗休克等对症治疗，完善各项检查，情况平稳后急诊送手术室行清创、撕脱头皮原位回植，吻合双侧颞浅动静脉、双侧耳后动静脉，枕后神经 2 根。观察血运良好，3-0 丝线缝合好创口，安放 Halo-Vest 头环，头皮下放置半管引流，无菌纱布包扎。术后 72 个月随访，撕脱皮肤完全成活，创面愈合，毛发生长满意，外观良好，患者满意（图 48-1）。

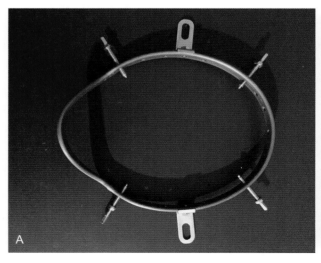
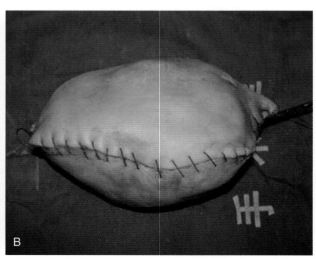

A　　　　　　　　　　　　　　　B

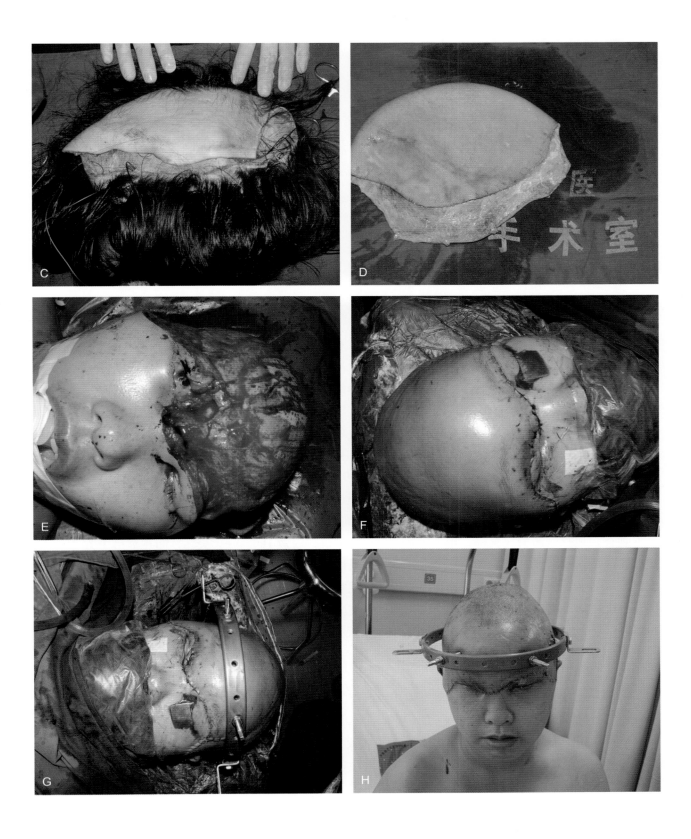

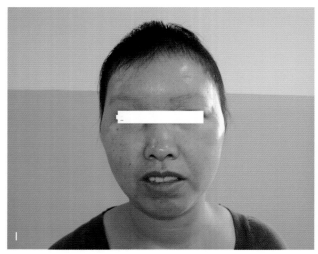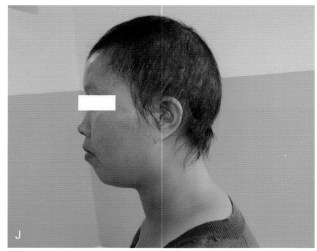

图 48-1　全头皮撕脱伤再植与修复

A. Halo-Vest 头环；B. 撕脱头皮形成"球形物体"；C. 将头皮小心完整地从机器上取下，撕脱的头皮包括耳朵、眼睑、眉毛、额头以及部分鼻子；D. 制备的头皮；E. 所有移植前的准备完毕；F. 再植后的头皮具有优良的血液供应；G. 进行 Halo-Vest 头环的固定；H. 术后 1 周；I、J. 术后 4 个月，几乎所有的头发生长，再植的头皮良好的形态和功能

■ 手术方法

首先常规抗休克治疗，全身情况平稳后再行手术。手术分 2 组进行：①一组剃除撕脱头皮的头发：将撕脱皮肤腱帽内塞入已消毒的方巾包，创口用丝线缝合，形成一相对密闭的半球形，剃除毛发，行常规清创，反复生理盐水冲洗，毛发干净后拆除缝线，在 8 倍显微镜下进行两侧血管和神经解剖标记备用，常规消毒，待吻合血管和神经原位回植。②另一组，头部创面进行清创，清除皮缘污染及挫灭组织，清除创面内毛发。尽量少修剪腱帽内筋膜，创面内碎发以捡出为主，以减少新的出血点。术中清创时重点留意两颞、框上、耳后、枕后的血管和神经，标记备用。撕脱头皮复位后，与受区皮肤周围稍加固定缝合，根据血管情况分别用 10-0 或 9-0 无创缝合线在 8 倍显微镜下吻合双侧颞浅动静脉 6~12 针，其他部位血管撕脱不严重，有条件者尽量吻合。在吻合好一侧颞浅动脉后，可将对侧头皮翻转，对创面内出血点进行严格止血。术中找到 2 根可供吻合的枕后神经，用 9-0 无创缝合线在 8 倍显微镜下吻合，观察血运情况良好，用 3-0 丝线缝合好创口，安放 Halo-Vest 头环，即在眉弓上方 2 cm 处及后枕部用 4 枚螺丝钉做 4 点定位固定。注意尽量使头皮到头架的距离匀称。恢复血供后，创口周围放置较多的半管引流，无菌纱布包扎。术后严密观察生命体征变化和再植头皮血运，纠正贫血，常规抗凝、抗痉挛、抗感染、补液等治疗等。避免头皮受压，加强换药。无感染情况下，术后 7 天撤除创面敷料，观察皮肤成活情况，7 天后拆线，10~14 天拆除 Halo-Vest 头环。

■ Halo-Vest 头环在全头皮撕脱伤再植中的应用价值

Halo-Vest 头环既往主要用于颈部脊髓损伤治疗[1-7]，我们结合显微外科血管吻合技术用于治疗全头皮撕脱伤，可提高再植成活率，有利于外观的恢复，疗效显著。其具有以下优点：①通过 Halo-Vest 头环 4 个点作用于颅骨，完全避免棉垫圈枕于头部致头皮受压坏死。② Halo-Vest 头环可以固定再植头皮，防止头皮滑动牵拉血管，减少血管危象的发生，减少头皮下空腔间隙面积，使头皮贴附性好，减少积血，减少感染，早期建立微循环。③减少了护理人员的定时翻动头部工作量。④患者可以平卧体位休息，避免术后半卧位强迫体位影响休息，提高患者术后舒适度，有利于配合治疗。⑤减轻患者担心定时转头而受伤、疼痛等心理负担。

■ 注意事项

◎ 由于头皮血运丰富，头皮撕脱后，出血较多，加之疼痛等原因，多伴有休克。因此，应注意全身情况，密切观察病情变化、积极抗休克等治疗。

◎ 及时有效处理撕脱头皮，将撕脱的全头皮形成一个相对密闭的半球形，这样既方便毛发剃除，缩短操作时间，又防止剃毛发时短发进入撕脱头皮的腱帽内，导致感染。

◎ 术中撕脱头皮复位后，一般都会有皮肤多余现象，可以适量修剪，注意应在无张力下闭合创口，为不留空腔，可在头皮下有筋膜的地方，间隔一段距离，用粗针线打补丁似的固定。

◎ 术后头皮下易积血感染，尽量多放置引流管充分引流。

◎ 注意预防术后并发症，如再植后头皮血管危象、头皮下血肿、感染致坏死、头皮压疮等。

参考文献

[1] Abdu W A, Bohlman H H.Techniques of subaxial posterior cervical spine fusion and overview[J]. Orthopedics, 1992, 15 (3)：287-295.

[2] Heidecke V, Rainov N, Burkert W. Anterion cervical fusion with the orion lock and plate system[J]. Spine, 1998, 23 (16)：1796-1802.

[3] Topalan M, Ermis I. Replantation and triple expansion of a three-piece total scalp avulsion：six-year follow-up [J]. Ann Plast Surg, 2001, 46 (2)：167-172.

[4] Hallock G G. Scondary expansion of a replanted scalp salvaged by an intrinsic arteriovenous shunt [J]. Plast Reconstr Surg, 1999, 103 (7)：1959-1960.

[5] 林涧，吴立志，郭宇华，等．Halo-vest 头环在全头皮撕脱伤再植术应用 [J]. 中华整形外科杂志，2015, 31 (6)：334-337.

[6] 张居适，朱国庆，赵清霞，等．Halo-Vest 在颈椎损伤中的应用及其固定效果的评价 [J]. 中国脊柱脊髓杂志，1995, 5 (6)：259.

[7] 刘斌，任淑新，李晓东，等．改良 Halo-Vest 架在颈椎外科的应用 [J]. 中国脊柱脊髓杂志，1998, 8 (4)：190-192.

第四章
神经修复与功能重建

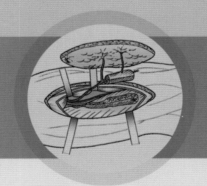

49

带运动神经的股前外侧嵌合肌皮瓣一期修复前臂上段肌肉、皮肤缺损重建屈肌功能

浙江省台州骨伤医院·郭翔

随着显微外科技术的快速发展，利用组织移植来修复组织缺损以及进行缺失功能的重建已成为临床上常用的手术方式，许多大面积复杂创面、难愈性创面得以一期修复，大量濒临截除的肢体得以保全和恢复功能，原已失去的肢体和功能得以重建，从而大大减轻了患者的痛苦，提高了他们的生活质量[1]。伴有皮肤、肌肉等复合组织缺损的前臂离断是临床较常见的一种伤情，若要保肢，不但需要急诊手术行血管吻合，并且需要一期创面覆盖以保护裸露的血管，保肢难度较大。临床上大多采用行骨质短缩再植，必要时加用皮瓣一期覆盖创面，术后患肢肘部功能恢复良好，但因神经的损伤，手部功能恢复却是一大难题，即使部分患者行二期肌腱转位重建，功能恢复仍难达到优良。我院收治一例前臂伴皮肤、肌肉缺损不完全离断患者，正中神经与尺神经的肌支均断裂并缺损。因无明显骨折征象，我们采取了一期无短缩再植，并行带运动神经的股前外侧嵌合肌皮瓣一期修复创面并重建屈肌功能。术后2年随访，患肘、腕、手的运动功能恢复优良[2]。

· 病例介绍 ·

患者，女性，35岁。因作业时被机器皮带卷入碾压右前臂出血疼痛1小时入院，一般情况良好，没有休克体征。右前臂上段环形创口，皮肤软组织缺损约22 cm×10 cm，仅背侧宽约5 cm皮条相连，创口内可见屈伸肌群均全部断裂，并伴有缺损。尺、桡动脉断裂，尺动脉伴随肌肉缺损，近端喷血明显，正中神经、尺神经主干连续性存在，进入屈肌的分支断裂，手指屈伸功能无，远端肢体血液循环无，前臂及肘关节无骨折征象。鉴于患者前臂上段的复合组织大面积缺损，合并远端血液循环障碍，需要一期恢复肢体血供、重建屈伸肌腱功能、关闭创面。笔者在急诊下一期清创前臂伸肌群原位修补，切取带运动神经股外侧肌复合股前外侧皮瓣，重建屈肌功能和关闭创面，术后肌皮瓣成活良好，创面一期愈合，术后半年再次入院行皮瓣整形修整、屈伸肌腱张力调整，指导功能康复。术后2年随访，肘、腕关节活动良好，手指屈伸活动良好（图49-1）。

■ 治疗方法选择

由于前臂上段环形的软组织复合大面积缺损，远端没有血供，实为一个没有骨折的离断肢体，按照再植的方案手术方法有2种：①肢体短缩，根据组织的张力决定短缩的长度，进行组织的原位修补。②利用显微外科技术进行游离组织移植修复血供和功能。

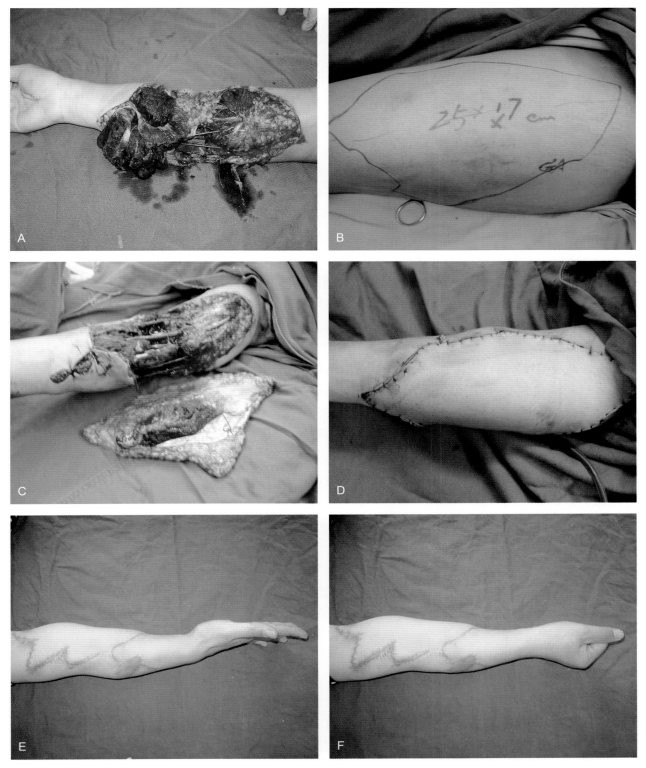

图 49-1 带运动神经的股前外侧嵌合肌皮瓣修复前臂缺损
A.术前；B.皮瓣设计；C.皮瓣切取；D.皮瓣修复术后；E、F.术后 17 个月随访

短缩肢体显然无法让患者接受，只能选择组织游离移植修复。常规修复术式为一期清创皮瓣移植关闭创面[3]，二期进行肌肉移位或肌肉移植重建功能。清创后发现正中神经和尺神经主干挫伤明显，但均连续性存在，主要位于进入屈肌的肌支断裂，存在近端分叉残端，这主要是由近端肌肉缺损引起的。由于这样的肌腹肌肉和支配神经缺损无法用常规方法进行修复，再加上背侧伸肌群也损伤断裂并缺损无法提供二期手术肌肉动力。如分期手术，治疗期比较长，需要多次手术，动力肌肉有限，近端的动力神经又废用了，所以术者设计了一期取带运动神经肌肉重建屈肌功能、股前外侧肌嵌合皮瓣关闭创面。

■ 手术方法

一期手术

（1）入院后急诊在气管插管全麻下清创，清除损伤挫灭组织并分别标示需要修复的肌腱、血管和神经，并测量缺损的长度和范围。见右前臂上段环形创口，皮肤软组织缺损约 22 cm×10 cm，仅背侧宽约 5 cm 皮条相连，创口内可见屈伸肌群均全部断裂，并伴有缺损；尺动脉、桡动脉断裂，尺动脉伴随肌肉缺损，近端喷血明显，正中神经、尺神经主干连续性存在，进入屈肌的分支断裂，手指屈伸功能无，远端肢体血液循环无，前臂及肘关节无骨折征象。

（2）先吻合桡动脉和伴行静脉各 1 根，恢复前臂及手部血液循环。然后进行背侧伸肌群的修复，由于伸肌群在近端和止点缺损，远端肌腱存在，利用肱桡肌近端作为动力修复伸肌群，编织缝合并将张力调整合适。然后利用旋前圆肌为动力修复拇长屈肌和桡侧腕屈肌重建功能。

（3）清创后创面皮肤缺损 23 cm×15 cm，屈肌群缺损长度为 8 cm，肱骨内上髁处残存止点肌肉，尺动脉缺损约 7 cm，远端肌肉无神经肌支进入。于对侧大腿设计股前外侧肌皮瓣。

（4）利用多普勒测定血管穿支，以髂前上棘与髌骨外上缘连线为轴线，在对侧大腿设计皮瓣，大小为 25 cm×17 cm。双侧大腿消毒铺巾后，先切开皮瓣外侧皮肤、皮下和深筋膜，于深筋膜下分离出进入皮瓣的血管穿支，在股直肌与股外侧肌之间分离充分显露旋股外侧动脉降支主干，根据血管分支的距离设计带股外侧肌动力神经的肌瓣，长度为 8 cm。仔细分离血管神经进入肌肉的部位，明确动力神经，然后依次切开皮瓣四周，分离血管神经束，分别结扎分支，保留血管的远近端，形成以旋股外侧动脉降支和股外侧肌肌支神经为蒂的复合组织瓣，检查皮瓣和肌肉血液循环良好，给予断蒂形成"T"形血管。游离移植至前臂受区，供区取对侧大腿刀刃皮片移植关闭创面。

（5）游离肌皮瓣移植至前臂，再次上止血带，先将移植肌肉缝合，近端与肱骨内上髁止点残端缝合，远端与屈指总肌缝合，分别调整张力后行编织缝合，将动力神经放置在肌肉表面，近端与正中神经分向屈肌的神经分支吻合，在显微镜下分别修整断端，用 9-0 的普利灵线行外膜吻合修复，共 6 针。然后定点缝合固定皮瓣，在显微镜下行血管吻合，利用皮瓣的旋股外侧动脉降支的两端血管桥接修补尺动脉断裂，分别吻合远近端，动静脉比例为 1:2，放松止血带，检查血管吻合口通畅，无漏血，皮瓣和移植肌肉血液循环逐渐恢复，检查无明显出血后，完全缝合关闭创面。敷料包扎石膏托保护固定。术毕。

二次手术　因手指屈伸指功能张力不一，以及前臂上段和肘前侧瘢痕影响功能，于首次手术后 9 个月，再次住院行皮瓣瘢痕整形，指伸、指屈肌腱张力调整术。术中做"Z"字改道瘢痕整形，在背侧创口中依次调整指伸、指屈肌腱张力，使其达到平衡。术后指导功能锻炼。

■ 注意事项

◎ 要重视急诊清创，防止感染。判断好组织的损伤程度和缺损的范围，利用好临近相对正常的组织。

◎ 根据缺损组织的特性、长度、面积大小及要求设计移植修复组织，尽量选用切取方便、符合受区修复要求、成功率高的供区皮瓣。同时设计时要考虑血管蒂的长短、多叶组织瓣之间血管分叉的距离，动力神经进入肌肉的部位等。

◎ 皮瓣切取时首先要确定血管穿支，明确主干动脉到各组织的分支和距离，根据缺损的要求切取组织，有的放矢，减少供区伤害。带动力神经肌肉切取时，要明确神经肌支进入的部位，在近端做刺激观察肌肉收缩的情况，然后切取肌肉，最好带有腱性组织。

◎ 修复重建时要有次序[4]，先伸后屈，注意肌肉和肌腱的张力，修复后手指应位于休息位。血管和神经均应精确吻合，保证质量。

◎ 重视康复训练，修复重建后存在组织粘连、关节僵硬、神经功能的缺失等情况，需要分期指导锻炼或康复治疗，以达到最佳的疗效。

参考文献

[1] 侯春林 . 供求同重——提高我国组织移植修复缺损及功能重建水平 [J]. 中国修复重建外科杂志 , 2005, 19：499.

[2] 潘达德 , 顾玉东 , 侍德 , 等 . 中华医学会手外科学会上肢部分功能评定试用标准 [J]. 中华手外科杂志 , 2000, 16：130-135.

[3] 武建康 . 前臂复杂性损伤的治疗体会 [J]. 中华手外科杂志 , 2006, 22：80.

[4] 田立杰 . 上肢运动功能重建的几个原则问题 [J]. 实用手外科杂志 , 2002, 16：3-5.

50 利用废弃神经移植修复神经缺损

河北省唐山市第二医院·张文龙

周围神经损伤后应该争取一期修复，对于神经缺损的修复，神经供区的选择是一种艺术[1]。常用于神经供区的神经有桡神经浅支、腓肠神经等，但取神经段移植后，供区往往造成部分区域的感觉迟钝或缺失。利用废弃的神经段修复神经缺损是一种智慧的选择[2]。

·病例介绍·

患者，男性，35岁。因右手环指和小指铁皮割伤麻木12年入院。患者12年前右手环指和小指被铁片割伤，伤及环指近侧指间关节桡背侧和小指近侧指间关节桡侧，当时未行手术治疗，伤口换药自行愈合。愈合后残留小指中末节桡掌侧、环指中末节背侧感觉消失，瘢痕轻度挛缩不适。

入院查体：右手环指近侧指间关节近端桡背侧约1 cm斜行瘢痕，轻度增生，质韧，轻压痛。瘢痕以远环指中末节桡背侧感觉消失，末梢血运正常。右小指近侧指间关节桡掌侧约0.8 cm横行瘢痕，质韧，轻压痛。瘢痕以远小指中末节桡掌侧感觉消失，末梢血运正常。手指屈伸活动正常。入院诊断：右手环指桡侧指固有神经背侧支及小指桡侧指固有神经断裂缺损，利用断裂废弃的神经背侧支神经段，修复小指桡侧固有神经缺损，重建小指桡侧感觉。术后15个月随访，小指桡侧感觉恢复达S4，静态两点分辨觉达5.5 mm，环指感觉同术前（图50-1）。

■ 手术方法选择

鉴于患者神经缺损达12年，小指桡侧指固有神经断裂缺损需要取神经游离移植。如果取桡神经浅支将造成手背部分感觉缺失，增加新的感觉异常区。在松解切除环指桡背侧瘢痕的同时，切取废弃的环指桡侧固有神经背侧支近段游离移植，既不增加手术切口，也不增加神经供区感觉异常。

■ 手术方法

手术在臂丛阻滞麻醉下进行，小指近侧指间关节桡掌侧梭形切除瘢痕，松解皮下条索样瘢痕组织，"Z"形切口显露小指桡侧神经血管束，见神经血管束断裂缺损约1 cm。梭形切除环指桡侧瘢痕，显露断裂缺损的指固有神经背侧支近端，背侧支神经于近侧指间关节水平断裂远端缺损，可利用神经段为2.5~3 cm。切取游离神经段约1.5 cm，显微镜下桥接修复小指桡侧指固有神经缺损。神经直径匹配关系良好，直径约1.2 mm，外膜缝合法缝合4针。彻底止血后间断缝合环指和小指伤口，石膏托手功能位

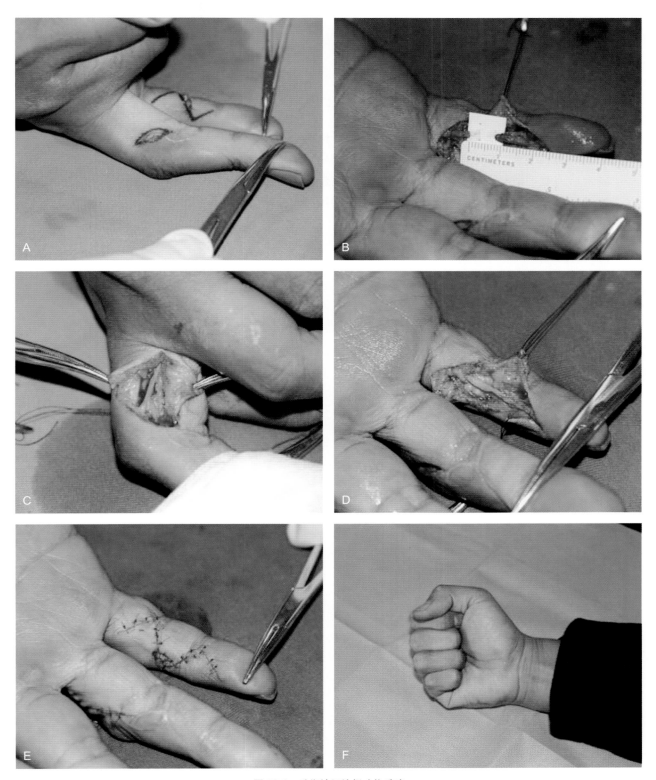

图 50-1　手指神经缺损功能重建

A. 手术切口设计；B. 右小指桡侧指固有神经残端；C. 右环指背侧神经；D. 右小指桡侧指神经桥接修复；E. 切口缝合；F. 术后随访

固定。术后常规消炎治疗 3 天，口服甲钴胺促进神经生长。术后 14 天伤口拆除缝线。术后 3 周去除石膏托开始手功能训练。

■ 注意事项

- ◎ 神经损伤修复宜早期进行 [3-5]。
- ◎ 手指神经缺损超过 1 cm 需要游离移植神经，防止因直接缝合神经，引起屈曲挛缩。
- ◎ 手指切口设计需严格遵守手部切口原则。
- ◎ 修复神经必须在光学放大设备下进行。
- ◎ 神经供区可以选择非功能区废弃神经近段移植，不增加供区感觉障碍。
- ◎ 术中彻底止血，防止血肿形成，影响伤口愈合和神经生长。
- ◎ 术后需要手指制动保护 3 周，防止神经断端牵拉形成瘢痕。
- ◎ 术后口服甲钴胺等神经营养药物，可以促进神经生长恢复。

参考文献

[1] 顾玉东 . 周围神经缺损的基本概念与治疗原则 [J]. 中华手外科杂志 , 2002, 18 (3)：129-130.

[2] 张子清，李保龙，刘良燚，等 . 神经"借干"修复周围神经缺损的实验研究 [J]. 中华手外科杂志 , 2013, 29 (5)：308-311.

[3] Tang X, Xue C B, Wang Y X, et al. Bridging peripheral nerve defects with a tissue engineered nerve graft composed of an in vitro cultured nerve equivalent and a silk fibroin-base scaffold[J]. Biomaterials, 2012, 33 (15)：3860-3867.

[4] Chevrollier J, Pedeutour B, Dap F, et al. Evaluation of emergency nerve grafting for proper palmar digital nerve defects：a retrospective single centre stady[J]. Orthopaedics & Traumatology：Surgery & Research, 2014, 100 (6)：605-610.

[5] Chen C, Tang P F, Zhang X. Reconstruction of a neurocutaneous defect of the proximal phalanx with a heterodigital arterialized nerve pedicle flap[J]. Injury, 2014, 45 (4)：799-804.

51 多组神经移位重建全臂丛撕脱伤

北京积水潭医院·栗鹏程　王树锋

全臂丛撕脱伤多发生于青壮年，因患肢功能完全丧失，致残严重。由于近端无残留的神经根可供利用，患肢功能重建需通过神经移位术来完成。现已证实神经移位重建肩外展及屈肘功能取得了较满意的疗效。然而，由于可供移位的动力神经源数目有限且距离前臂屈、伸指肌较远，同时重建有效的屈、伸指功能非常困难。到目前为止，通过神经移位术来恢复此类患者的主动拾物功能尚难以实现，国内外文献鲜见有成功病例的报道。为了提高健侧 C7 移位重建屈指功能的疗效，2004 年 5 月，笔者团队设计了健侧 C7 经椎体前通路移位与患侧下干直接吻合术，同时肌皮神经也用健侧 C7 来修复。临床观察证实屈指、屈肘功能重建均取得了较好的疗效。然而，当健侧 C7 移位后，剩余的动力神经源均细小，与桡神经的外径不匹配，如何重建伸肘、伸指功能又是一个难题。通过临床观察及电生理研究，笔者发现下干后股是臂丛近端平面支配伸指肌的主要功能神经束，同时也是肱三头肌长头的主要支配神经。2005 年 6 月，笔者团队又设计了膈神经移位修复下干后股重建伸肘、伸指功能的术式，初步随访效果满意。

在上述研究的基础上，笔者团队将两种神经移位方式合并，同时进行。自 2006 年 11 月开始对全臂丛撕脱伤患者，采用新设计的多组神经移位术重建其上肢整体功能，即副神经移位修复肩胛上神经恢复肩外展、外旋功能；健侧 C7 经椎体前通路移位与患侧下干直接吻合，重建屈腕、屈指功能，同时将前臂内侧皮伸经移位至肌皮神经重建屈肘功能；膈神经移位至下干后股重建伸肘、伸指功能。待上述功能均获得满意恢复之后，通过改良的腕关节融合、拇指外展功能重建术和手内肌功能重建术等进行二期的手功能重建，患侧上肢最终恢复了主动拾物功能[1-4]。笔者选择其中一个病例在这里汇报。

·病例介绍·

患者，男性，21 岁。骑摩托车摔伤后，左上肢感觉运动功能完全丧失 3 个月来诊。无昏迷史。未合并肢体骨折和内脏损伤。查体：除上臂内侧外，上肢其他部位感觉完全丧失；斜方肌肌力 4 级，菱形肌、前锯肌、冈上肌、冈下肌、小圆肌、大圆肌、背阔肌、胸大肌、三角肌以及上肢其他肌肉均 0 级。Horner 征阳性，锁骨上 Tinel 征阴性。桡动脉搏动良好。肌电图检查发现上述肌力 0 级的肌肉均为电静息，正中神经和尺神经的感觉传导功能良好，提示臂丛可能为节前撕脱伤。CTM 显示，C4~T1 椎体水平椎孔内神经根充盈缺损消失，脊髓偏向健侧，患侧下颈椎节段出现大的假性硬膜囊肿，囊肿一直通向椎孔外，提示臂丛在椎孔内水平撕脱断裂。术前胸透和膈神经电生理证实，膈神经功能良好（图 51-1）。

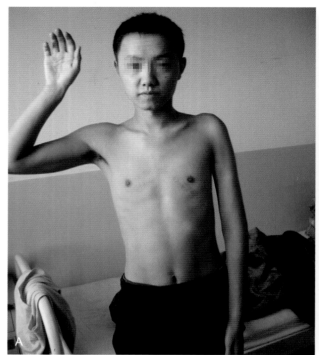

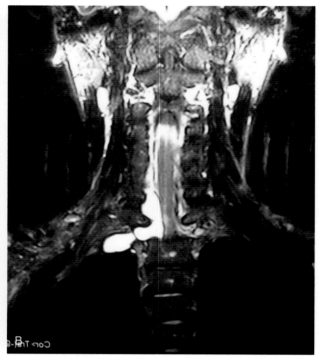

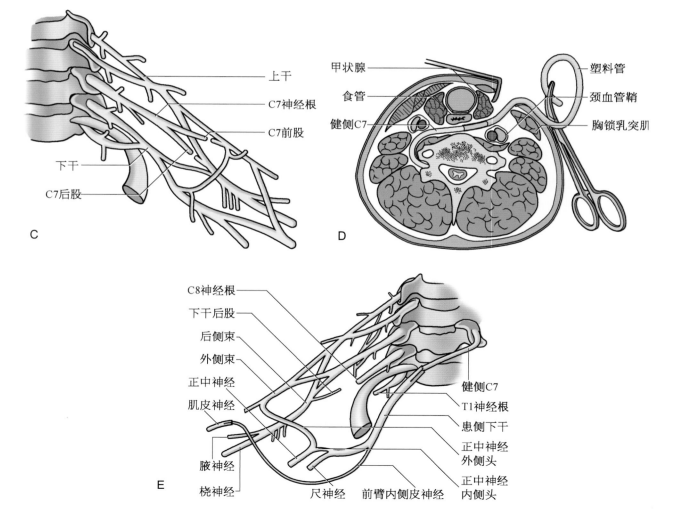

C

上干
C7神经根
C7前股
下干
C7后股

D

甲状腺
食管
健侧C7
塑料管
颈血管鞘
胸锁乳突肌

E

C8神经根
下干后股
后侧束
外侧束
正中神经
肌皮神经
腋神经
桡神经
尺神经
前臂内侧皮神经
健侧C7
T1神经根
患侧下干
正中神经外侧头
正中神经内侧头

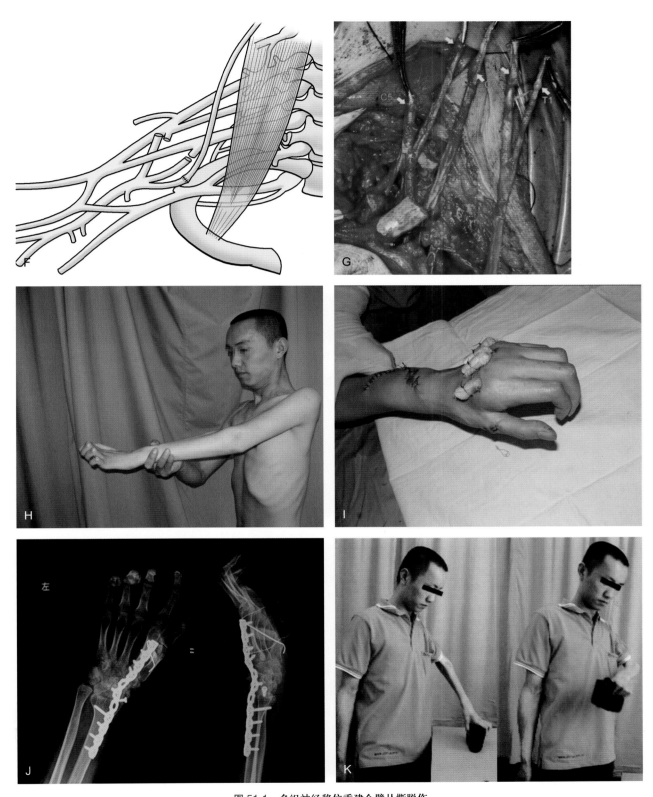

图 51-1　多组神经移位重建全臂丛撕脱伤

A. 术前；B. 术前 CTM；C、D. 健侧 C7 神经根切取模式图；E. 健侧 C7 与患侧下干吻合模式图；F. 膈神经移位修复下干后股示意图；
G. 术中神经分离；H. 术后患肢功能；I. 二期肌腱重建；J. 腕关节融合；K. 术后功能训练

■ 治疗方法选择

治疗思路　目前对于全臂丛损伤有两种治疗思路。①以 Doi 为代表的双股薄肌游离移植重建手功能。②以神经修复为主要手段。之所以出现双股薄肌游离移植的方法，就是因为以往的神经修复方法基本做不出有效的手功能。Doi 提出的股薄肌游离移植部分地解决了这个问题，只要动力神经质量可靠，可以恢复一定的手功能。但根据目前所发表的文献和会议报道来看，多数都是肌力恢复尚可，而活动范围有限。笔者团队更侧重于神经的修复，而且目前的效果非常满意，接近 50% 的患者都能恢复全范围的屈指。神经修复的效果提高非常明显，主要原因是健侧 C7 神经根与下干进行了直接吻合，避免了神经移植。即使一期神经修复的效果不好，或者有其他次要的功能需要重建，可以后续再通过游离肌肉移植来解决。目前欧洲和印度的臂丛修复医师比较接受笔者对于神经修复的方案。

吻合措施　为了获得健侧 C7 和下干的直接吻合，我们采用了椎体前通路、肱骨干短缩、尺神经前移等措施，是否值得呢？很多人都会有思维定式，认为臂丛修复效果反正都不会太好，不值得大动干戈。但通过结果分析我们可以看到，臂丛修复的效果也可以很好，只要修复的方法选择合适。因此这样大动干戈不仅是值得的，而且是必需的。利用健侧 C7 神经根修复屈指功能，从最早的尺神经长距离移植，到最终获得直接吻合，这是个逐渐发展的过程。在探索椎体前通路的过程中，最开始也无法做到直接吻合，必须采用神经移植，但即使移植的长度缩短到 3~4 cm，结果仍然是不满意。直到有一例直接吻合后，修复效果才有了质的飞跃。此后我们都会尽量去争取直接吻合，才有了肱骨干短缩这一想法。在断肢再植时，经常会有肱骨干短缩的情况，前人经验也证实 4 cm 左右的短缩并不明显影响肢体外观和肌肉张力。因此我们将肱骨干短缩的方法推广到了臂丛修复上，除非极个别情况神经移位后能直接缝合而且张力不大，这时不做肱骨干短缩，其他绝大多数病例我们都做了短缩。最终结果证实这样做的效果是满意的。没有患者抱怨过上肢过短，都认为这种短缩是值得的。尺神经前移更加降低了神经吻合的张力，但需要注意的是，此时要尽量保留尺神经的血运，尺侧上下副动脉尽量与神经保持连接，靠游离血管来满足神经的滑动。

功能重建　一期神经修复手术后，往往需要 1~1.5 年才出现肉眼可见的活动功能。肌力会逐渐增加，我们观察神经的恢复一般在 3 年左右才比较稳定，3 年之内肌力都有进一步恢复的潜力。此后还会有一些增加，但不会非常明显。因此我们选择在一期手术 3 年以后，再做功能重建的手术。由于只修复了尺侧屈腕肌，没有伸腕肌，因此腕关节只有屈曲功能，在屈指时十分不稳定。而腱固定手术又容易再次松动，因此我们选择了腕关节融合手术。需要注意的是，与常规的腕关节融合手术入路不同，不能从第 3 伸肌鞘管进入，因为此时伸肌腱的肌力非常差，不能克服手术后出现的肌腱粘连。我们推荐从腕关节的桡侧进行融合，不干扰伸肌腱的滑动。此后我们还尝试了从腕关节尺侧融合并切除尺骨头，也获得了很好效果。腕关节融合后，尺侧屈腕肌可以解放出来做移位重建拇指外展功能，同时因为尺侧屈腕肌和屈指肌的神经支配都来源于健侧 C7 神经，因此两者为协同作用，术后再训练也比较容易。

■ 手术方法

一期多组神经移位术

（1）患侧臂丛的探查及下干与下干后股的游离：患侧锁骨上、下臂丛探查联合切口。锁骨上切口内首先找到上、中、下三个神经干，然后向近端追踪。确定 C5~T1 全部从椎孔内撕脱。再从锁骨下切口进行探查。从胸大肌、三角肌间隙进入，切断胸大肌、胸小肌止点，并标记，术后缝合。找到正中神经、尺神经的起始部，向近端分离至内侧束、下干、C8、T1神经根。找到下干后股，将其向近端做干支分离后，靠近端切断下干后股，同时切断胸前内侧神经。将正中神经、尺神经及前臂内侧皮神经自内侧束起始处一直游离到上臂中段，切断前臂内侧皮神经。将正中神经外侧头向近端游离至外侧束，起始处切断肌皮神经。将患侧肩关节内收至0、前屈0~10°，向近端牵拉下干，勉强能达到颈正中线，预计吻合口张力大，通过肱骨短缩使下干进一步相对延长，降低吻合口张力。在三角肌止点以远、肱二头肌的外侧缘剥离骨膜，用线锯横断肱骨，据神经缺损的长度，确定肱骨截除的长度为4 cm。用6孔钢板在肱骨内侧固定，肱二头肌近端腱性部分做紧缩缝合。找到后侧束并沿其向远端游离，将后侧束上的分支：腋神经、上下肩胛下神经及胸背神经分别切断，保留桡神经并将其游离至桡神经沟处。然后沿后侧束向近端游离，切断上、中干后股。此时，下干后股、后侧束、桡神经已完全游离。

（2）健侧C7的切取及椎体前通路的制作：健侧做锁骨上臂丛探查横切口，显露臂丛。将C7前后股游离至最远端后再切断，近端游离至椎孔处。通过椎体和食管间隙，利用预置的塑料管引导，将健侧C7引至患侧颈血管鞘与食管之间隙内。

（3）膈神经的切取：在患侧前斜角肌的表面找到膈神经，测量膈神经与下干后股直接吻合所需的长度。将其游离到胸廓上口处，并用甲状腺拉钩将锁骨内侧端向前提起，用钝头大弯钳钝性分离胸廓上口，显露纵隔内膈神经的上部，用神经勾将膈神经向近端牵引，用长柄组织剪尽量靠远端切断膈神经。

（4）神经吻合顺序及术后处理：锁骨下切口内先将前臂内侧皮神经与肌皮神经吻合，然后将下干及下干后股经锁骨后牵引至锁骨上切口内，缝合锁骨下切口。患侧上肢用无菌辅料包扎好，屈肘90°、肩内收0、前屈10°固定在上腹部的手术铺单上直至术毕。将下干经患侧胸锁乳突肌的后侧引致患侧颈血管鞘与食管之间隙内，用8-0无创缝合线将健侧C7与下干吻合。将膈神经与下干后股用9-0无创缝合线进行直接吻合，如有张力，则用一股腓肠神经桥接。最后将副神经终末支与肩胛上神经直接吻合。术毕用支架将患肢固定在肩内收10°、轻度前屈15°及肘关节屈曲90°，贴胸位固定6周。

（5）术后处理和随访：术后严格制动6周。在不影响制动效果的前提下，锁骨上切口可以换药和拆线。由于上臂切口为Ⅰ类无菌手术切口，故感染率很低，不必换药。待制动6周期满后再拆线。术后6周起开始练习肘关节被动屈伸。术后8周开始逐渐练习肩关节被动外展，12周内避免肩关节外展超过90°。关节被动活动度的锻炼要遵循循序渐进的原则，以免神经吻合口被拉断。在术后随访期间，鼓励患者通过深吸气和健侧用力握拳、屈肘、肩内收动作促进供体神经（膈神经、健侧C7）向受区生长。有条件的患者可采用经皮电刺激等理疗措施促进神经生长。该患者经过3年随访。最终肩外展40°，屈肘、屈指、伸肘、伸指肌力均为4级（请注意，我们根据英国医学研究会的定义，将伸指和屈指的肌力评定规则细化，在腕关节背伸20°~30°时分别测量屈指和伸指肌力，并推荐在臂丛损伤术后随访中应用见表4-1）。

虽然患者上肢主要动作的肌力均有良好恢复，但患者仍然无法完成主动伸出手→拿起东西→再放下这一简单的主动功能。分析原因有：①腕关节不稳定，没有伸腕的肌力，只有尺侧腕屈肌恢复好。在屈指时由于缺少伸腕肌的稳定作用，会出现腕关节极度屈曲的情况，不利于抓握功能的发挥。②手内在肌没有恢复，呈爪形手畸形，指间关节呈屈曲状态，仅靠伸指总肌腱的力量无法完全伸指，手指不能充分张开。③拇指缺少外展功能，内收于手指侧方，不利于握持。根据这种分析，我们进行了二期的手功能重建手术。

表 4-1　指肌力评定标准

肌　力	伸　指	屈　指
0 级	肌肉无收缩	肌肉无收缩
1 级	肌肉收缩，但不能带动 MP 关节活动	肌肉收缩，但不能带动 MP 关节活动
2 级	MP 关节有伸直动作，但达不到 0 度位	MP 关节有伸直动作，但达不到 0 度位
3 级	MP 关节可以伸直到 0 度位	MP 关节可以伸直到 0 度位
4 级	MP 关节伸直可以对抗一个手指的阻力	MP 关节伸直可以对抗一个手指的阻力
5 级	正常肌力	正常肌力

二期手功能重建术

（1）改良的腕关节融合术：将切口设计在腕关节的桡背侧，在第 2、3 指伸肌腱鞘之间切开关节囊，进入腕关节，不显露指总伸肌腱。对拇长伸肌腱暴露范围也有限。这样可以尽量避免对伸肌腱滑动装置的干扰。清除腕骨及桡骨远端关节面，将钢板固定在第 2 掌骨与桡骨上。术后早期伸指功能锻炼。

（2）掌板固定术：手掌横切口，切开 A1 鞘管，牵开指屈肌腱，显露深层的掌板结构。切开掌板的两侧和近端，形成远端止点连续的舌形瓣。钢丝"8"字缝合掌板，在掌骨颈水平将骨面打磨粗糙，将舌形瓣向近侧拉紧，屈曲掌指关节，钢丝通过掌骨颈两侧穿到手背，拉紧。检查掌指关节屈曲效果。在手背将钢丝在衬垫上打结，旋紧。术后允许手指早期活动，仅维持掌指关节屈曲。

（3）拇外展重建术：由于腕关节做了融合，因此可以解放出尺侧屈腕肌，用来做动力，进行拇外展重建。将尺侧屈腕肌从止点附近切断，桥接一段异体肌腱，止点在拇短展肌和伸肌腱帽做缝合。调节张力在屈腕位 30°，拇指充分对掌位置缝合。屈腕拇对掌位制动，允许其他手指早期活动。掌板固定术和拇外展重建手术可以同时一次完成。

（4）术后处理和随访：术后制动 4 周，然后开始练习用手抓握物体。通过 1~2 个月的训练，患者可以主动接触到物体并将其抓起、移动，然后将其放下，获得了主动的抓握功能。

■ 注意事项

◎　一切治疗都应该以正确的诊断为基础。手术前应该特别关注病史的采集、详细的查体、结合肌电图和影像学（CTM、MRI 等）检查以及手术中神经探查的结果进行综合的缜密分析，理清思路，准确判断神经损伤类型，选择合适的治疗方法。以上检查手段缺一不可，单独依靠某一种检查来判断神经损伤类型都不一定是准确的，各种检查结果要相互印证。任何一种检查手段的缺失，都会留下质疑的空间。我们特别强调手术探查的重要性，尽管在瘢痕中探查神经非常耗时，也非常难分离，我们还是建议对于每个患者都要进行充分的手术探查，将探查结果与术前检查结果相印证。有时，手术前的影像学检查显影质量并不充分，不能准确判断神经是否为撕脱性损伤，这时就要依靠手术探查来证实神经的连续性是否存在，避免切断尚有自行恢复机会的神经，造成人为的损失。

◎　切取健侧 C7 神经时要显露清楚，在 C7 神经前后股分别加入外侧束和后束的位置切断，以便获得更长的神经根。注意避免损伤相邻的神经束，以免出现健侧肢体功能障碍。切断前必须要进行电刺激验证，避免误切其他神经。这两种错误别人都曾经犯过，需要引以为戒。同时，向近侧也要尽量分离到椎间孔部位，以获得更大的神经活动度，利于移位。将 C7 翻转穿过食管和椎体之间的疏松间隙。影响移位的肌纤维可以部分切断。需要熟悉颈部的解剖，操作轻柔，避免损伤椎动脉、喉返神经、食管肌层等结构。

◎ 前臂内侧皮神经作为移植神经桥接了健侧 C7 与肌皮神经，由于屈肘的力量恢复不是很满意，后期的病例我们都增加了一根腓肠神经桥接移植，近侧与下干一并吻合在健侧 C7 上，远侧同前臂内侧皮神经一并吻合在肌皮神经上。这样就增加了肌皮神经恢复的机会。

◎ 膈神经移位修复下干后，伸肘肌力恢复很快，但伸指功能恢复往往不太满意。为了促进伸指的恢复，我们推荐同时或后期再次手术松解旋后肌腱弓。

◎ 本文描述的手术方法只适用于全臂丛撕脱性损伤，如果手术探查发现近侧有残留的神经根，应该加以利用。将神经残端向近侧切除一部分，直到获得一个接近正常的神经断面。由于椎间孔的限制，也不可能无限地向近侧切。如何判断神经根的质量是个难题。术中电生理检查可以较好地回答这个问题，但也不一定完全准确。我们经验上根据神经的外观、质地加以判断，如果神经纤维质地柔软、断面齐整，可以用来直接吻合修复下干。如果神经断面瘢痕化面积较大、质地较硬，这时神经根的质量可以称为有疑问的，此时可以利用其修复一些比较次要的、相对容易恢复的或者是即使不恢复也有办法补救的功能，例如可以修复上干后股（腋神经、桡神经的伸肘伸腕）或肌皮神经。

参考文献

[1] 栗鹏程，王树锋，薛云浩，等 . 全臂丛神经撕脱伤上肢整体功能重建的临床研究 [J]. 中华骨科杂志，2013, 33（5）：520-525.

[2] 王树锋，栗鹏程，薛云浩，等 . 膈神经移位修复下干后股重建臂丛撕脱伤伸肘、伸指功能的中期随访 [J]. 中华骨科杂志，2012.32（9）：855-861.

[3] 王树锋，栗鹏程，薛云浩，等 . 重建全臂丛撕脱伤上肢主动拾物功能 4 例报告 [J]. 中华外科杂志，2013, 51（4）：1-2.

[4] 王树锋，栗鹏程，薛云皓，等 . 全臂丛神经损伤残留神经根与下干直接吻合重建屈指功能的 3 年以上随访 [J]. 实用手外科杂志，2015, 15（1）：3-5, 9.

52 | 闭孔神经前支移位修复胫神经腓肠肌肌支

第二军医大学附属长征医院·林浩东　侯春林

骨盆骨折等致骶丛根性撕脱伤易引起一侧下肢功能障碍和（或）膀胱、性功能不全，其治疗极其困难，目前被认为是一种治疗最困难、疗效最悲观的神经损伤。长期以来，保守治疗一直被医学界所接受。近年来，少数学者进行了骶丛损伤的外科治疗尝试，但手术疗效不佳，术后髋、膝功能仅少部分恢复[1-5]。因此骶丛根性撕脱伤如何恢复其下肢及膀胱功能障碍是急需解决的医学难题。

·病例介绍·

患者，男性，38岁。因车祸致左下肢麻木无力7个月入院。患者于7个月前不慎发生车祸，在当地医院就诊，X线及CT平扫显示骨盆骨折。急诊行骨盆切开复位内固定。术后患者左下肢运动感觉障碍无任何好转，转至我院治疗。入院查体：左臀部、肛周、股后、小腿外侧及足部皮肤感觉减退或消失。左髂腰肌、股四头肌、内收肌肌力4级，左臀大肌、臀中肌肌力0级，左股二头肌肌力0级，左腓肠肌肌力0级，左胫前肌肌力0级，左踝和趾屈曲、背伸肌肌力均为0级。右下肢各肌群肌力正常，感觉正常。肌电图检查显示：左胫前肌、股二头肌、臀大肌、腓肠肌针刺电位延长，由大量自发电位出现组成，收缩时均无运动单位电位出现，提示神经源性损伤。而闭孔神经功能正常。椎管造影显示左侧L4、L5和S1椎间孔假性硬脊膜囊肿形成，提示左侧骶丛撕脱伤。入院后行腓肠神经移植，桥接同侧闭孔神经前支近端及胫神经腓肠神经远端。术后1年复查，患者恢复主动屈踝功能（图52-1）。

■ 治疗方法选择

骶丛根性撕脱伤是最严重的周围神经损伤，治疗极其困难。长期以来，临床多数采用等待观察或保守治疗。近年来，已有部分学者尝试采用外科手术治疗腰骶丛损伤，虽然取得了一定疗效，但总体疗效欠佳。Chin和Chew报道了3例腰骶丛根性撕脱伤患者，经保守治疗后膝、踝部功能无明显恢复，认为腰骶丛根撕脱伤是永久性的；Shaw和Holmanl报道了1例腰骶丛根性撕脱伤患者，经保守治疗16个月后右膝、踝足功能无恢复，在右膝、踝和足支具辅助下勉强能行走。许多学者都认为进行骶丛根性撕脱伤吻合修复难以取得疗效。对于上肢臂丛根性撕脱伤，国内外学者进行了大量的研究，发明了多种神经移位的手术方法，使上肢功能得到了部分恢复。借鉴臂丛撕脱伤的治疗经验，神经移位应该是治疗腰骶丛根撕脱伤的理想办法，但目前缺乏有效的动力源神经。闭孔神经切断术常用于治疗髋关节疼痛和痉挛性脑瘫，其切断后对下肢功能没有明显影响。闭孔神经起自腰丛（L2~L4），单纯骶丛神

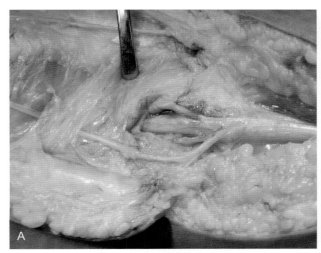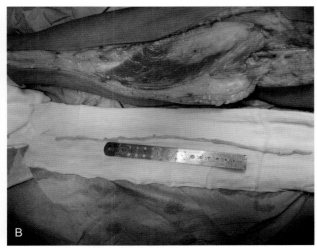

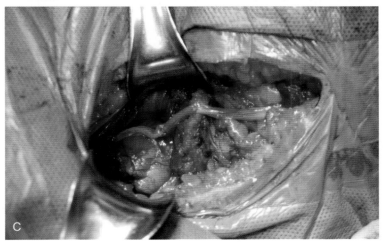

图 52-1　闭孔神经前支移位修复胫神经腓肠肌肌支
A. 分离胫神经腓肠肌肌支；B. 游离腓肠神经；C. 近端和闭孔神经吻合

经损伤时，由于 L1~L3 神经根未损伤，所以同侧闭孔神经是正常的。因此我们设想可以利用闭孔神经作为动力神经来移位修复骶神经根。

■ 手术方法

麻醉成功后，取大腿近端内侧切口长约 5 cm，依次切开皮肤、皮下组织、筋膜层，在腹股沟韧带下方短收肌的浅层暴露分离闭孔神经前支后将其切断备用。取腘窝中点到踝后正中斜行切口，在腘窝处暴露胫神经和腓总神经，然后沿胫神经干小心分离并暴露腓肠肌内侧头肌支、腓肠肌外侧头肌支和比目鱼肌支，将腓肠肌外侧头或内侧头肌支于胫神经主干发出处切断（图 52-2）。测量闭孔神经前支远端与胫神经腓肠肌外侧头肌支近端的距离。取相应长度的腓肠神经作为移植神经，通过皮下隧道，近端与闭孔神经前支吻合，远端在腘窝水平与胫神经腓肠肌肌支吻合。术后患肢用石膏将膝关节屈曲固定 4 周，同时应用神经营养药物等辅助治疗。

■ 注意事项

◎ 骶丛撕脱伤的诊断可以通过病史、体征、影像学检查及肌电图等进行判断。患者多有高能量

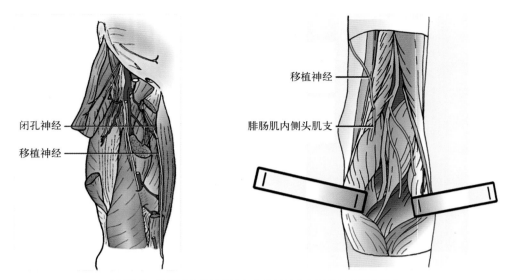

图 52-2 腓肠神经移植桥接闭合神经前支与胫神经内侧头肌支

外伤史，常伴发骨盆骨折，尤其是伴发骶髂关节脱位或垂直不稳定。查体可发现患者大腿后侧、小腿后外侧及足背、足底外侧区感觉障碍，臀大肌、臀中肌、股二头肌、胫后肌、腓肠肌及足部等肌肉萎缩。影像学检查主要包括骨盆正位和侧位 X 线、骨盆 CT、磁共振及椎管造影等，尤其是功能磁共振或椎管造影对判断骶丛损伤是否为撕脱伤较为有效。由于此类患者硬脊膜被撕裂，神经根残端回缩后被脑脊液充填，所以患者往往会并发假性硬脊膜突出，这是骶丛撕脱伤患者椎管造影或 MRI 的特征性表现。

◎ 腓肠肌功能的恢复使患者在站立时能固定踝关节和膝关节，防止身体向前倾倒，增加了身体的稳定性，同时还恢复了屈膝、屈踝功能。该手术解剖结构并不复杂，而且大腿皮下重要大血管和神经较少，手术风险较小，手术操作并不复杂，可作为临床一种新的手术方法来修复骶丛撕脱伤。

◎ 部分学者发现闭孔神经前后支均切断用作动力神经后患者内收肌肌力会受到严重影响，患者难以完成直腿抬高动作，且会对大腿内侧感觉功能造成一定的影响。Tung 等用闭孔神经前支移位修复股神经，发现对供区的影响非常小，患者内收肌肌力没有受到明显影响。所以在实施本手术时，可以采用闭孔神经前支作为动力神经，而保留闭孔神经后支的完整性，这样对供区的影响将会明显减小。

参考文献

[1] Campbell A A, Eckhauser F E, Belzberg A, et al. Obturator nerve transfer as an option for femoral nerve repair：case report[J]. Neurosurgery, 2010, 66：375.

[2] Iorio M L, Felder J M 3rd, Ducic I. Anterior branch of the obturator nerve：a novel motor autograft for complex peripheral nerve reconstruction[J]. Ann Plast Surg, 2011, 67：260-262.

[3] Tung T H, Chao A, Moore A M. Obturator nerve transfer for femoral nerve reconstruction[J]. Plast Reconstr Surg, 2012, 130：1066-1074.

[4] Snela S, Rydzak B. The value of the adductor tenotomy with obturator neurectomy in the treatment of the hips at cerebral palsy children. Early clinical and radiological examination results[J]. Ortop Traumatol Rehabil, 2002, 4：11-14.

[5] Gang Y, Wang T, Sheng J, et al. Anatomical feasibility of transferring the obturator and genitofemoral nerves to repair lumbosacral plexus nerve root avulsion injuries[J]. Clin Anat, 2014, 27：783-788.

53 | 胫神经近端运动分支移位修复腓深神经

第二军医大学附属长征医院 · 林浩东　侯春林

随着时代的发展，各种高能量损伤导致的髋部骨折及脱位等发病率逐年上升，且常伴随坐骨神经损伤。而其中大部分为单纯腓总神经成分受损（48.39%）或合并不同程度胫神经损伤（51.61%），这一损伤特点为外科医师治疗高位腓总神经损伤提供了有意义的临床背景。从远期恢复效果看，高位坐骨神经损伤后小腿腹侧肌群功能恢复一直不理想。许多研究证实臀区或大腿近段腓总神经纤维束受损后外科手术治疗效果均不满意。另外，对于大多数闭合性坐骨神经损伤患者，尽管通过保守治疗能早期获得胫神经成分的功能恢复，但腓总神经成分的功能改善甚微。目前针对腓总神经损伤的治疗国内外已有诸多研究报道，除对腓总神经麻痹进行松解处理外，还有肌腱转位术、自体神经移植术等，但效果远不能令人满意。近年来受上肢神经损伤治疗方法的启发，国内外学者也开始应用神经移位技术来治疗下肢神经损伤，且取得了较好的效果 [1-6]。

· 病例介绍 ·

患者，女性，21岁。体育课上不慎呈双腿劈叉（右前左后）姿势摔倒，当即瘫倒不能站立，急诊至当地医院，当时右大腿后侧至小腿广泛面积的皮肤感觉麻木，小腿活动功能障碍明显，不能完成跖屈、背屈等运动，足趾无活动迹象。当时医院诊断为右侧坐骨神经牵拉伤，嘱回家卧床休息，行热敷理疗，口服神经营养药物。2个月后至当地医院复诊，查体：右髋、膝关节活动可，大腿后侧皮肤感觉较前明显好转，右小腿皮肤感觉功能较前稍见改善，以小腿后、内侧改善明显，踝关节跖屈活动稍有好转，背屈功能无明显改善，足趾仍无活动。继续保守观察2个月，并辅以神经营养药物治疗。2个月后来我院就诊，查体：右小腿皮肤感觉麻木，自觉较前无差别，踝关节跖屈力量3级，自觉较前进一步增加，背屈力量1级，足趾背屈功能丧失。鉴于胫神经功能尚未恢复完全，且有进一步恢复可能，遂嘱患者继续保守观察。至伤后第13个月时，患者来我科复查，右踝关节跖屈活动基本恢复正常，但背屈肌力1级，右姆趾背屈功能丧失，且自觉近3个月来未见明显进步，右小腿外侧皮肤感觉麻木，余各部分皮肤感觉功能与左小腿无明显差别（图53-1）。

■ 治疗方法选择

高位腓总神经损伤在临床上较为常见，主要表现为踝关节、足趾背屈功能受限，患侧足下垂，造成明显的行走功能障碍，严重影响患者的日常生活。所以对高位腓总神经损伤的研究并寻求有效治疗方案就显得颇具意义。目前腓总神经损伤常用的治疗方法包括神经松解术、肌腱转位术、自体神经移植术等，但效果均不佳。近年来，受上肢神经损伤治疗方法的启发，国内外学者也开始考虑采用神经移位技术来治疗高位腓总神经损伤。有学者提出以腓深神经作为靶神经，寻找胫神经上可牺牲的供体神经支，但是限于腓深神经分支点在腓骨颈处，除了趾长屈肌及瞬长屈肌外，其他胫神经分支都没有足够长度实现与腓深神经进行无张力吻合，而这两条神经的直径与腓深神经相差又太大，所以临床手术可行性一直有待商榷。Leandro Pretto Flores 等提出将腓总神经外膜打开，向近端进行神经内分解，可以将腓浅神经和腓深神经实现无损伤分离，可将腓深神经束向近端延长约 7 cm，这为胫神经近端分支（比目鱼肌浅支、腓肠肌内侧头肌支、腓肠肌外侧头肌支）与腓深神经束进行无张力吻合提供了可能，且它们在横截面积与轴突计数方面都比胫神经远端分支更有优势。他们在临床上将比目鱼肌支和腓肠肌外侧头肌支转位至胫前肌支上，术后大部分病例足下垂得到缓解或治愈，治疗效果与腓总神经麻痹时间成负相关，其中有 2 例儿童神经麻痹时间超过 1 年，神经转位术后足下垂问题没能得到解决。还有作者介绍了用腓浅神经或胫神经中的功能性神经束转位修复足部功能，14 例患者中有 11 例足踝背屈功能恢复到 British 运动评分达到 3 级以上。

■ 手术方法

取患肢腘窝部"S"形切口约 10 cm（自靠近腘窝顶部斜向外下方腓骨头方向），切开皮肤、皮下筋膜，分离周围脂肪组织，寻及胫神经和腓总神经，沿腓总神经向远端小心分离暴露，直至显露腓总神经分叉点，识别腓深神经和腓浅神经，将腓总神经外膜剖开，可见腓浅、腓深神经各自完整独立成束，又紧密贴附、伴行。将腓深神经和腓浅神经向近心端进行钝性分离，直至两条神经间开始出现相互交错的纤维连接而无法继续钝性分开。然后沿胫神经干小心分离并暴露腓肠肌内侧头肌支、腓肠肌外侧头肌支和比目鱼肌支，保护好周围重要软组织，将这三条神经分支分离显露至各自的入肌点处，再将腓深神经无损伤分离段于其最近端用尖刀切断，然后将切得的腓深神经无损伤分离束的断端依次与胫神经上分离清楚的三条肌支相比较，尤其比较他们的入肌点处直径与腓深神经无损伤分离束的断端之间的匹配度，结果发现这三条供体神经分支与腓深神经无损伤分离段之间在长度上都可满足无张力吻合，但比较其直径发现比目鱼肌支入肌点处直径与腓深神经无损伤分离段的直径更为匹配，遂将比目鱼肌支于入肌点近端用利多卡因封闭后以尖刀切断，再将其与腓深神经无损伤分离段进行显微吻合缝合完毕后，检查两者自然回缩后未产生明显的张力，断端无分离迹象。遂冲洗切口，彻底止血，无菌敷料包扎（图 53-1）。

■ 注意事项

◎ 神经断端间的无张力吻合对于神经近端轴突顺利通过吻合口至关重要。将腓总神经外膜剖开，应尽可能将腓深神经向近端自腓总神经锐性分离，使得腓深神经向近端延伸一段长度，这样便使胫神经近端运动功能分支与腓深神经束进行无张力吻合成为可能。

◎ 在行神经端－端吻合时，神经断端间的匹配性是不得不考虑的影响靶器官功能恢复的重要因素，这里的匹配性包括供、受体神经断端的横截面积和两者各自的神经纤维量，而对于骨骼肌运动神经，尤其要考虑其中的运动纤维数量和 γ- 薄髓神经纤维量。此前 Mackinnon 等已经证实供受体神经的匹配是取得良好恢复效果的关键。胫神经近端 3 条肌支的直径相对粗大，更接近于腓深神经无损伤分离束的直径，其中，比目鱼肌支的直径与腓深神经无损伤分离束的直径最为相似，其余两条肌支的直径都略小于后者。组织切片观察也发现比目鱼肌支神经的运动纤维数量与腓深

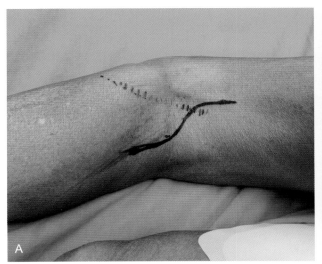

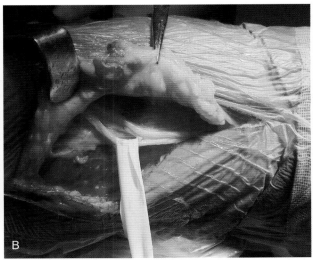

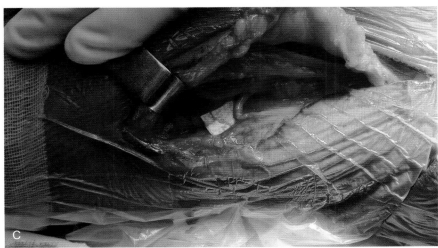

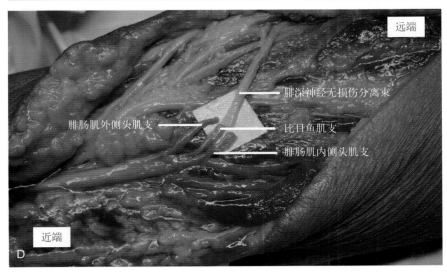

图 53-1　胫神经近端运动分支移位修复腓深神经

A. 切口；B. 暴露腓深神经；C. 神经吻合；D. 胫神经比目鱼肌支与腓深神经吻合

神经无损伤分离束相似，其余两条肌支运动纤维数量则略少于后者。因此比目鱼肌支可以作为最佳供体神经支。

◎ 由于术中要切断比目鱼肌支，削弱小腿三头肌部分功能，这对小腿三头肌原有肌力提出了较高要求，这样才能保证手术实施后小腿三头肌中其他两部分肌肉足以代偿弥补患侧小腿跖屈功能。所以在坐骨神经损伤病例中，作为动力神经来源的胫神经功能的相对充分的保留是此神经转位术得以实施并取得效果的前提，术前要对神经功能进行充分的评判。

参考文献 --

[1] Flores L P, Martins R S, Siqueira M G. Clinical results of transferring a motor branch of the tibial nerve to the deep peroneal nerve for treatment of foot drop[J]. Neurosurgery, 2013, 73 (4)：609-615.

[2] Watt T, Hariharan A R, Brzezinski D W, et al. Branching patterns and localization of the common fibular (peroneal) nerve：an anatomical basis for planning safe surgical approaches[J]. Surg Radiol Anat, 2014, 36 (8)：821-828.

[3] Uysal C A, Mizuno H, Hyakusoku H. Sciatic nerve anatomy in rat re-visited：a more proximal intervention[J]. J Plast Reconstr Aesthet Surg, 2009, 62 (6)：847-849.

[4] Flores L P. Proximal motor branches from the tibial nerve as direct donors to restore function of the deep fibular nerve for treatment of high sciatic nerve injuries：a cadaveric feasibility study[J]. Neurosurgery, 2009, 65 (6 Suppl)：218-224.

[5] Giuffre J L, Bishop A T, Spinner R J, et al. Partial tibial nerve transfer to the tibialis anterior motor branch to treat peroneal nerve injury after knee trauma[J]. Clin Orthop Relat Res, 2012, 470 (3)：779-790.

[6] Giuffre J L, Bishop A T, Spinner R J, et al. Surgical technique of a partial tibial nerve transfer to the tibialis anterior motor branch for the treatment of peroneal nerve injury[J]. Ann Plast Surg, 2012, 69 (1)：48-53.

54 膈神经移位与下干后股吻合重建臂丛损伤的伸拇伸指功能

第二军医大学附属长征医院·林浩东

臂丛损伤是临床上一种非常严重的创伤，其治疗一直是未能解决的医学难题。神经移位术的出现使臂丛损伤患者的肩肘功能得到了较好的恢复，但是手部功能的恢复仍远不能令人满意，其有效率仅为 20%~30%。伸指功能的重建是全臂丛撕脱伤手功能整体重建的重要组成部分，在屈指功能获得良好恢复的前提下，伸指功能的恢复有利于患手完成主动抓握功能[1-4]。

> **·病例介绍·**
>
> 　　患者，男性，22 岁。左全臂丛损伤。因"车祸致左上肢运动感觉功能障碍 4 个月"入院。4 个月来患者左上肢运动感觉功能障碍无明显改善。查体：左上肢肌肉萎缩明显，除耸肩动作能完成外，肩、肘、腕、指活动均丧失。左上肢除上臂内侧外，余针刺痛均消失。电生理检测提示左臂丛 C5~C8 及 T1 神经根均节前损伤。术前胸透及电生理检查均证实患侧膈神经功能良好。

■ 治疗方法选择

全臂丛损伤后的手功能重建非常困难，王树锋教授曾设计了健侧 C7 神经移位与患侧下干直接吻合，并将患侧内侧束上的前臂内侧皮神经与肌皮神经吻合，同时重建了屈肘与屈指功能，并取得了良好的效果。但是因为伸指功能没有重建，患手仍不能完成主动的抓握功能。如何有效重建伸指功能仍是需要解决的一个难题。传统的伸指功能重建多采用肋间神经移位至桡神经，但由于动力神经较细、纤维数目不足，再生的神经纤维在桡神经中分散，经过长距离生长后，最后到达伸指肌的神经纤维数目有限，其疗效不满意。在可供移位的动力神经源中，膈神经的再生能力强大，但其外径及神经纤维数目与桡神经仍然不匹配，能否将膈神经移位到单独控制伸拇伸指肌的神经束上呢？王树锋教授发现将臂丛上、中干用 2% 的利多卡因阻滞后，手功能基本正常，其伸指肌力达到 4 级或以上，而再将下干后股阻滞后，则伸指功能完全丧失。当将上、下干完全阻滞后，患者有屈指动作，其伸指肌力仅达到 3 级，但不能抗阻力。上述观察说明下干后股及 C7 后股均是伸指肌的主要支配神经，但前者更重要。因此修复下干后股重建伸指功能更合适。此外，由于下干后股相对较细，支配伸指肌的神经纤维也更集中，与膈神经外径也较匹配。因此从理论上分析，膈神经如果与下干后股能直接吻合，有可能使伸指功能的重建获得良好的效果。

■ **手术方法**

患侧取仰卧位，取锁骨上臂丛探查切口，依次切开皮肤、皮下组织、颈阔肌，牵开肩胛舌骨肌，切断结扎颈横血管，暴露锁骨上臂丛，观察膈神经和臂丛的损伤情况。如膈神经功能正常，在前斜角肌的表面找到膈神经，尽量向远端游离后切断备用。如果锁骨上臂丛根已完全损伤，而臂丛的根干部还能找到，则游离臂丛下干及下干后股，将下干后股向近端做干支分离，靠起始部切断下干后股，将膈神经与下干后股用9-0线进行直接吻合。其他神经的修复可按传统的神经移位术，如健侧C7移位修复正中神经等（图54-1）。

■ **注意事项**

◎ 由于下干后股的位置较深，位于锁骨后，因此从锁骨上切口内寻找下干后股比较困难，分离时

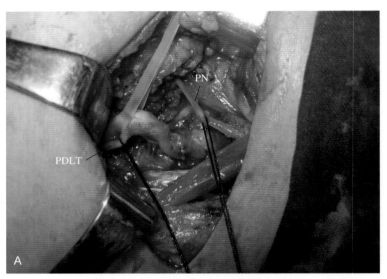

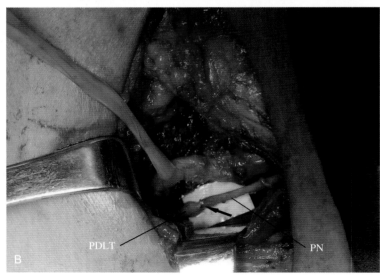

图54-1　膈神经移位与下干后股吻合重建伸拇伸指功能
A. 暴露膈神经和下干后股；B. 吻合膈神经和下干后股

应注意避免损伤附近的锁骨下动静脉。也可按王树锋教授的方法，从锁骨下切口寻找，先找到内侧束沿其向近端追踪，找到臂丛下干及下干后股，并将其尽量向近端做干支分离。而膈神经则尽量向远端分离后切断，以实现膈神经和下干后股直接吻合。如果传统的锁骨上切断膈神经无法与下干后股直接吻合，经纵隔内切取膈神经使其延长是相对简单的方法，但存在着一定的风险性，需要术者非常熟悉相应的解剖结构。也可通过神经移植来延长膈神经的长度。

　◎ 膈神经移位和下干后股吻合重建伸拇伸指功能虽然手术效果良好，但该方法仍存在一定的缺陷，臂丛束支部如有损伤则无法行该手术，需采用其他传统的治疗方法。

参考文献

[1] 王树锋，栗鹏程，陆健，等. 经纵隔内切取长段膈神经与下干后股直接吻合重建全臂丛撕脱伤的伸指功能 [J]. 实用手外科杂志，2007，21（2）：70-73.

[2] 王树锋，胡琪，潘勇卫，等. 健侧 C7 神经与患侧下干直接吻合的可行性研究 [J]. 实用手外科杂志，2005，19（2）：67-69.

[3] Lin H, Lv D, Hou C, et al. Modified C-7 neurotization in the treatment of brachial plexus avulsion injury[J].J Neurosurg, 2011, 115（4）：865-869.

[4] Lin H, Hou C, Chen A. Transfer of the phrenic nerve to the posterior division of the lower trunk to recover thumb and finger extension in brachial plexus palsy[J]. J Neurosurg, 2011, 114（1）：212-216.

55 脊髓损伤后膀胱功能重建术

第二军医大学附属长征医院·侯春林　林浩东　尹刚

脊髓损伤后膀胱功能障碍是一种神经源性膀胱，由于患者丧失自主排尿功能，严重影响患者生活和健康，严重者可导致肾功能衰竭而危及生命，如何重建这类患者的排尿功能是尚未解决的医学难题[1-4]。作者是 1996 年开始从事脊髓损伤后膀胱功能重建的基础与应用研究，发明了 4 种膀胱功能重建的方法，并取得了一定的临床效果[5-9]。

·病例介绍 1·

患者，男性，20 岁。因车祸致 T2~T3 骨折脱位伴完全性截瘫 3 个月，于 1998 年 8 月 18 日入院。患者尿失禁，无尿感，使用集尿袋。平均每天排尿 8~10 次，每次 100~150 ml。排尿时需按压下腹部，残余尿量 120 ml。尿流动力学检测：膀胱顺应性低，压力容积曲线明显左移。诊断：脊髓损伤（SCI）后痉挛性膀胱，逼尿肌－括约肌不协调。于 1998 年 9 月 22 日行人工膀胱反射弧建立术。术中将两侧 L5 前根中枢端与 S2 前根周围端用 8-0 无创缝合线行显微吻合，保留 L5 后根的完整。术后 30 个月随访效果：患者已完全弃用尿袋，每天排尿 4~5 次，每次排尿 300~450 ml。排尿有力，尿流呈线状，排尿量 420 ml，排尿完毕插管测残余尿量为 90 ml。

·病例介绍 2·

患者，女性，43 岁。不慎从高处摔伤致 L1 骨折伴完全性截瘫，排尿功能障碍，尿潴留，无尿感，需导尿管留置导尿，经常出现严重的尿路感染。于 2000 年 11 月 18 日行人工膀胱反射弧重建术，通过腓肠神经移植，将右侧 T10 前根与右侧 S2 前根吻合。术后 55 个月随访：患者已恢复自主排尿，每天排尿 4~5 次，排尿量 500~800 ml/ 次。术后 9 年尿流动力学检查：最大尿流率 60 ml/s，残余尿 35 ml，膀胱压 144 cmH_2O、腹压 39 cmH_2O、逼尿肌压力 105 cmH_2O（图 55-1）。

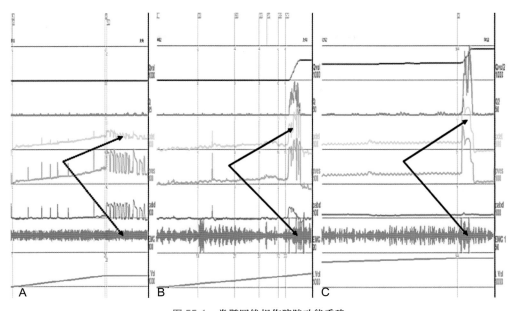

图 55-1 脊髓圆锥损伤膀胱功能重建
A. 术前；B. 术后 5 年；C. 术后 9 年

· 病例介绍 3 ·

　　患者，男性，36 岁。6 个月前不慎高处跌落致 L1 骨折，脊柱减压术后下肢活动感觉逐渐恢复，入院时恢复正常行走功能，但排尿功能仍障碍，尿流动力学提示逼尿肌无反射伴外括约肌痉挛，弛缓性膀胱，而行膀胱造瘘术。入院后采用正常 S1 前根与 S2~S3 前根在硬膜内行显微吻合重建膀胱功能。术后 6 个月复查，患者行走功能正常，拔除膀胱造瘘，可自行排尿，每次尿量可达 100~200 ml，残余尿在 40 ml 左右。术后 2 年行尿流动力学检查，膀胱逼尿肌有一定收缩力（图 55-2）。

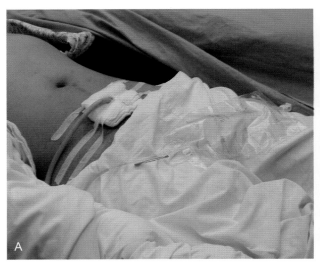

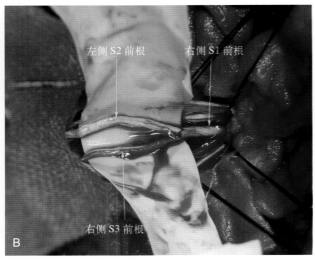

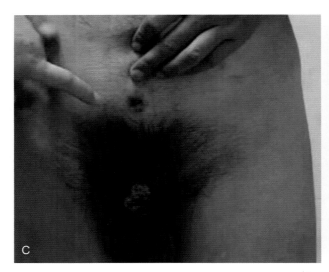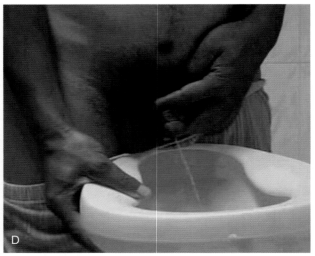

图 55-2　利用正常 S1 神经根重建膀胱功能

A. 术前膀胱造瘘；B. 术中神经吻合；C. 膀胱造瘘已拔除；D. 可自主排尿

· 病例介绍 4 ·

　　患者，男性，36 岁。因不慎从高处摔伤致 L1 压缩性骨折，伤后大小便功能障碍。查尿流动力学提示：弛缓性膀胱，逼尿肌无力。于 2007 年 9 月 4 日在我院行膀胱功能重建。术中将左侧 S1 前后根与右 S2、左 S3 前后根吻合。2007 年 11 月 26 日电话随访，已拔除膀胱造瘘，患者自行解小便，白天 200~400 ml/ 次，小便呈线状，流速较快，夜间小便量偏少。2009 年 6 月门诊随访，患者基本上恢复了自主排尿，肛周亦恢复了感觉。尿流动力学检查，逼尿肌有收缩功能，无残余尿。查脑 PET 显像提示：膀胱充盈时脑贮尿、排尿功能区（脑桥背侧、中央导水管周围灰质等）出现葡萄糖代谢变化，这一现象和正常人相似。

■ 手术方法选择

　　正常膀胱功能包括贮尿和排尿两个功能，通过膀胱逼尿肌与尿道括约肌的协同作用而产生贮尿和排尿功能。脊髓损伤后由于失去中枢神经对膀胱功能的支配而发生尿失禁或尿贮留。而膀胱功能障碍与脊髓损伤平面及程度有关。脊髓圆锥部损伤，由于脊髓排尿中枢损伤，导致弛缓性膀胱，膀胱无张力，结果膀胱贮尿功能存在，而排尿功能障碍，常表现为尿滞留；而圆锥以上脊髓损伤，虽然脊髓排尿中枢存在，但失去大脑高级中枢的控制，导致痉挛性膀胱，膀胱呈高张力，小膀胱，膀胱贮尿及排尿功能均丧失，常表现为尿失禁，痉挛性膀胱由于膀胱 – 输尿管反流，更易导致肾功能损害，对患者危害更大，间歇性导尿使截瘫患者免除了留置导尿的拖累，降低了尿路感染，但仍离不开导尿管。目前仅 Brindley 的骶神经前根电刺激（SARS）技术应用于临床，效果较好，但仅适用于痉挛性膀胱治疗，由于其价格昂贵，使其应用受到限制。既然脊髓损伤后膀胱功能障碍是一种神经源性膀胱，能否通过调整或重建膀胱神经再支配来改善膀胱功能？ 1994 年 Xiao 等将鼠的 L4 脊神经前根中枢端与支配膀胱的 L6 脊神经前根周围端在硬膜内吻合，建立了"皮肤－中枢神经系统－膀胱"的反射通路，实验结果满意。1999 年衷鸿宾、侯春林等利用截瘫平面以下残存的膝腱反射重建犬圆锥以上脊髓损伤所致痉挛性膀胱排尿功能。2002 年王金武、侯春林报道利用截瘫平面以上正常的脊神经前根，通过神经移植重建大鼠脊髓圆锥损伤所致弛缓性膀胱排尿功能。对于临床下肢运动功能正常而排尿功能障碍的脊髓圆锥下部损伤患者。2008 年徐镇、侯春林通过大鼠及猕猴动物实验，发现切断单一正常腰骶神经根对下肢运动功能无明显影响，提出利用正常 S1 神经前根与 S2、S3 骶神经前根吻合进行膀胱功能重建。2008 年林浩东、侯春林报道通过同时吻合大鼠 L5 前后根与 S2 前后根，重建膀胱感觉与运动功能，术后半年通过小动物 PET 检查，显示已成功重建膀胱与皮层排尿中枢联系。

　　因脊髓损伤节段不同导致的膀胱功能障碍可分为痉挛性膀胱和弛缓性膀胱两种不同类型，需采用不同的方法进行膀胱功能重建。①圆锥以上脊髓损伤，由于膀胱丧失了大脑高级排尿中枢的调控，呈现高张力、高反射的痉挛性膀胱。治疗目的是缓解膀胱痉挛，改善膀胱贮尿和排尿功能，临床可选择性跟（膝）腱－脊髓－膀胱人工反射弧重建术。②脊髓圆锥损伤使患者丧失了支配膀胱的脊髓中枢（S2~S4），破坏了膀胱的脊髓反射弧，膀胱逼尿肌丧失了收缩功能，多发展成低张力无反射的弛缓性膀胱。治疗目的是利用脊髓损伤平面以上正常脊神经根，通过神经移位或移植重建膀胱神经再支配，恢复膀胱逼尿肌的收缩功能，以改善排尿功能，如腹壁反射－脊髓膀胱人工反射弧重建术。

■ 手术方法

　　跟腱－脊髓－膀胱人工反射弧重建术　留置气囊导尿管后，患者取俯卧位，导尿管通过三通管分布与测压装置和盐水瓶相连，以便术中测定膀胱收缩压。L4~S2 后正中切口进入。全椎板切除，暴露硬膜。以 L5~S1 椎间隙为标志从硬膜外定出 S1 神经根后，打开硬膜显露马尾神经。参照硬膜外 S1 神经根定出硬膜内 S1 后，再依次向上下定出 L5 和 S2、S3、S4。以解剖特征决定前后根，并将其分开：一般前根位于腹内侧，较细；后根位于背外侧，较粗。依次对两侧 S2~S4 前根进行电刺激（参数：20 V，20 Hz，5~10 秒）并观测膀胱内压，压力上升最高者为支配膀胱的最强神经根。切断 S1 前根，用 8-0 无创缝合线与 S2、S3 前根进行吻合。

　　腹壁反射－脊髓－膀胱人工反射弧重建术　①以 T10 椎体为中心，后正中切口进入，全椎板切除，暴露并切开硬脊膜，显露 T10 神经前后根。②以 S2 椎体为中心后正中切口切开全椎板，于硬脊膜外分离 S2 神经根，切开硬脊膜，暴露硬膜内 S2 神经前根。③以腘窝中点与外踝跟腱中点的连线做切口，切取 35 cm 腓肠神经备用。④在胸背部和腰骶部切口间做一皮下隧道，腓肠神经通过皮下隧道，一端与 T10 神经前根的中枢端作显微缝合；另一端与 S2 神经前根周围端做显微缝合（图 55-3）。

■ 注意事项

　　◎ 由于脊髓损伤部位不同，可导致不同类型膀胱功能障碍，术前要根据患者脊髓损伤部位、膀胱功能障碍的类型及尿流动力学检查，明确是痉挛性膀胱还是弛缓性膀胱，从而选择相应的膀胱功能重建方法。

　　◎ 术中神经定位要准确，先在硬膜外辨清神经根位置，再追踪至硬膜内相应神经位置；在神经根出硬膜孔时，辨清前根和后根位置，前根位于腹侧为 1 根，后根位于背侧有 3~4 根，两者切忌弄错。

　　◎ 对术中已辨认的神经根，采用电刺激来观察引起的膀胱收缩压，以确定引起膀胱收缩最强的神经根作为选用的神经。

　　◎ 在切断神经时，应靠近出硬膜孔处切断 S1 前根，而尽可能靠近侧切断 S2、S3 前根，以使 S1

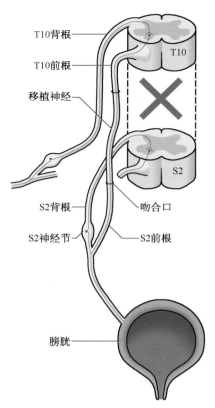

图 55-3　T10 前根 – 腓肠神经 – S2 神经吻合术

前根与 S2、S3 前根能无张力吻合。

    ◎ 神经根吻合时，要注意一侧 S1 前根（如右侧 S1）与对侧 S2 前根（如左侧 S2）、同侧 S3 前根（如右侧 S3），禁忌在同一侧切断相邻神经根。

    ◎ 马尾神经外膜较周围神经薄，缝合困难，应采用手术放大镜或显微镜进行显微吻合，以确保缝合质量。

    ◎ 术后要进行新的反射弧训练，即每次排尿时，可扳动踝关节或刺激腹壁来训练排尿。

参考文献

[1] Vorstman B, Schlossbery S M, Kass L. Investigations on urinary bladder reinnervation. Historical perspective and review[J]. Urology, 1987, 30：89-96.

[2] Xiao C G, Godec C J. A possible new reflex pathway for micturition after spinal cord injury[J]. Paraplegia, 1994, 32 (5)：300.

[3] Hackler R H. A 25-year prospective mortality study in the spinal cord injured patient：comparison with the long-term living paraplegic[J]. J Urol, 1977, 117：486-491.

[4] Tanagh E A. Schmidt R A. Electrical stimulation in the clinical management of the neurogenic bladder[J]. J Urol, 1998, 140：1331-1337.

[5] Chuang D C, Chang P L, Cheng S Y. Root reconstruction for bladder reinnervation：an experimented study in rats[J]. Microsurgery, 1991, 12：237-244.

[6] 刘明轩，侯春林，包聚良 . 介绍一种简易膀胱尿道测压技术 [J]. 第二军医大学学报，1997, 18：392-393.

[7] 袁鸿宾，侯春林，刘明轩 . 建立人工膀胱反射弧的实验研究 [J]. 第二军医大学学报，1998, 19 (3)：266.

[8] 侯春林，袁鸿宾，张世民，等 . 建立人工膀胱反射弧恢复脊髓损伤患者排尿功能的初步报告 [J]. 第二军医大学学报，2000, 21 (1)：87~89.

[9] 侯春林，张世民，袁鸿宾，等 . 脊髓损伤后的排尿功能重建 [J]. 现代康复，2000, 4 (6)：815~817.

第五章

肿瘤修复重建

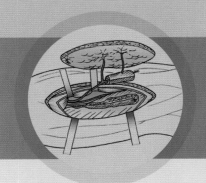

56 | 组合生物重建用于恶性骨肿瘤切除后大段骨缺损修复

空军军医大学附属西京医院·李靖　姬传磊

随着诊断、化疗及影像技术的进步，大部分四肢恶性骨肿瘤可行安全保肢手术。肿瘤切除后大段骨缺损修复包括生物重建、假体重建和旋转成形等[1-4]。每种方法各有利弊，重建方法选择需综合考虑患者年龄、肿瘤性质、预后、软组织条件、并发症及社会心理因素。组合生物重建是指将两种或以上的生物重建方法复合，取长补短达到最大限度功能恢复、最小并发症的目的。Capanna[5]在 1993 年最早报道组合重建技术，其将异体骨和带血管腓骨组合用于骨肿瘤切除后下肢大段骨缺损的重建。我们将该项技术适应证[6,7]和方法[8-10]进行拓展，将其应用于四肢主要长骨（如股骨、胫骨、肱骨以及跟骨）等特殊部位肿瘤切除后的重建。

·病例介绍 1·

患者，女性，21 岁。主因右大腿包块 3 个月，疼痛不能行走 1 个月入院。X 线可见右股骨中上段溶骨性骨破坏并病理骨折。MRI 显示病变范围从股骨转子下 5 cm 至股骨中下段。入院后经穿刺活检证实为股骨 Ewing 肉瘤。术前诊断为：右股骨尤文肉瘤并病理骨折。术前给予化疗和辅助放疗后包块明显缩小，行肿瘤切除股骨重建手术。

术中常规外侧切口显露病变，在肿瘤 2 cm 以外进行截骨后实施肿瘤整块切除手术。肿瘤切除后量取骨缺损约 17 cm。常规后外侧切口切取游离腓骨瓣约 21 cm，将长约 17 cm 的异体骨侧方部分开槽，将腓骨瓣插入异体骨髓腔组成复合体，血管蒂部分位于开槽处避免血管受压。将复合体两端的腓骨插入肿瘤切除后股骨远近残端，锁定接骨板固定。游离股前外侧血管，将其远端切断后与腓血管做端-端吻合，重建腓骨循环。

术后影像学显示重建位置良好，骨扫描显示移植腓骨成活，异体骨与自体骨在术后 1 年顺利愈合。患者术后 10 个月可完全负重行走，髋膝功能均正常（图 56-1）。

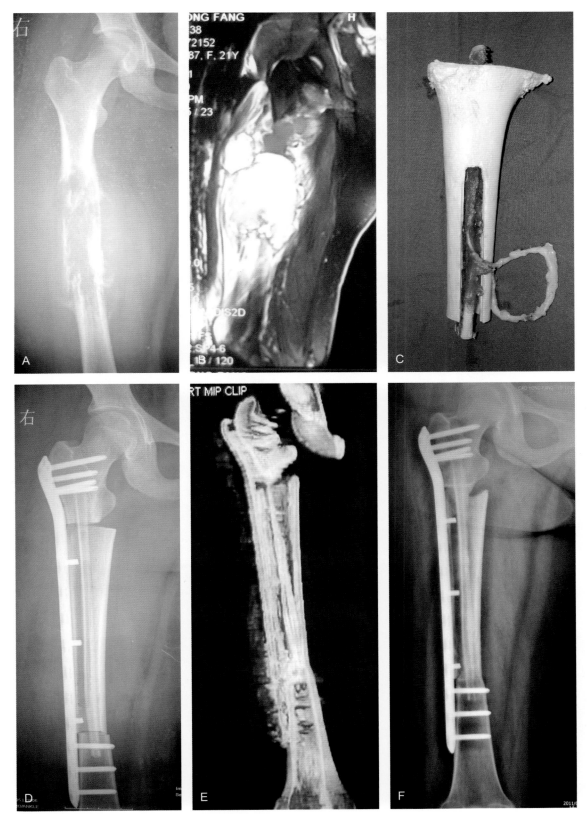

图 56-1　组合生物重建用于股骨骨肿瘤切除后大段骨缺损修复
A. 术前 X 线显示股骨破坏；B. MRI 显示肿瘤骨内范围；C. 异体骨与自体带血管腓骨复合；D. 重建术后 X 线；
E. 术后 SPET-CT 显示腓骨成活；F. 复合体与股骨愈合

·病例介绍 2·

　　患者，女性，9 岁。上臂近端进行性畸形 2 年入院。入院后诊断：多发内生软骨瘤病伴恶变。X 线片可见肱骨近端不规则骨破坏，肱骨畸形。拟行手术：肱骨近端肿瘤节段性切除大段异体骨复合自体带血管腓骨重建。取常规前外侧手术入路，切除肱骨干骺端及干部约 10 cm。取同样长度异体骨，切取同侧腓骨骨皮瓣 14 cm 将其插入异体骨中，复合体与肱骨肿瘤切除后残端固定。游离肱深血管，将其远端切断后与腓血管吻合重建腓骨循环。术后常规给予"抗凝、抗痉挛、消炎"治疗，骨扫描提示腓骨成活。术后 6 个月复合体之间以及复合体与肱骨间完全愈合。患肢肩关节功能恢复正常（图 56-2）。

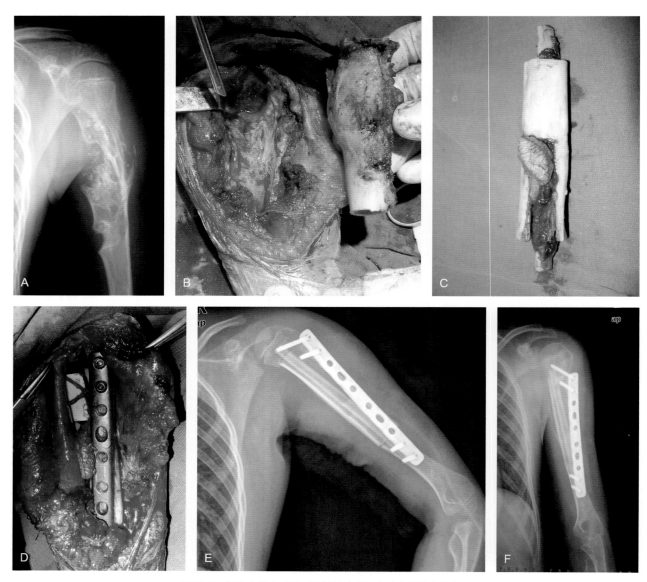

图 56-2　组合生物重建用于肱骨骨肿瘤切除后大段骨缺损修复
A. 术前 X 线；B. 切除瘤段；C. 异体骨复合腓骨皮瓣；D. 复合体固定后吻合血管；E. 重建术后 X 线；F. 重建术后半年骨愈合

· 病例介绍 3 ·

　　患者，男性，15 岁。主因右小腿近端包块入院。穿刺活检证实为左胫骨近端骨肉瘤，给予新辅助化疗 3 次，肿瘤化疗反应好。术前 X 线片显示为胫骨近端混合型病变，累及胫骨干骺端。MRI 显示肿瘤部分反应区累及胫骨外侧平台。术前将 CT/MRI 融合图像输入 Stryker 导航用于术中识别肿瘤骨内范围便于精确切除。术中先做肿瘤周围组织的充分游离，用导航设备确定肿瘤在骨内的范围，在导航引导下做肿瘤远近段的精确截骨，确保安全外科边界前提下切除肿瘤，保留内侧胫骨平台及与其相连的交叉韧带。将同侧带血管蒂腓骨瓣转位到胫侧，将其插入带有部分外侧平台关节面的异体骨形成复合体，修复骨关节缺损。切除后腓骨用异体骨重建。重建膝关节周围侧副韧带及伸膝装置。术后切口愈合良好，膝关节伸直支具固定 6 周，6 周后开始膝关节屈伸锻炼，术后 3 个月下地部分负重，术后 8 个月完全负重。术后 11 个月异体骨、腓骨、自体骨三者之间完全愈合。膝关节屈伸活动度 0°~130°，与健侧肢体一致，MSTS 评分为100%。术后 5 年复查未见肿瘤复发（图 56-3）。

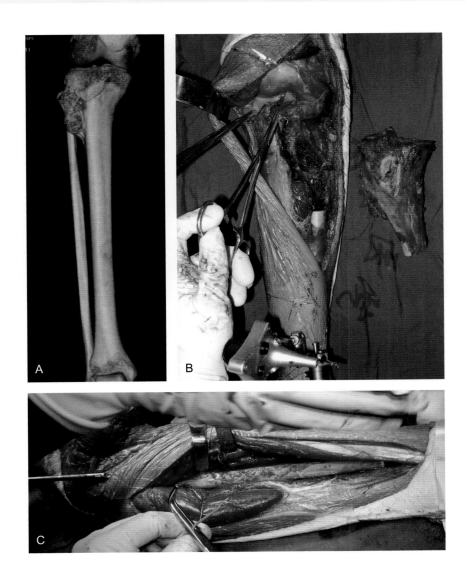

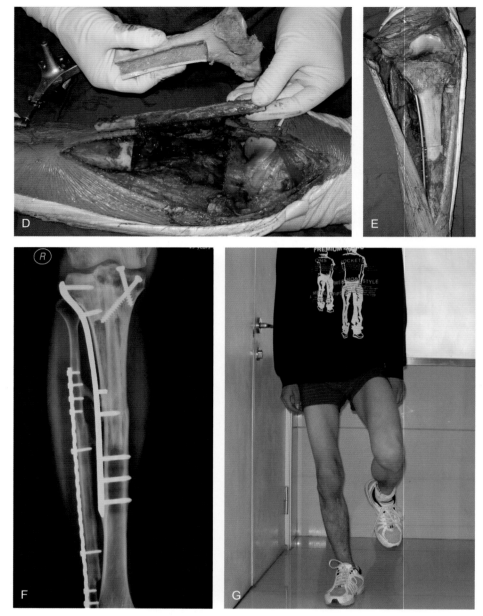

图 56-3　组合生物重建用于胫骨骨肿瘤切除后大段骨缺损修复

A. 术前三维 CT；B. 术中肿瘤切取；C. 腓骨瓣切取；D. 异体骨；E. 异体骨植入；F. 术后复诊 X 线；G. 术后复诊

■ 治疗方法选择

　　病例 1、病例 2 均为长骨中段骨肿瘤，骨肿瘤切除后有大段骨缺损的重建方法通常包括牵引性骨生长[11]、瘤骨灭活回植[12-14]、异体骨[15-17]、带血管自体腓骨干移植[18] 等。然而，延迟愈合或骨不连、骨折、感染是生物重建后常见并发症[19, 20]，往往需要多次手术，部分病例甚至以截肢告终。组合技术中异体骨提供骨量、早期力学支撑及对腓骨的保护，带血管腓骨促进了异体骨与宿主骨愈合，腓骨愈合后能提供中晚期力学支撑，对于股骨、胫骨等主要负重骨长节段的骨缺损，组合生物重建往往一期手术可以获得可靠的缺损修复。

　　病例 3 是胫骨近端骨肉瘤，化疗后有效肿瘤缩小。肿瘤侵犯胫骨部分外侧平台。外科常规可选方案有二，第一种方案是胫骨近端肿瘤关节内切除人工肿瘤，再行关节置换。这种方法优点是能够获得早期可活动的关节，但肿瘤关节牺牲了未受肿瘤累及的股骨侧，同时目前的骨水泥肿瘤假体远期有非常高的假体松动断裂风险，因此如患者能长期存活则在生存期内需要多次翻修手术。第二种方案是胫骨近端肿瘤切除人工异体骨关节重建。这种方法优点在于不牺牲股骨侧骨质，但异体骨半关节移植需要重建关节的稳定结构如交叉韧带，重建后关节往往功能不佳，不仅可能出现骨不连等异体骨并发症，远期可见关节失稳、蜕变，活动度减少甚至关节功能完全丧失。本病例采用计算机导航下精确截骨，保留内侧平台及其相连续的交叉韧带，可最大限度保留关节内在稳定性，通过复合带有部分外侧平台关节面的异体骨以获得关节面精确重建。为了使移植异体骨与自体骨愈合，同时为促进异体骨软骨下骨活化，采用带血管蒂同侧腓骨转移。对于同侧腓骨切除后缺损采用异体骨重建获得小腿重建即刻和持久稳定性。该患者采用复合生物重建的方法获得理想功能，膝关节活动度与对侧相比无差异，同时由于带血管腓骨的加入，平台关节结合部和干部结合部均获得了理想愈合。

■ 手术方法

以病例 3 为例介绍手术方法。

（1）采用小腿内外侧双切口（内侧切口用于肿瘤切除，外侧切口用于切取带血管蒂的腓骨瓣转移和腓骨缺损重建）手术。

（2）内侧切口位于胫骨内后缘略前方，注意保护大隐静脉并将其拉向切口后方。术中计算机导航设备的 Tracker 放置在胫骨远端。

（3）将髌韧带于胫骨结节止点处切断翻向外侧显露膝关节。通过导航引导确定计划截骨线位置，注意截骨线位置在肿瘤 MRI 显示的反应带 5 mm 以上以确保安全的外科边界。

（4）用电刀标志截骨线位置。

（5）锐利骨刀进行内侧平台截骨。

（6）截骨以后将带有内外交叉韧带的内侧平台翻起。

（7）肿瘤远端 2 cm 以外截骨后将瘤段翻起，逐步切断前后方肌群在瘤段上的附丽，保护后群肌肉内的胫后血管和腓血管。

（8）切除的瘤段，可见保留的内侧平台以及其连续的前后交叉韧带，内外侧半月板。

（9）将大小匹配的异体骨去除内侧平台软骨及部分软骨，修整成与切除瘤段大小完全匹配的带部分关节面的异体骨瘤段。

（10）后外侧切口游离带血管蒂的腓骨瓣。注意图中腓骨瓣远方已经截骨，近端线锯已经环绕腓骨准备截骨。

（11）异体骨髓腔开槽准备接纳带血管腓骨。

（12）带血管蒂腓骨通过肌间隔转向前方，准备插入异体骨进行复合。

（13）带血管腓骨插入异体骨后复合。

（14）将保留的与前后交叉韧带连接的内侧平台与复合体进行固定。

（15）用外侧接骨板将复合体与胫骨远端残端做固定。

（16）缺损腓骨用异体腓骨做重建。

（17）将髌韧带残端重建于异体骨的胫骨结节上。

■ 注意事项

复合重建核心理论是具有生物活性腓骨的成骨组织促进了骨结合部的愈合，异体骨提供骨量和坚强早期支撑。因此在术中应该注意以下事项。

◎ 注意腓骨切取和血管吻合的质量，确保移植腓骨成活。

◎ 腓骨切取长度应长于异体骨 3~5 cm，腓骨两端可以插入瘤段切除后的骨残端 2 cm 左右利于接触，即使腓骨未成活腓骨和自体骨之间的愈合概率也大大增加。

◎ 腓骨和异体骨复合时如插入困难需在异体骨表面开槽，防止血管蒂受压。

◎ 异体骨尽可能用少的螺钉固定以减少螺钉孔处应力骨折可能；尽可能用坚强内固定对复合体进行支撑防止在骨愈合之前的固定失败。

◎ 异体骨与自体骨接触端之间需要良好对合匹配以增加两者之间愈合的概率。

◎ 异体骨和自体骨之间的愈合外半部分需要通过自体骨表面外骨膜的爬行填充完成，因此在肿瘤切除过程中尽可能保护骨残端周围的骨膜和软组织。

◎ 血管吻合的病例术后需要进行常规的"抗凝、抗痉挛、消炎"治疗，确保移植腓骨的成活。

参考文献

[1] Ortiz-Cruz E, Gebhardt M C, Jennings L C, et al. The results of transplantation of intercalary allografts after resection of tumors. A long-term follow-up study[J]. J Bone Joint Surg Am, 1997, 79 (1)：97–106.

[2] Hanna S A, Sewell M D, Aston W J, et al. Femoral diaphyseal endoprosthetic reconstruction after segmental resection of primary bone tumours[J]. J Bone Joint Surg Br, 2010, 92 (6)：867-874.

[3] Harris J D, Trinh T Q, Scharschmidt T J, et al. Exceptional functional recovery and return to high-impact sports after Van Nes rotationplasty[J]. Orthopedics, 2013, 36 (1)：126-131.

[4] Sewell M D, Hanna S A, McGrath A, et al. Intercalary diaphyseal endoprosthetic reconstruction for malignant tibial bone tumours[J]. J Bone Joint Surg Br, 2011, 93 (8)：1111–1117.

[5] Capanna R, Bufalini C, Campanacci C. A new technique for reconstruction of large metadiaphyseal bone defects：a combined graft (allograft shell plus vascularized fibula) [J]. Orthop Traumatol, 1993, 2 (5)：159-161.

[6] Li J, Wang Z, Guo Z, et al. The use of massive allograft with intramedullary fibular graft for intercalary reconstruction after resection of tibial malignancy[J]. J Reconstr Microsurg, 2011, 27 (1)：37-46.

[7] Li J, Wang Z, Guo Z, et al. The use of allograft shell with intramedullary vascularised fibula graft for intercalary reconstruction after diaphyseal resection for lower extremity bony malignancy[J]. J Surg Oncol, 2010, 102 (5)：368–374.

[8] Li J, Wang Z, Guo Z, et al.Precise resection and biological reconstruction for patients with bone sarcomas in proximal humerus[J]. J Reconstr Microsurg, 2012, 28 (6)：419-425.

[9] Li J, Wang Z, Guo Z, et al.Composite biological reconstruction following total calcanectomy of primary calcaneal tumors[J]. J Surg Oncol, 2012, 105 (7)：673-678.

[10] 李靖，王臻，郭征，等 . 带血管腓骨复合异体骨修复长骨肿瘤切除后节段性骨缺损 [J]. 中华骨科杂志 , 2011, 31 (6)：605-610.

[11] Tsuchiya H, Tomita K, Minematsu K, et al. Limb salvage using distraction osteogenesis：a classification of the technique[J]. J Bone Joint Surg Br, 1997, 79 (3)：403-411.

[12] Krieg A H, Davidson A W, Stalley P D. Intercalary femoral reconstruction with extracorporeal irradiated autogenous bone graft in limb-salvage surgery[J]. J Bone Joint Surg Br, 2007, 89 (3)：366-371.

[13] Manabe J, Ahmed A R, Kawaguchi N, et al. Pasteurized autologous bone graft in surgery for bone and soft tissue sarcoma[J]. Clin Orthop Relat Res, 2004, 419：258–266.

[14] Khattak M J, Umer M, Haroon-ur-Rasheed, et al. Autoclaved tumor bone for reconstruction：an alternative in developing countries[J]. Clin Orthop Relat Res, 2006, 447：138–144.

[15] Ortiz-Cruz E, Gebhardt M C, Jennings L C, et al. The results of transplantation of intercalary allografts after resection of tumors[J]. J Bone Joint Surg Am, 1997, 79 (1)：97-106.

[16] Hornicek F J, Gebhardt M C, Tomford W W, et al. Factors affecting nonunion of the allograft-host junction[J]. Clin Orthop Relat Res, 2001, 382 (1)：87-98.

[17] Muscolo D L, Ayerza M A, Aponte-Tinao L, et al.Intercalary femur and tibia segmental allografts provide an acceptable alternative in reconstructing tumor resections[J]. Clin Orthop, 2004, 426：97–102.

[18] Zaretski A, Amir A, Meller I, et al. Free fibula long bone reconstruction in orthopedic oncology：a surgical algorithm for reconstructive options[J]. Plast Reconstr Surg, 2004, 113 (7)：1989–2000.

[19] Aponte-Tinao L A, Ayerza M A, et al. Should fractures in massive intercalary bone allografts of the lower limb be treated with ORIF or with a new allograft? [J]. Clin Orthop Relat Res, 2015, 473 (3)：805-811.

[20] Thompson R C Jr, Garg A, Clohisy D R, et al. Fractures in large-segment allografts[J]. Clin Orthop, 2000, 370：227-235.

57 游离腹壁下动脉穿支皮瓣修复硬腭癌术后复发并发穿孔

中南大学湘雅医学院附属肿瘤医院·周晓　李赞

硬腭癌的外科干预是否成功取决于恢复其正常的解剖形态和生理功能，然而临床上由于其浸润层次、瘤体面积以及术后护理不当等原因可造成术后穿孔，是常见并发症。这一并发症的产生，可继发食物鼻腔反流，过度鼻音，影响患者生存质量。硬腭癌术后穿孔的因素常与修复部位组织菲薄、张力大、创缘接触面积不足、术后感染以及局部感染因素有关。

· 病例介绍 ·

患者，女性，34 岁。硬腭癌术后 2 个月复发。1 年前发现硬腭肿块 1 cm×1 cm，在当地医院行硬腭肿块切除术，术后 2 个月发现右侧硬腭溃疡，病理切片报告为：硬腭腺样囊性癌。专科检查：硬腭左侧有一 1 cm×0.8 cm 大小的穿孔与鼻腔相通，右侧有一 1.5 cm×1 cm 大小的溃疡。鼻腔未发现肿块，双颈淋巴结无肿大。入院诊断：硬腭癌术后复发（$T_2N_0M_0$）。治疗概况：术前检查无手术禁忌证，鼻腔插管全麻，行硬腭癌扩大切除，硬腭缺损用带腹壁下动静脉腹膜皮瓣修复。腹膜瓣供区直接拉拢缝合。术后康复顺利。术后 1 年随访，皮瓣及鼻外形良好（图 57-1）。

■ 治疗方法选择

硬腭穿孔常见的修复方法有直接切开缝合、转瓣（包括旋转瓣、滑行瓣、前庭黏膜瓣、犁骨瓣、舌瓣等）、游离组织瓣修复（前臂皮瓣、足背皮瓣等）等[1-2]。上颌骨修复不仅要求腭部缺失的修复，还要求关闭缺失造成的口鼻黏膜及上颌窦瘘[3]，恢复患者的语言表达和进食功能。

本例患者病灶切除后鼻底缺损 2.5 cm×1.5 cm 大小，硬腭缺损 4 cm×3 cm 大小，直接切开缝合法张力过大，不能直接闭合缺损。局部转瓣法亦不能同时修复皮瓣供、受区。在游离组织瓣中，选用传统的前臂皮瓣、足背皮瓣等虽能覆盖硬腭创面，但在鼻底缺损的修复效果不如黏膜瓣。对于此类病例中要求修复后可同时达到闭合缺损和修复黏膜的作用，故选用带腹壁下动静脉腹膜嵌合皮瓣。

■ 手术方法

完善术前准备后，距原发癌灶外缘 1.5 cm 行硬腭癌扩大切除术，病灶切除后鼻底缺损 2.5 cm×1.5 cm 大小，硬腭缺损 4 cm×3 cm 大小。设计切取带腹壁下动静脉腹膜嵌合皮瓣，其中腹膜瓣 3 cm×2 cm 大小，皮瓣 4 cm×4 cm 大小。腹膜直接闭合。以腹膜瓣修复鼻底缺损，以皮瓣修复硬腭缺损。腹壁下动静脉分别与颌外动脉和面总静脉吻合。

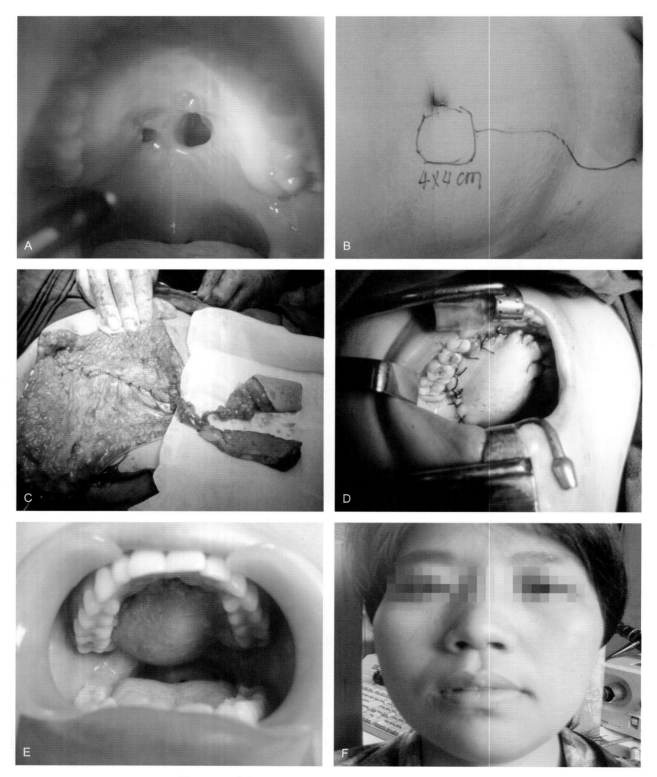

图 57-1　游离腹壁下动脉穿支皮瓣修复硬腭癌术后复发并发穿孔

A. 硬腭溃疡并发穿孔术前；B. 皮瓣设计；C. 腹壁下动脉穿支腹膜嵌合皮瓣切取；D. 皮瓣无张力直接修复；E、F. 术后随访

▦ 注意事项

◎ 在制备皮瓣时，最好在寻找到主要穿支血管后，即切开其旁开之前鞘及皮瓣下方附加切口，将腹直肌及腹壁下血管解剖出来，从主干再仔细解剖出至腹直肌的分支，采用会师法才能较顺利地制备好皮瓣，同时皮瓣穿支血管不需保留过多，只要 1~2 支主要穿支保留完好即可保证皮瓣的血运。保留过多的穿支只会增加手术时间和操作难度，并无益处。

◎ 对于伴有上下唇缺损的唇颊复合缺损，如果上下唇缺损长度不超过 2 cm，可以采用皮瓣前端剪开的方式重建口角及缺损上、下唇。缺损超过 2 cm，最好在取皮瓣时，根据缺损形态制备出适形皮瓣。

◎ 创面缝合后两瓣间要放置橡皮引流条，以避免两瓣间积液引起感染和坏死。最好在放置引流条的同时，术后 24 小时内，于口腔侧放一湿纱布团轻压后鞘腹膜瓣，促进两瓣间贴合而避免积液。压迫用的纱布一定要留一部分于口外便于观察，以免遗留口内造成误咽引起意外。

◎ 对于腹壁脂肪层较厚的患者，选择该方法要慎重，因为相应的皮瓣也很厚，再造后的外形很难令人满意，同时增加了局部脂肪液化的风险[4]。

参考文献

[1] Schultz R C. Management and timing of cleft palate fistula repair[J]. Plast Reconstr Surg, 1986, 78 (6)：739-745.

[2] 翁雁秋，孙坚，陈阳，等 . 上颌骨缺损手术重建与赝复体修复的语音功能评价 [J]. 中国口腔颌面外科杂志，2005, 3 (1)：43-47.

[3] Triana R J Jr, Uglesic V, Virag M, et al. Microvascular free flap reconstructive options in patients with partial and total maxillectomy defects[J]. Archives of Facial Plastic Surgery, 2000, 2 (2)：91-101.

[4] 周晓，喻建军，李赞，等 . 应用带腹壁下动静脉的腹膜皮瓣修复面颊洞穿性缺损 [J]. 组织工程与重建外科杂志，2008, 4 (2)：101-104.

58 带蒂舌骨下肌皮瓣行舌癌根治术后缺损的修复重建

中南大学湘雅医学院附属肿瘤医院·周晓　宋达疆

在口腔恶性肿瘤中舌癌的发病率居于首位。手术是针对这一肿瘤的首选治疗方法，其他治疗方法常作为外科干预的辅助。而手术的常见并发症常表现为语音、咀嚼功能障碍等。舌癌根治术后舌缺损的修复重建日益受到重视，各种带蒂或游离组织瓣被应用于重建舌的外形和功能，极大地提高了患者的生存质量[1-2]。Brown[3]认为，舌重建的组织瓣选择范围非常广，一般根据组织缺损的大小来决定组织瓣类型，另一方面需要纳入考虑范围的是病损是否累及硬组织。通常，对于较小范围的肿瘤彻底切除后行直接拉拢缝合，对功能影响较小。较大或过中线的肿瘤，需行半舌切除或者全舌切除的患者，或是存在舌与口底组织的复合缺损，若不行区域或远位游离组织瓣修复再造，术后对患者咀嚼、吞咽以及语音功能影响极大，直接导致了术后生存质量的下降。对此类缺损的重建目标是既要恢复舌的形态，又要消除无效腔，重建张力性口底，以维持残舌及再造舌在口腔中的正常位置，以利舌功能的最大恢复[4]。

· 病例介绍 ·

患者，男性，37 岁。专科检查：右侧舌及口底可扪及 2.5 cm×2 cm 大小肿块，质硬，双颈淋巴结无肿大。入院诊断：右侧舌癌（$T_2N_0M_0$）。全麻下行舌癌根治术，采用带蒂舌骨下肌皮瓣局部转移，一期修复肿瘤切除后口底创面，转移皮瓣成活良好，随访 2 年肿瘤未复发（图 58-1）。

■ 治疗方法选择

舌癌 85% 以上发生于舌体，绝大部分为鳞癌。目前舌癌的治疗仍强调以手术治疗为主的综合治疗。术中要求在病变外 1.5 cm 做切口将肿块完整切除，且术中冰冻病理显示切缘呈阴性，以控制术后复发率。术后根据患者的情况，进行辅助治疗。而肿瘤切除术后的创面修复手段可以采取如下方式。

前臂皮瓣　前臂皮瓣是当前临床上修复舌癌术后缺损同期舌重建最常用的皮瓣之一。前臂皮瓣移植的临床应用在 1981 年由杨果凡等[5]首先报道，因其解剖恒定，血管蒂长，管径较粗，皮瓣薄而柔软，允许实施"双组手术"，是修复舌体的最佳选择之一。但前臂皮瓣同样存在不足之处：①游离前臂皮瓣由于缺少肌肉，若缺损较大，累及口底、舌根等范围时，术中可能无法完全填塞因手术所造成的口底颌下无效腔，术后口底瘘发生率高，颌下区凹陷畸形明显，可将前臂皮瓣与其他游离组织瓣相串联来修复缺损[6]。②供区组织无法直接拉拢缝合，需行游离植皮，且因处于裸露部位，术后瘢痕明显，影响外观，并对手的感觉和运动功能均有影响，对于外形要求高、社交活动多的患者不易接受。

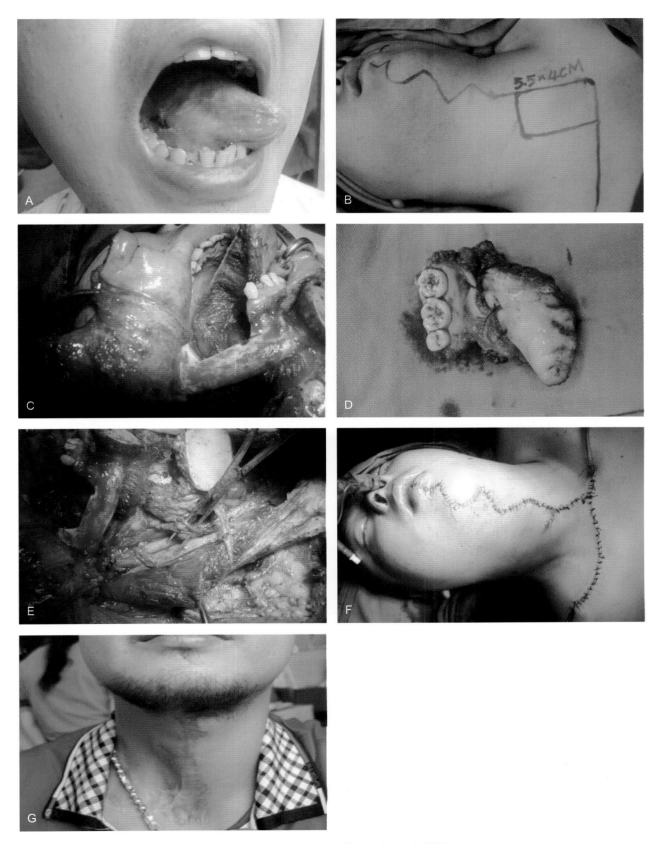

图 58-1　带蒂舌骨下肌皮瓣修复舌癌根治术后缺损

A. 术前；B. 手术设计；C. 右侧舌癌联合根治术；D. 原发灶术中标本；E. 保留颈横神经的舌骨下肌皮瓣；F. 术后；G. 术后 2 年随访

足背皮瓣 足背皮瓣最早于 1975 年由 McCrawd 等 [7] 报道应用于各种创伤性软组织缺损修复中。足背皮瓣可携带肌腱、神经甚至足趾，与手背组织相似。近年来，有学者尝试利用足背皮瓣修复舌部缺损，达到了良好的效果 [8]。

- 与前臂皮瓣比较，足背皮瓣同样具有以下优势：①血供丰富，血管蒂长，管径较粗。足背皮瓣利用足背动脉为供血动脉，足背浅静脉和足背动脉的伴行静脉为回流静脉。足背动脉续于胫前动脉，到第 1 跖骨间隙处分为较粗的足底深支和较细的第 1 跖背动脉两个终支，长度约为 8.8 cm。足背动脉及各分支均发出皮支，分布于足背皮肤与皮下组织，且各皮支之间广泛吻合，形成动脉网，最大的皮岛可达到 9 cm×8 cm 大小 [8]。血管与面颈部较多的血管相匹配，易于吻合。②解剖恒定，位置表浅，容易制备。③皮瓣薄、柔软，质地优良、色泽好。④足背皮瓣皮下脂肪组织少，容易塑形，供区较隐蔽，对于美观影响较少。⑤足背皮瓣可以携带腓浅神经，可与头颈部的感觉神经吻合，恢复受区的感觉功能。

- 足背皮瓣也有它的局限性，由于足背皮肤柔软且皮下组织较薄，所以适用于缺损组织量不大、不需要用大量组织填塞无效腔的缺损，适用于半舌切除后的舌、颊、咽侧壁的重建。足部的血供主要来自于胫前动脉和胫后动脉，若患者胫后动脉搏动不明显或缺如，则无法施行手术。若术前发现足背动脉过于纤细或无法扪及搏动，则应放弃手术。术中需要注意对肌腱的保护，术后供区可能出现感觉障碍，可逐渐好转。

股前外侧皮瓣 1984 年由 Song 等 [9] 首先报道，现如今股前外侧皮瓣已经成为修复头颈部肿瘤术后缺损常用的皮瓣之一。

- 股前外侧皮瓣的优势在于：①术中采用股前外侧皮瓣舌重建时，皮瓣为穿支皮瓣，与肌瓣完全分离，且有多个穿支，易塑形。②血管较粗大，血管吻合的成功率较高。③皮岛面积较大，可以满足各种舌癌术后缺损的修复要求。④可利用股外侧皮神经行神经吻合术，具有成为感觉皮瓣的潜能。⑤供区与受区距离较远，手术可分两组进行。⑥供区可直接拉拢缝合，所遗留瘢痕位置相对较为隐蔽，患者易于接受。

- 股前外侧皮瓣存在的缺点：皮瓣穿支血管解剖位置不稳定，男性皮瓣上会存在毛囊等 [10, 11]。部分肥胖及女性患者皮下脂肪较厚，常规的股前外侧皮瓣直接用来修复舌癌术后缺损可能会造成再造舌臃肿，影响舌运动功能的恢复，甚至会压迫皮瓣内血管，导致皮瓣坏死。

舌骨下肌皮瓣 自 1979 年报道首例采用颈部肌皮瓣修复缺损以来，现舌骨下肌皮瓣已广泛应用于头颈部肿瘤术后缺损的修补中 [12]。

- 舌骨下肌皮瓣有如下优点：①皮瓣供区解剖为口腔颌面外科、耳鼻喉科和头颈外科医师所熟知，制备简单。②距离口腔较近。血管神经蒂长达 2.8 cm 以上，由舌骨体至颈静脉切迹可以截取长度达 7.9 cm，几乎可以修复咽、舌、口底的全部缺损。③血供可靠，皮瓣的质地、色泽与面部较近似，可用于面颊下份的中、小缺损的修复。④皮瓣制备中保存了支配肌肉运动的颈袢上根，转移后能保证肌皮瓣有适量的运动功能，术后不致萎缩，对吞咽和语言功能的恢复十分有利。

根据本例患者的缺损范围以及按照优先选择组织质地相近的原则，采取舌骨下肌皮瓣修复缺损。

■ 手术方法

完善术前准备后，制备保留颈横神经的舌骨下肌皮瓣，行经典舌癌联合根治术，距舌癌原发灶外缘 1.5 cm，行右侧半舌、右侧口底、右侧下颌骨保留下缘的下颌骨矩形切除，右颈淋巴结功能性清扫术。

切口设计 舌骨下肌皮瓣上切口位于舌骨水平，下切口可至胸锁关节水平，内侧位于颈中线，外侧切口与之平行。根据缺损范围设计皮瓣的大小及形状，使皮瓣略大于缺损范围（皮瓣宽不超过 6 cm，长 9~12 cm）。

肌皮瓣制备　先做中线切口，分离颈白线，显露舌骨下肌内侧轮廓，为避免皮瓣与血管脱开，可将筋膜与皮下组织缝合数针。切开下切口，分离、切断结扎颈前静脉远心端，切断胸骨舌骨肌及胸骨甲状肌的胸骨附丽。切开外侧切口，沿皮岛外侧边缘以外约 1 cm 切开颈深筋膜浅层，以保证皮岛有充足血供。游离胸锁乳突肌前缘，显露肩胛舌骨肌上腹并于其中间腱处切断之，解剖胸骨舌骨肌外侧缘，然后解剖显露颈动脉鞘，解剖甲状腺上动脉和甲状腺上静脉，并保护之。在甲状腺包膜外由下而上掀起肌皮瓣，至甲状腺上极处紧贴上极切断甲状腺上动脉甲状腺支，尽量远离近心端，保护舌骨下肌支。解剖甲状腺上动脉、静脉至其根部，保护血管蒂。切开上切口，切断胸骨舌骨肌和胸骨甲状肌在舌骨和甲状软骨的附着，完成肌皮瓣制备。

缺损修复　根据修复部位具体情况适当松解血管蒂，注意肌皮瓣不要向上过度牵拉，蒂部要保持松弛。沿隧道将皮瓣置于缺损处，进行缝合修复。供皮区直接拉拢缝合。

■ 注意事项

◎ 舌骨下肌皮瓣的供应血管主要包括甲状腺上动静脉、甲状腺下动静脉及周围的部分血管丛，使用舌骨下肌皮瓣行修复口腔缺损时，需利用其供应血管进行血管吻合，肌皮瓣和血管蒂的缺血时间的长短取决于手术技巧及娴熟程度，因此术者需对颈部解剖及血管的常见变异十分熟悉。

◎ 手术入路一般常用逆行法和顺行法，其主要区别在于顺行法先探查颈动脉三角，再根据具体情况将血管逐步分离，从而达到有目的性地预置血管长度以及吻合对位情况；逆行法采用自下而上逐步分离切割，分离的同时进行分离结扎切断血管。两种手术方法各有其优缺点，但在处理血管蒂时，顺行法有目的性、前瞻性，吻合后续血管也较从容；逆行法制备肌皮瓣时，常需多留置一部分，且针对性不强[13]。

参考文献

[1] Calabrese L, Giugliano G, Bruschini R, et al.Compartmental surgery in tongue tumours：description of a new surgical technique[J]. Acta Otorhinolaryngol Ital, 2009, 29（5）：259-264.

[2] Vega C, Leon X, Cervelli D, et al. Total or subtotal glossectomy with microsurgical reconstruction：functional and oncological results[J]. Microsurgery, 2011, 31：517-523.

[3] Brown JS. T2 tongue：reconstruction of the surgical defect[J]. Br J Oral Maxillofac Surg, 1999, 37：194-199.

[4] Koshima I, Hosoda M, Moriguchi T, et al. New multilobe "accordion" flaps for three-dimensional reconstruction of wide, full-thickness defects in the oral floor[J]. Ann Plast Surg, 2000, 45：187-192.

[5] 杨果凡，陈宝驹，高玉智，等. 前臂皮瓣游离移植术 [J]. 中华医学杂志，1981，61：139-141.

[6] Bokhari W A, Wang S J. Tongue reconstruction：recent advances[J]. Curr Opin Otolaryngol Head Neck Surg, 2007, 15：202-207.

[7] McCraw J B, Furlow L T Jr. The dorsalis pedis arterialized flap. A clinical Study[J]. Plast Reconstr Surg, 1975, 55：177-185.

[8] Takeichi Y, Kamei S, Oyama S, et al. Mobile tongue reconstruction with the free dorsalis pedis flap[J]. Acta Otolaryngol Suppl, 1996, 525：30-34.

[9] Song Y G, Chen G Z, Song Y L. The free thigh flap：a new free flap concept based on the septocutaneous artery[J]. Br J Plast Surg, 1984, 37：149-159.

[10] Wei F C, Jain V, Celik N, et al. Have we found an ideal soft-tissue flap? An experience with 672 anterolateral thigh flaps[J]. Plast Reconstr Surg, 2002, 109：2219-2226; discussion 2227-2230.

[11] Wong C H, Wei F C. Anterolateral thigh flap[J]. Head Neck, 2010, 32：529-540.

[12] 王弘士，沈君文. 舌再造新方法初步报道 [J]. 上海第一医学院学报，1980，7（4）：256.

[13] 袁冶，陶震江，吴煜农，等. 上臂外侧皮瓣在口腔癌术后缺损修复中的初步应用 [J]. 中华口腔医学杂志，2006，41（10）：593-602.

59 股前外侧皮瓣行舌癌根治术后舌再造

中南大学湘雅医学院附属肿瘤医院·周晓　喻建军

舌癌是口腔癌中最常见的恶性肿瘤，一般 50 岁以上男性多发，好发于舌侧缘舌腹，舌背及舌尖少见。对于绝大部分舌癌根治术后的组织缺损需要一期组织瓣修复，只有部分患者（T1 部分 T2）舌创面可直接拉拢缝合 [1]。舌癌手术切除所致的缺损大于 1/2 时应同期行游离皮瓣修复重建术，以恢复舌的解剖形态和生理功能。游离皮瓣移植是舌癌切除术所致缺损最有效的修复手段 [2]。

·病例介绍·

患者，女性，51 岁。舌左侧反复溃烂 5 年，5 年前开始左侧舌部反复发生溃烂。术前病理：舌高分化鳞癌。专科检查：舌左侧溃疡性肿物 5 cm×4 cm 大小，侵犯左侧口底，超过舌体中线大右侧舌体，舌固定，左 C2 区有 1 个 2 cm×2 cm 大小淋巴结，活动可，质地中等，无压痛。右侧颈淋巴结无肿大。入院诊断：舌癌 $T_3N_1M_0$。舌癌根治术后采用游离股前外侧皮瓣行舌再造，术后 1 年随访，再造舌外形及感觉功能良好（图 59-1）。

■ 治疗方法选择

舌再造以往常规采用的修复方法有带蒂皮瓣 [3] 及前臂皮瓣 [4] 两种。带蒂皮瓣手术简便，易于掌握，但由于其供区多位于头颈部，可造成供区的继发畸形，且其提供的修复面积小，影响术后舌功能的恢复；运用游离皮瓣修复，既可获得良好的形态，又不影响区域淋巴结清扫，但前臂皮瓣制取时须牺牲前臂的 1 根主要供血动脉（桡动脉），供区无法直接拉拢缝合而需做游离植皮，并对手的感觉和运动功能均有影响，存在一定的缺憾 [5]。目前尚有运用邻近软组织瓣、胸大肌肌皮瓣、髂骨肌肌皮瓣、腹直肌肌皮瓣、背阔肌肌皮瓣等来修复舌术后缺损。各皮瓣有其独特的优点，能再造舌体及恢复舌体运动，但都不能恢复舌体感觉，患者术后舌麻木明显，影响生活质量，所以在注重重建舌外形及功能的同时如何修复舌体感觉已成为目前要解决的问题。

日本的 Koshima（1993）[6] 介绍了游离股前外侧皮瓣在头颈肿瘤术后缺损修复中的应用。股前外侧皮瓣供区隐蔽，皮瓣切取后对供区的功能及美观影响小，患者易于接受。皮瓣血供丰富，可切取面积大。可携带股前外侧皮神经进行皮瓣感觉功能重建或者桥接修复运动神经。皮瓣的制备也较简单，可以首先完成皮瓣血管蒂的解剖，在肿瘤切除完成后可迅速完成皮瓣的设计和切取；可以获得足够长度的血管蒂，血管蒂很容易到达对侧颈部，避免血管蒂长度不够而需的血管移植；血管的口径粗大，游离移植时容易吻合成功，并且不易受到外界因素的影响而发生血栓；皮瓣可以同时携带股外侧肌、股直肌、

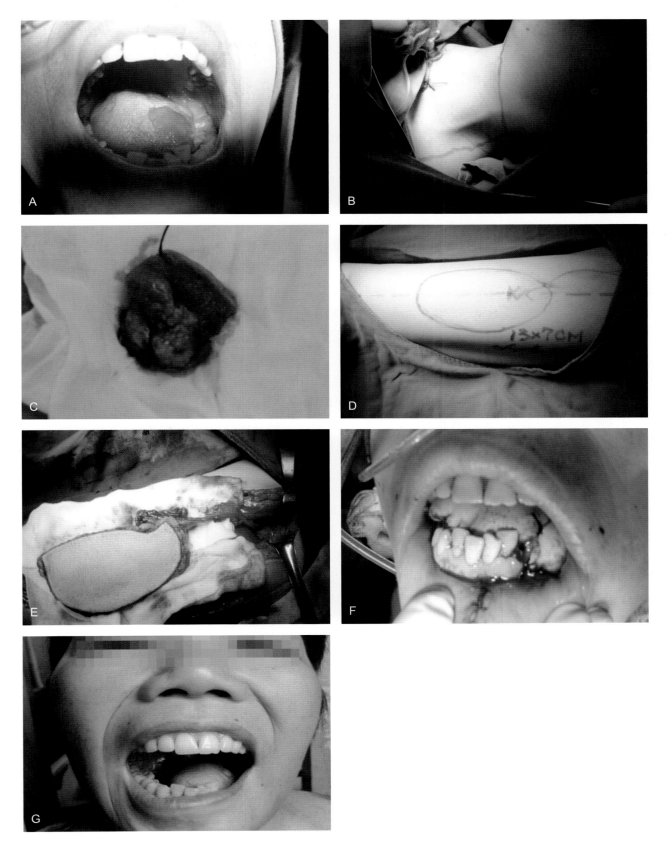

图 59-1　游离股前外侧皮瓣行舌癌根治术后舌再造

A. 术前；B. 术前切口设计；C. 全舌切除；D. 术前皮瓣设计；E. 皮瓣切取；F. 舌再造术后；G. 术后 1 年随访

阔筋膜形成复合组织瓣；皮瓣的面积很大，可以由单一的皮肤穿支血管供应 25 cm×18 cm 的皮瓣；也可以通过切除深筋膜和部分皮下脂肪的方法得到薄型皮瓣。基于此本例患者我们采用游离股前外侧皮瓣行舌癌根治术后的舌再造术。

■ 手术方法

手术方案　手术分二组同时进行。第一手术小组行全舌切除、左侧口底切除（仅保留右侧口底）、下颌骨左侧体部矩形切除、左侧颈根治性淋巴清扫术、右侧颈部Ⅰ区和Ⅱ区淋巴结清扫术。第二手术小组制备游离股前外侧皮瓣，将旋股外侧动脉和静脉分别与右侧颌外动脉和面总静脉吻合，采用股前外侧皮瓣游离移植修复全舌和口底缺损。

手术过程　以髂髌连线中点为中心设计皮瓣。于股前中线做约 10 cm 纵行切口，直达阔筋膜深面。于阔筋膜深面向外侧小心分离，将股外侧肌肌膜与阔筋膜一并掀起，找到进入深筋膜的穿支血管。顺穿支血管向深面找到旋股外侧动脉的降支，于穿支血管外 0.5~1 cm 切断股外侧肌，形成肌袖，解剖降支全长，注意保护伴行神经。完成肿瘤切除后，按舌及口底缺损的范围设计皮瓣，使呈"L"形，穿支血管仅保留一支即可，其中心应位于皮瓣后份较宽处。切开设计线至肌膜，将皮瓣与阔筋膜、股外侧肌肌膜一并掀起，完成皮瓣制备。削薄游离股前外侧皮瓣：去除皮瓣部分阔筋膜及皮下脂肪，将皮瓣前部折叠形成舌尖，后部与舌根缝合，后下方形成舌腹及口底。将皮瓣游离移植于舌缺损处。保留下颌骨的手术尤其是未裂开下唇者因术区狭窄，可将皮瓣置于颌下，先缝合皮瓣的后、外缘，并沿牙龈缘及舌根部向前、内方向间断缝合，同时逐步将皮瓣自颌下拉出，与舌体及舌尖缝合。此方法可解决皮瓣阻塞术腔所导致的缝合困难。以 9-0 无创缝合线将移植皮瓣的血管分别与右侧颌外动脉和面总静脉吻合。

■ 注意事项

◎ 两组手术：为缩短手术时间，手术可分两组同时进行，由几名操作熟练的医师组成皮瓣手术组专门负责游离瓣的制备、缺损区覆盖后塑形缝合、血管吻合及创口关闭。固定的皮瓣手术组在游离瓣制备时解剖及手术操作更熟练、细致，能尽可能减少游离瓣血运及皮穿支血管的损伤。另外由于对游离瓣皮穿支血管位置及血管蒂行走方向非常熟悉，在修剪塑形舌再造时能避免皮穿支血管损伤和血管蒂扭曲，提高游离瓣移植成功率，同时能缩短手术时间。

◎ 皮瓣切取应根据再造要求，修薄皮瓣应注意：

• 根据舌及口底缺损的形态，皮瓣前部较窄，用以修复舌尖及舌的前份，此处对舌的运动影响较大，应重点削薄。

• 该处皮瓣须去除其下方的阔筋膜，再行削薄皮下脂肪，皮瓣周缘的脂肪组织应较少保留，中心则可稍厚，以获得再造舌良好的形态。再造舌尖可约等于或稍大于残余对侧舌尖，缝合时不可有张力，以免影响皮瓣血运。

• 皮瓣后部较宽，用以修复舌的后份、舌根部及口底缺损。此处对舌的运动影响较小，且有穿支血管通过，故不宜过分削薄。

• 未侵及口底的舌癌，因保留了下颌骨，口底的腔隙相对比较狭窄，可剪除部分阔筋膜及皮下脂肪，但必须保留穿支血管外少许血管袖组织。

• 若仍拥挤，原发灶部位则可切除部分下颌舌肌、下颌舌骨肌，并切断或切除茎突舌骨肌及二腹肌，以防止血管蒂受压。口底缺损处应充分止血，防止血肿形成，对血管蒂造成压迫。

◎ 术腔引流：游离瓣移植手术患者血液呈低凝状态，术腔引流量较普通手术患者多，应至少留置 2~3 根引流管负压引流，其中 1 根置于口底皮瓣下方，以通畅引流，避免血肿压迫血管蒂。

◎ 术后游离瓣观察监测：对护士进行专业系统的游离瓣护理知识培训，讲解游离瓣各种血管危象发生的原因及表现，使每位护士在术后游离瓣监测时都能及时准确地做出判断。术后主要密切观察皮瓣的颜色、毛细血管反应、质地、皮纹和肿胀程度，必要时细针针刺皮瓣放血。一旦发现或高疑有血管危象者应立即手术探查，决不能观望等待，贻误探查时机。

参考文献

[1] 黄文孝，陈杰，喻建军，等．21 例舌癌游离股前外侧皮瓣舌再造术临床体会 [J]. 中国肿瘤，2006, 15（11）：779-781.

[2] 杨骁伦，吴汉江．舌癌连续整块切除血管化（肌）皮瓣修复重建术后的功能评价 [J]. 中国现代手术学杂志，2011, 15（3）：9-10.

[3] 周晓，彭大文，瞿吉保，等．应用舌骨下肌皮瓣的经验 [J]. 中华显微外科杂志，1994, 17（4）：285-286.

[4] 唐平章，屠规益，祁永发，等．胸大肌皮瓣的适应证及并发症 -379 例次经验总结 [J]. 耳鼻咽喉 - 头颈外科，1994, 1（1）：44-47.

[5] 孙弘，陈萌卿，伍祖鑫．前臂游离皮瓣行舌再造术的十年经验回顾 [J]. 中华显微外科杂志，1994, 17（2）：82.

[6] Koshima I, Fukuda H, Yamamoto H, et al. Free anterolateral thigh flaps for reconstruction of head and neck defects[J]. Plast Reconstr Surg, 1993, 92（3）：421-430.

60 外阴部癌切除术后穿支皮瓣修复缺损

中南大学湘雅医学院附属肿瘤医院·周晓　李赞

外阴癌具有侵袭性强、进展迅速、易复发等特点，其治疗方法为外阴广泛性切除术或加腹股沟淋巴清扫术，往往需要广泛性切除病灶周围至少2~3 cm的正常组织才能有效减少局部复发率，但是广泛性切除术会造成外阴部皮肤及软组织缺损面积过大、缝合张力过高，术后伤口易感染，创面难以愈合或延迟愈合，瘢痕增生导致阴道口狭窄，术后性能力下降或丧失，严重影响患者的生命质量，尤其是年轻患者[1]。外阴癌行广泛性切除术后如何更好地关闭创面并行外阴重建一直是手术的难点之一，而近年来随着显微外科技术的发展，穿支皮瓣因其皮瓣薄、兼顾外形和功能修复的优点，在组织修复重建中的作用越来越受到重视。

> **·病例介绍·**
>
> 　　患者，女性，34岁。会阴部肿块3年，术后复发1年。3年前发现外阴部肿块，2年前行外阴部肿块切除术，术后1年复发。病理切片报告：外阴部高分化鳞癌。专科检查：外阴部12 cm×9 cm大小菜花状肿块，累及大小阴唇。双侧腹股沟淋巴结无肿大。入院诊断：外阴部癌。
>
> 　　鼻腔插管全麻，行外阴部癌扩大切除，采用双侧臀、股部邻近皮瓣修复。术后皮瓣成活良好，组织缺损一期修复（图60-1）。

■ 治疗方法选择

外阴癌的手术治疗是其主要的治疗方法[2]，为了减少手术的并发症，缩短住院时间，提高患者术后的生命质量，对外阴癌广泛性切除术后的患者进行外阴外形的重建手术就显得十分重要。外阴癌广泛性切除术后组织缺损范围常较大，单纯的植皮手术虽然也能解决问题，但是植皮后的外阴外形及功能常不能令人满意，且无法接受放疗。目前，国内外学者常用腹直肌肌皮瓣、股薄肌肌皮瓣及股前外侧皮瓣等方法修复外阴的外形及功能[3]。但是应用肌皮瓣转移方法常常会在皮瓣供区遗留较大的瘢痕，有时皮瓣供区无法直接缝合甚至需要行植皮手术，从而带来了新的创面；而且肌皮瓣的组织量往往较大，皮下脂肪层较厚，术后外阴形态会显得臃肿，可能需二期修整手术修整[4]。

外阴癌广泛性切除术后主要以皮肤缺损为主，而穿支皮瓣因其具有皮瓣薄、设计灵活、对皮瓣供区外形及功能影响小、术后恢复快等优点，非常适合应用于修复外阴癌广泛性切除术后的创面，能有效减小患者的创伤，达到更好的外形重建和功能恢复。会阴部直接与间接穿支血管的血液供应丰富，

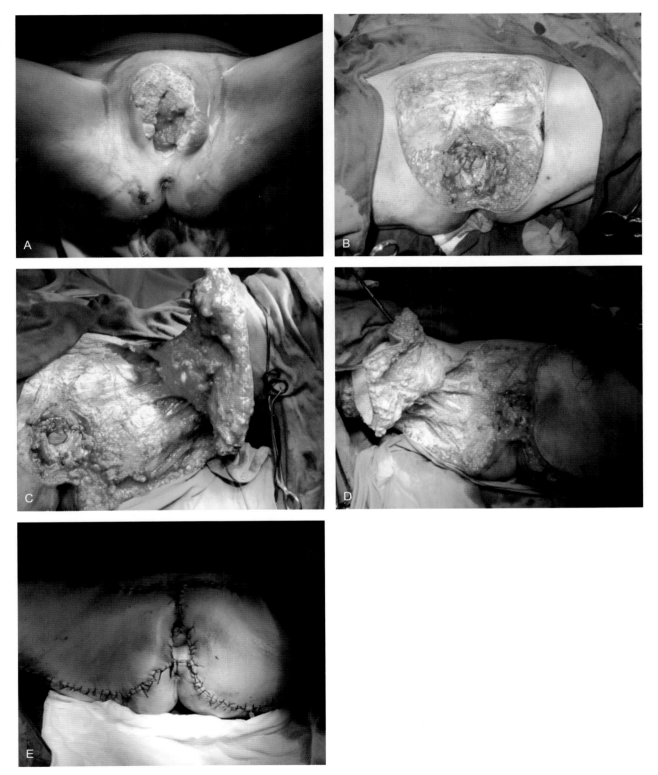

图 60-1　穿支皮瓣修复外阴部癌切除术后缺损
A. 会阴部高分化鳞癌；B. 原发灶切除；C. 设计双侧邻近皮瓣；D. 保留皮瓣下穿支血管；E. 修复创面

为穿支皮瓣的设计提供了良好的解剖学基础。乌兰哈斯等[5]研究发现，会阴部的穿支血管以阴部外浅动脉腹股沟穿支及阴部外浅动脉会阴穿支、闭孔动脉前支穿支、阴唇后动脉穿支这4支穿支血管最具临床意义，分别位于皮瓣上、中、下方，位置基本固定，并且静脉回流丰富，有阴部外浅静脉等多支动脉伴行静脉。

故此病例会阴癌扩大切除术后选用邻近会阴部穿支皮瓣修复缺损创面。

■ 手术方法

术前应用多普勒血流探测仪探测，确定邻近会阴部二侧皮瓣血管穿支的大致位置，使其位于皮瓣根部，尤其是回声最强的主要穿支。术前准备后，距原发癌灶外缘 3 cm 行外阴部癌扩大广泛切除，根据扩大切除后外阴创面的具体情况调整皮瓣的大小、形状及位置，设计双侧邻位穿支皮瓣，切取并转移修复外阴创面。穿支皮瓣的供区直接缝合。

■ 注意事项

◎ 外阴广泛切除术后外阴重建的方法有多种，还没有公认一致的方法，要根据患者的具体情况，选择适宜的皮瓣和重建方法。

◎ 外阴癌广泛切除术后的创面大，且邻近肛门、阴道、尿道，易并发感染，而导致术后创面愈合时间延迟。术中应严格注意无菌、无瘤原则，在肿瘤切除手术结束后应充分以蒸馏水、抗肿瘤药物清洗创面；修复手术开始前应进行彻底消毒，重新铺无菌巾单以及使用新的手术器械。

◎ 根据皮肤组织缺损范围和形状，术前应用多普勒探头确定穿支血管的位置后，可以设计单侧或双侧对称的穿支皮瓣，也可以设计双侧不对称或双侧不同的穿支皮瓣，以达到更好的外形及功能重建；如果皮瓣旋转角度较小或推进距离较近，还可以设计同时包括多条穿支血管供血的皮瓣，可以更好地保证皮瓣的血液供应。

参考文献

[1] 曹冬焱,沈铿,郎景和,等.外阴癌39例手术治疗及预后分析[J].中华妇产科杂志,2000,35：490-493.

[2] Woelber L, Mahner S, Voelker K, et al. Clinicopathological prognostic factors and patterns of recurrence in vulvar cancer[J]. Anticancer Res, 2009, 29：545-552.

[3] 孙宝东,吴鸣,沈铿,等.外阴癌广泛切除术后患者外阴重建术的临床分析[J].中华妇产外科杂志,2006,41：540-543.

[4] Franchelli S, Leone M S, Bruzzone M, et al. The gluteal fold fasciocutaneous flap for reconstruction after radical excision of primary vulvar cancers[J]. Gynecol Oncol, 2009, 113：245-248.

[5] 乌兰哈斯,白晋,宋建星,等.会阴穿支皮瓣的显微解剖研究初步报告[J].中国美容整形外科杂志,2008,19：423-426.

61 | 左下睑癌扩大切除缺损反流轴型耳后岛状皮瓣修复

中南大学湘雅医学院附属肿瘤医院·周晓
河南省人民医院·白辉凯

下眼睑软组织缺损在临床上较为多见，常因外伤、体表肿瘤切除及感染等原因引起，组织缺损创面的修复需要兼顾功能和外观的双重效果。对缺损创面的修复需依据缺损的程度、部位、年龄、性别等选择各不相同的手术方法。对于下睑皮肤缺损面积大于下睑面积 3/5 的病例，且合并下睑部分复合组织缺损的患者宜采用皮瓣来修复。恶性肿瘤切除后常致下睑全层大面积缺损，不仅需要的皮瓣面积明显增大，且需同时修复睑板与结膜。

· 病例介绍 ·

患者，女性，49 岁。左下睑癌术后复发 3 个月。1 年前发现左下睑肿块，在当地医院行左下睑肿块切除，术后 3 个月发现左下睑肿块复发。病理报告为：左下睑基底细胞癌。专科检查：左下睑缘中央溃疡，可见 2.0 cm × 0.8 cm 大小肿块，左耳前淋巴结和双颈淋巴结无肿大。

鼻腔插管全麻，行左下睑癌扩大切除术，左下睑缺损用耳后皮瓣修复，用口颊黏膜修复左下睑黏膜缺损，供区创面直接缝合。术后皮瓣成活良好，左下睑缺损修复，外形满意（图 61-1）。

■ 治疗方法选择

眼周软组织缺损修复的关键是有效地弥补组织缺损，以达到兼顾功能和外观的双重疗效，临床上有多种修复方法[1-3]，眼睑再造又分为前层重建（皮肤和眼轮匝肌）和后层重建（睑板和睑结膜），临床医师一直在寻找理想的后层重建的方法和材料，其中以自体组织移植如硬腭黏膜、口腔黏膜等为最佳[4]。本例患者病灶切除后下睑全层缺损超过 3/5，应用以颞浅动脉为蒂耳后动脉反流供血的乳突区岛状皮瓣修复眼周创面，供区位置隐蔽，可直接拉拢缝合或移植皮片封闭创面，皮瓣外形及肤色质地接近眼周正常组织。后层修复选择口腔黏膜游离移植修复。

■ 手术方法

术前术区画线，标明颞浅动脉大概走行方向，术前准备后，距原发灶外缘 0.8 cm 行左眼睑肿块扩大切除，术后全下睑缺损；在耳廓上端耳屏前约 1 cm 处沿颞浅动脉上行方向向头顶部做切口，长约9 cm，在切口末端另做一与之垂直横切口，切口呈"T"形，向两侧分离掀开头皮瓣，暴露颞浅和耳后血管以及两者之间的血管吻合区，于颞浅动、静脉前方约 1 cm 处和耳后动、静脉后方约 1 cm 处，向顶部切开颞筋膜，两切口在距离耳廓上端约 9 cm 处连接，内含两组血管吻合网，在颞深筋膜下掀起包

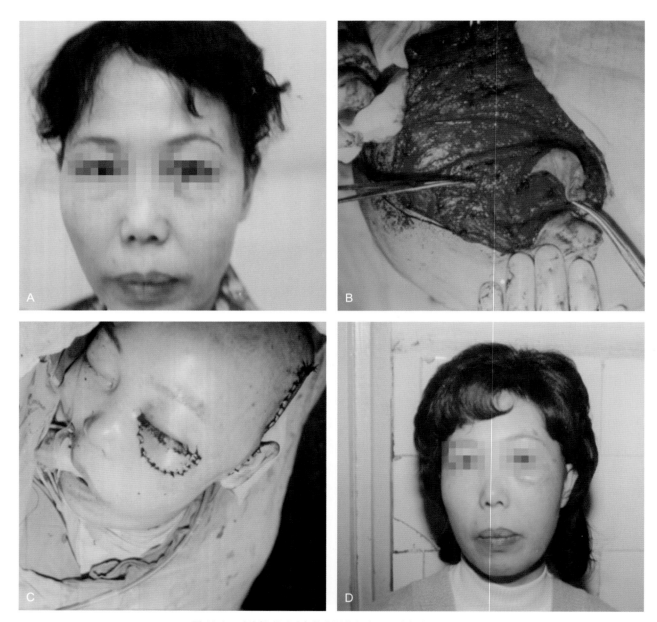

图 61-1 反流轴型耳后岛状皮瓣修复左下睑癌扩大切除缺损
A. 术前；B. 术中皮瓣切取；C. 术后；D. 术后 2 年复诊

含颞浅动静脉和耳后动静脉的筋膜瓣，沿耳廓背面发际延长切口，直至显露耳后动脉及其分出的耳支，在耳支起始端下方结扎并切断耳后动脉，全层切取皮瓣或者耳廓复合组织瓣。在筋膜蒂部颞浅血管和耳后血管之间，从耳廓上端处向上剪开不大于 6 cm 的筋膜，以延长蒂部，使能无张力的转移至缺损区。完成制备以颞浅血管为蒂的反流轴型耳后岛状皮瓣。切取相应面积口颊黏膜做衬里缝合在皮瓣内侧面，帮助重建下眼睑黏膜面。复合移植物转移修复下睑。耳后供区皮肤缺损植皮修复，口内黏膜供区直接缝合。

■ 注意事项

◎ 反流轴型耳后岛状皮瓣术后早期血流缓慢、静脉回流障碍、皮瓣坏死是常见并发症，分析其原因常与颞浅动静脉以及耳后动静脉伴行并不密切有关，甚至相隔较远，术中切取血管蒂时应确保将静脉包含在其中，血管蒂留有一定宽度（2.5 cm 以上的宽度）[5]。如出现回流障碍，可按摩蒂部：用纱布卷成条状，从移植物的远端向颞部方向挤压，力量适中，瘀紫症状可减轻。

◎ 耳轮角上方 6~9 cm 是耳后动静脉终末支与颞浅动静脉顶支的终末支的吻合区域，手术成功关键在于要确保吻合支的完好，在耳廓上方向上剪开筋膜时，不能超过 6 cm，避免吻合血管网损伤，影响移植物血供。如果蒂部仍不够长，可以从颞浅血管蒂部向受区方向适当游离。

◎ 为避免术后水肿压迫蒂部血管，皮下隧道应有宽松的空间，止血应彻底，防止血肿形成；皮瓣转移时，血管蒂应充分舒展无扭曲，无张力。

参考文献

[1] 房林，王佳琦，赵振民.皮肤扩张术在眼睑组织修复中的应用 [J]. 解放军医学杂志，2010, 35（1）：93-96.

[2] 朱飞，宁金龙，李小静.岛状皮瓣在面部较大面积皮肤软组织缺损修复中的应用 [J]. 中华医学美学美容杂志，2010, 16（1）：7-9.

[3] 龚忠诚，林兆金，阿地力·莫明.应用前额皮瓣修复鼻和睑部眶下区基底细胞癌切除术后缺损 [J]. 中华医学美学美容杂志，2010, 16（2）：126-128.

[4] Miletic D, Elabjer B K, Bosnar D, et al. Our approach to operative treatment of lower lid ectropion [J]. Acta Clin Croat, 2010, 49（3）：283-287.

[5] 邱柏程，于海生.应用颞浅动脉跨区供血的反流轴型耳后岛状皮瓣修复面部缺损 [J]. 中国美容医学，2014, 23（23）：1959-1962.

第六章

其他显微应用

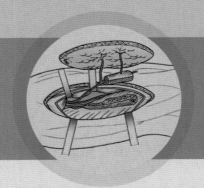

62 | 尺骨小头巨大软骨瘤前臂成角短缩畸形重建术

广东省顺德和平外科医院·张敬良

骨肿瘤是发生于骨骼或其附属组织的肿瘤。随着人们生活水平的提高，患者多不愿接受单纯的肿物扩大切除术，有保留肢体完整及功能的要求[1]。骨肿瘤切除术后往往遗留大块骨缺损，这是临床面临的难题之一，如何修复骨缺损，最大限度地保留肢体的外观与功能，仍是骨科及创伤显微外科领域的热点问题。大段异体骨的移植存在组织相容性、感染、不愈合等并发症；骨填充材料因材质的不同亦有不同的缺点。下文介绍一例尺骨远端骨软骨瘤切除术后采用自体骨皮瓣移植修复的病例，术后患肢外形、功能均恢复良好。

> **·病例介绍·**
>
> 　　患者，男性，16岁。右腕部逐渐长大一肿物10余年入院。查体：一般情况良好，右腕部尺侧可见一大小约 6.0 cm×5.0 cm 的肿物，质硬，无压痛，不可移动，肿物表面皮肤软组织未见静脉曲张及破溃，右手各指血运感觉好，活动正常，右手腕关节活动主被动受限：20°—0°—30°；右前臂较健侧短约 3 cm，自然位时手尺偏约 30°。X 线：右尺骨远端不规则团状高密度影。诊断：右尺骨远端骨软骨瘤、桡骨弯曲短缩畸形（图 62-1）。

■ 治疗方法选择

前臂由尺桡双干状骨组成，两者远近端各形成下上尺桡关节相关联，协调生长、相互稳定和运动，其中一骨的疾患往往可影响到另一骨，造成前臂的功能障碍，本例因尺骨远端肿瘤切除后会造成尺骨大段骨缺损，难以处理。另外，由于尺骨远端骨肿瘤造成尺骨小头骨骺破坏，导致尺骨发育迟缓，从而又制约了桡骨的发育，造成桡骨弯曲短缩畸形。所以要解决上述问题，我们选择：①彻底切除尺骨远端肿瘤。②桡骨畸形的矫正需打断桡骨并做骨延长术。③根据畸形矫正后尺骨远端缺损范围行游离腓骨移植。

■ 手术方法

一期手术　右前臂切开，充分显露尺骨远端骨肿瘤，在肿瘤近侧正常尺骨部分将尺骨远端骨软骨瘤切除，桡骨中段截骨，在截骨两端桡骨上安装骨延长器，术后按 1 mm/d 进行缓慢延长。

二期手术　骨延长 1 个月后进行二期手术（延长约 1.5 cm），根据尺骨缺损长度，设计、切取略短长度（避免与腕骨接触）的对侧带腓动静脉的腓骨瓣移植至前臂尺骨，钢板内固定，腓动静脉与前臂

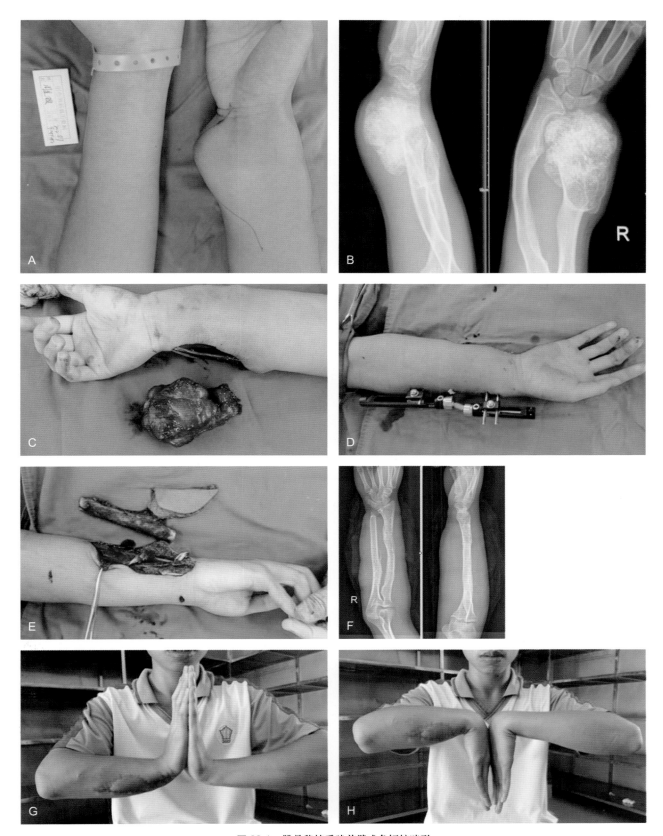

图 62-1 腓骨移植重建前臂成角短缩畸形

A. 术前双臂；B. 术前右前臂 X 线片；C. 术前切除肿瘤；D. 术中桡骨牵引延长架固定；E. 二期腓骨移植重建尺骨缺损；

F. 术后 1 年复诊 X 线片；G. 术后 2 年随访腕背伸功能；H. 术后 2 年随访腕掌屈功能

尺动静脉吻合。分别在重建的尺骨远端桡侧和桡骨远端尺侧前后钻孔，取相应长度的掌长肌腱分别穿两孔编制缝合以重建下尺桡韧带，增加重建尺骨小头的稳定性。

■ 注意事项

⊙ 巨大骨软骨瘤过大时会压迫邻近肌腱、血管、神经[2]，肿瘤需切除彻底。从正常骨干处截除，因较为膨大，将尺神经、尺血管、尺侧屈腕肌腱压至扁平状并紧贴瘤体。切除时需仔细剥离，必要时需在镜下操作，以免造成损伤，远端的三角纤维软骨复合体亦应仔细剥离。

⊙ 此患者肿瘤生长10年正处在机体快速发育期，而手术时已16周岁，没有更大的生长空间，所以可以根据当前的缺损长度进行修复，即使有所生长，也会使再造的尺骨远端远离腕骨，避免了相互碰撞。所以，若年龄偏小，腓骨移植需拖后几年，以免生长不匹配。

⊙ 手术操作时需避免尺、桡骨之间相通，应相互封闭以免形成骨桥。

⊙ 严格按照骨延长的操作规则进行，延长速度应适宜[3]，以免并发症的产生。

参考文献

[1] 鞠红纲，韩辉，刘丽杰. 第1掌骨骨巨细胞瘤1例[J]. 实用手外科杂志，2015，29（2）：229.

[2] 王重阳，吴伟乾，李明娴. 股骨小转子单发巨大骨软骨瘤1例[J]. 中国骨伤，2015，28（5）：461-463.

[3] 郭永成，邢光卫，董延召. 尺骨延长联合瘤体切除治疗儿童遗传性多发性骨软骨瘤尺骨短缩畸形近期效果观察[J]. 临床误诊误治，2015，28（7）：98-100.

63 | 胫骨瓣游离移植治疗尺骨骨不连

河南省滑县正骨医院·郭子文　武俊旗

严重创伤造成的上肢骨干缺损，临床常用髂骨瓣或者腓骨瓣游离移植来修复，但髂骨瓣长度有限、腓骨瓣又对下肢破坏太大，游离移植胫骨内侧骨板，修复尺桡骨非承重骨的大段缺损，以最大限度改善肢体外形及功能，又对供区的破坏较小，不失为一种修复长段骨缺损的方法[1-4]。

·病例介绍·

患者，男性，42岁。2年前车祸致右尺桡骨开放性骨折，在当地医院行尺桡骨内固定手术治疗，术后感染导致骨髓炎，多次扩创造成尺骨骨缺损。入院后完善相关检查，行左侧游离胫骨瓣修复右侧尺骨骨缺损。术后2年随访，X线片显示移植骨瓣与原尺骨愈合，胫骨瓣无骨吸收现象。右前臂外观良好，肘关节屈伸功能良好，前臂旋转功能良好，左侧胫骨供区骨形态修复良好，患者及家属对手的外观及功能感到满意。

■ 治疗方法选择

本例患者系右尺骨大段骨缺损，需行游离骨移植修复，术前制订手术方案思路：①游离髂骨瓣移植，考虑髂骨瓣长度有限，本例患者初期治疗骨折时取过髂骨，目前需移植骨块长度为8~10 cm，故而排除。②游离腓骨瓣，患者对骨干缺损有恐惧心理，尺骨缺损不能正常干活，害怕因腓骨缺失不能行走，坚决否定此方案。③游离移植胫骨内侧骨板面，既能修复前臂尺骨非承重骨的大段缺损，以最大限度改善肢体外形及功能，又能对胫骨供区造成损害较小，患者满意度高。

具体手术方案：供受区上下两组同时进行。关键手术操作如下。

• 受区扩创：以右前臂尺侧设计切口，探查出尺动脉备用，切除坏死骨块切新，术前阅片估计骨缺损为8~10 cm，刮除堵塞的骨髓腔。

• 供区游离骨瓣：以胫骨中上段内侧设计胫骨瓣约10 cm，血管蒂保留胫后动脉骨膜穿支，骨瓣切取后创面止血，创口直接关闭。

• 骨支架重建：锁定钢板固定尺骨及游离骨瓣。

• 骨瓣受区血管吻合：将游离骨瓣血管与尺动脉吻合，如血管不匹配寻找尺动脉穿支吻合。骨瓣通血后，关闭创面。

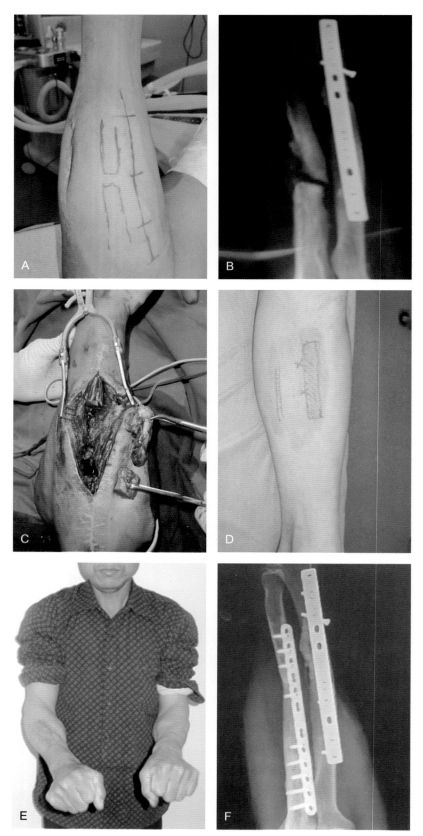

图 63-1 胫骨瓣游离移植修复尺骨骨不连

A. 右尺骨缺损；B. 术前 X 线片；C. 术中切除尺骨硬化骨；D. 设计胫骨骨瓣；E. 术后 2 年复诊；F. 术后 2 年 X 线片

■ 手术方法

入院后在气管插管全麻下行手术，分上、下两组手术，上肢受区扩创探查出可吻合血管，下肢组设计切取骨瓣（图 63-1）。

受区准备 以骨缺损处为中心经右前臂尺侧行长约 15 cm 切口，探查寻找出尺动脉主干及周围肌肉较大穿支，保留备用。剥离骨面并探查切除骨缺损处大量增生的结缔组织，剥离骨膜暴露硬化骨，线锯锯除硬化坏死骨块，彻底刮除尺骨髓腔内的增生组织，骨缺损处测量约 10 cm，创面彻底止血，待供区骨瓣切取。

切取游离骨瓣 供区以胫骨中上段设计骨瓣，切开胫骨后侧皮肤探查出胫后动脉，沿动脉寻找骨膜穿支，发现胫后动脉入骨膜有较粗大的几个穿支，尽量剥离保护好其中靠近上端的穿支血管蒂，切取到胫后动脉穿支起点，保护好穿支及骨膜，取胫骨内侧板，尽量不破坏骨脊，电钻打排孔，骨刀取出骨瓣，血管蒂较短，约 3 cm。

骨瓣移植 受区用锁定钢板固定尺骨及骨瓣，血管蒂和尺动脉的一个肌穿支做吻合，吻合 2 条动脉、2 条静脉。骨瓣渗血良好，关闭创面，负压引流。

术后处理 术后平卧 1 周，下地保护性锻炼，伤口愈合良好。术后得到临床心理支持和康复功能锻炼指导。

■ 注意事项

◎ 术前周密计划，受区清创要严格按照解剖层次，仔细分离寻找血管，保护好尺动脉及其分支，以便与移植胫骨瓣营养血管吻合。

◎ 尺骨清创时应尽量去除硬化死骨，打通骨髓腔，以保证移植骨的顺利愈合。

◎ 骨瓣切取时应精细操作，注意保护胫后动脉及穿支血管，精细操作不损伤血管；对骨瓣切取时尽量不要破坏胫骨的前侧及内后侧骨脊，避免造成胫骨的后期骨折，也不能剥离骨膜，以免影响骨瓣血供。

◎ 重视康复训练，应尽早进行功能锻炼，特别注意前臂的旋转功能训练。

参考文献

[1] 范启申，周祥吉，郭德亮，等 . 带血管的骨膜瓣和筋膜瓣联合移植治疗难治性骨不连 [J]. 中华显微外科杂志，2002, 25（2）: 138-139.

[2] 秦书俭，贾本智，钱红，等 . 胫骨滋养动脉的解剖学研究 [J]. 解剖学杂志，1994, 17（3）: 206-208.

[3] 周明武，李坤德，赵东升，等 . 健侧骨膜皮瓣桥式转移修复患侧胫骨骨不连及软组织缺损 [J]. 实用医药杂志，2006, 23（2）: 156-158.

[4] 杨英才，孙振中，张重阳，等 . 以胫后动脉为蒂的逆行岛状皮瓣并联胫骨瓣修复足跟皮肤及跟骨缺损 [J]. 中华整形外科杂志，2015, 31（2）: 143-144.

64 阴囊中隔皮瓣尿道成形术

山东省菏泽开发区中心医院·吴传城
山东省文登市立医院·杨永利

尿道狭窄是临床比较常见的疾病，原因包括先天性尿道狭窄、炎性尿道狭窄、外伤性尿道狭窄等，表现为排尿困难、尿潴留，甚至肾积水、肾脏萎缩、性功能不良等。治疗方法多种多样，包括尿道扩张、尿道成形术等。笔者在前尿道狭窄或闭塞的病例中选用阴囊中隔皮瓣重建尿道，取得了良好的临床效果。

> · 病例介绍 ·
>
> 患者，男性，51 岁。硫酸烧灼导致前尿道闭锁不能自主排尿 10 余年。患者于 10 年前被硫酸烧伤前尿道，开始依靠导尿管排尿，后来尿道完全闭锁不能自主排尿，自行膀胱穿刺严重影响生活。专科检查显示耻骨上见反复多次穿刺瘢痕，阴茎发育正常，无包茎，沿阴茎向尿道口方向挤压无分泌物，尿道口无红肿，尿道探子无法插入，前尿道完全闭锁。术中切除尿道内的瘢痕组织，设计切取阴囊中隔皮瓣，反转皮瓣，置入导尿支架，行尿道成形术。术后皮瓣成活，排尿通畅。随访 3 年以上无尿道再狭窄，性生活质量提高。供区直接缝合愈合良好，仅留线性瘢痕。无任何并发症出现（图 64-1）。

■ 治疗方法选择

前尿道狭窄或闭塞治疗甚为困难，近几十年来不少学者主张行尿道成形术治疗[1, 2]。王善民等[3]认为对于复杂性尿道狭窄，可应用尿道套入法进行治疗，但是套入法深浅不易掌握，并发症多，狭窄段长者不宜使用。单纯尿道扩张疗程长、患者痛苦大、易复发、疗效差[4]！笔者认为该疾病的治疗仍以带蒂皮瓣成形术治疗为宜。阴囊皮肤血供来源于阴囊前动脉和阴囊后动脉，阴囊前后动脉之间有吻合，两侧穿过阴囊隔瓣亦有吻合，阴囊中隔皮瓣具有皮瓣薄、弹性好、易切取、供区隐蔽、血管走行相对恒定、血管蒂长等优点，在治疗前尿道狭窄或闭塞中是一种行之有效的治疗方法！

■ 手术方法

设计皮瓣　根据缺损大小及长度在阴囊前方设计皮瓣，大小为 4.0 cm × 2.5 cm~6.0 cm × 3.5 cm。

阴囊中隔皮瓣切取　注意在近尿道口端 1 cm 皮下组织勿做过多分离，以免损伤蒂根部血管丛。切取直至皮瓣翻转至阴茎腹侧无张力为止。

阴茎前端隧道及尿道成形　于阴茎前端腹侧皮下做潜行隧道，置入多孔硅胶管做尿道支架。翻转

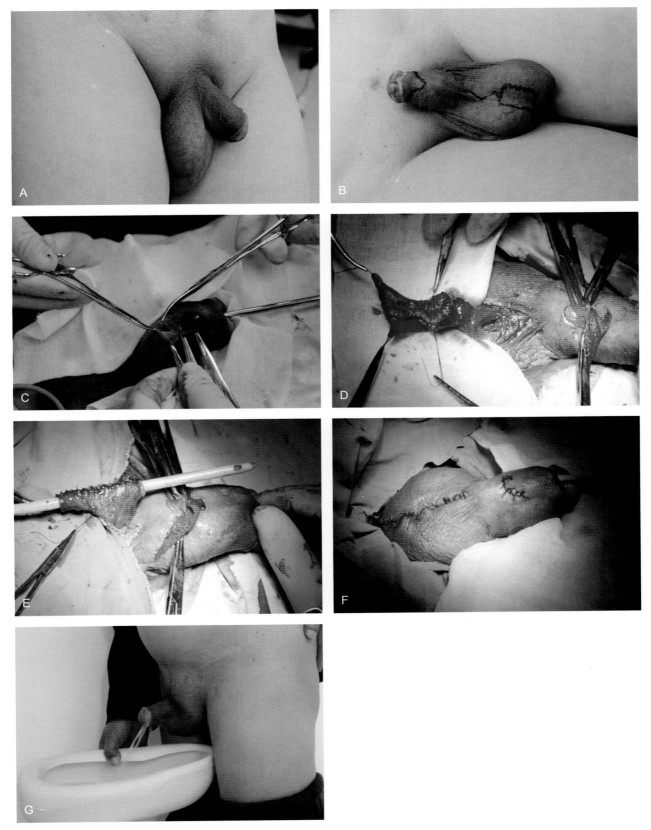

图 64-1　阴囊中隔皮瓣在前尿道狭窄的临床应用

A. 术前；B. 皮瓣设计；C. 切除瘢痕挛缩带；D. 皮瓣的切取；E. 置入尿道支架；F. 术后；G. 术后自主排尿

中隔皮瓣包绕支架管，缝合成皮管。皮管近端与原尿道外口吻合，远端穿过阴茎前端隧道，与隧道口皮缘间断外翻缝合成新尿道外口。

■ 注意事项

◎ 切取皮瓣长度应足够：一般应较尿道口至阴茎头尖距长 1 cm 左右，避免张力缝合，否则术后阴茎向下弯曲。

◎ 重建尿道：尿道吻合口缝合时注意外翻，不能内翻，避免尿道再次狭窄或形成尿道结石等并发症。

◎ 防止损伤阴囊中隔重要血管丛：术中仔细分离蒂部血管，必要时在显微镜下操作，血管主干尽量保留，确保皮瓣血供充足及翻转无张力。

参考文献

[1] 吴阶平. 泌尿外科 [M]. 济南：山东科学技术出版社，1993, 917-920.

[2] de la Rossetle J J, de Vries J D, Lock M T, et al.Urethroplasty using the pedicled island flap technique in complicated urethral strictures[J].J Urol, 1991, 146（1）：40-42.

[3] 王善民, 张绍增. 外伤性尿道狭窄治疗方法分析 [J]. 临床泌尿外科杂志，2000, 15：249-250.

[4] 何恢绪. 尿道下裂外科学 [M]. 北京：人民军医出版社，1998：140.

65 骨搬移联合皮瓣技术分期治疗胫腓骨 GUSTILO ⅢC型骨折

陕西省第四人民医院·张亚斌　庞仲辉　侯刚　裴少琨

随着工业的迅速发展，高能量损伤的病例逐渐增多，尤其胫腓骨重度开放性粉碎骨折十分常见，因小腿自身解剖特点，其皮下少有软组织覆盖，损伤后常伴有大面积组织损伤及骨外露，一期很难同时解决皮肤软组织及骨缺损的问题，常需分期治疗[1]，分别解决各个组织损伤的问题，以达到最佳手术效果。本文作者遇到一例左胫腓骨开放性骨折（GUSTILO ⅢC型），因皮肤软组织缺损，骨折伴大段骨缺损合并血管、神经损伤，急诊很难同时解决所有面临问题，且因高能量损伤，患者全身应急状态，不能耐受较大手术，笔者采用一期血管、神经修复，骨折外固定支架固定，患者全身状态平稳后，二期行皮瓣修复术及 Ilizarov 外固定支架骨搬移术，患者的下肢功能在后期得到较满意的恢复。

·病例介绍·

患者，男性，22岁。2011年9月25日因骑摩托车相撞，致左下肢严重损伤。入院查体：左小腿前侧中段可见一 15 cm×40 cm 的皮肤软组织缺损，组织挫伤明显，胫骨骨折断端外露伴骨块游离，左足各趾肤色苍白，肤温低，张力差，感觉麻木。

鉴于患者左下肢损伤严重，皮肤软组织缺损，粉碎性骨折、骨块游离伴血管、神经损伤，组织挫伤严重，一期同时解决所有问题较困难。遂行一期行血管、神经吻合，骨折外固定架固定术，待患者病情稳定后，二期行游离胸脐皮瓣修复覆盖骨外露，于皮瓣修复术后1个月行 Ilizarov 外固定支架骨搬移术。术后18个月见骨折愈合良好，拆除外固定支架，左下肢感觉运动恢复正常，小腿肌力恢复5级。患者及家属对左下肢功能恢复满意（图65-1）。

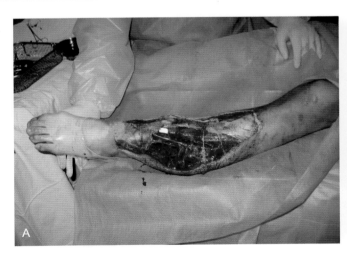
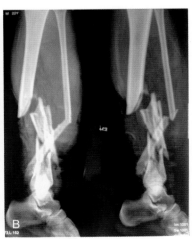

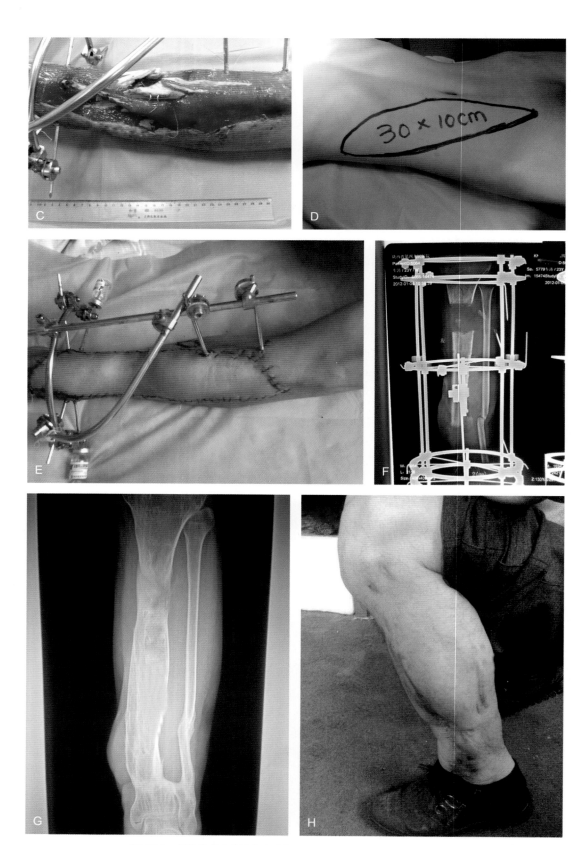

图 65-1　骨搬移联合皮瓣技术分期治疗胫腓骨 GUSTILO ⅢC 型骨折

A. 术前；B. 术前 X 线片；C. 一期修复后；D. 二期胸脐皮瓣设计；E. 二期皮瓣修复术后；F. 三期行骨搬移术；

G. 骨搬移后骨折愈合；H. 术后随访

■ 治疗方式选择

本例患者左胫腓骨骨折为 GUSTILO ⅢC 型，胫前组织缺损，一期同时修复血管、神经损伤，皮肤缺损及骨缺损。手术创伤及风险大，设计复杂，操作困难，受伤急性期局部软组织损伤窗口界限不清晰，造成皮瓣血管吻合困难，风险较大，容易加重患者全身重要器官负担及易造成皮瓣坏死可能，造成不可挽回损伤[2]。如分期治疗，可细化手术操作，手术相对安全，有望达到最佳治疗效果。因此本例患者计划先一期给予左下肢彻底清创，骨折外固定支架固定，血管、神经修复；待左下肢血运稳定，局部组织损伤窗口界定后，二期再次清创切除失活组织及骨折块，行游离胸脐皮瓣修复创面；三期行 Ilizarov 骨搬移术恢复下肢力线及骨质连续性。

■ 手术方法

一期手术　在硬腰联合麻醉下手术，彻底清创左侧胫前有大面积皮肤缺损，胫前动脉及腓深浅神经断裂，遂先行左侧胫骨骨折外固定支架，胫前动脉及腓神经吻合术，恢复稳定性及下肢血供。

二期手术　创面稳定后无感染迹象，在全麻下再次彻底清除失活组织及清除骨折碎块，缩短左下肢调整外固定支架后，行右侧胸脐皮瓣修复左下肢创面。

三期手术　待皮瓣移植术后 1 个月，在腰麻下行 Ilizarov 骨搬移术。用微创连孔截骨法[3]于干骺端截骨。并增加跟腱牵伸装置[4]防止足下垂，术后 10 个月骨折断端会师，18 个月骨折愈合良好，截骨处矿化良好，给予拆除外固定支架。

■ 注意事项

◎ 血管吻合及皮瓣修复需要有丰富显微外科经验的医师来完成，因为血管口径差别大、体位不佳、发生血管危象后探查有外固定支架阻挡，一旦失败后来补救就更加困难。

◎ 截骨延长的时机选择在皮瓣修复术后 1 个月左右，避免早期牵张对皮瓣成活的干扰[5]。

◎ 截骨处尽量靠近干骺端，牵张开始时间为手术后 1 周开始；鼓励患者术后 24 小时下地功能锻炼，减少并发症的发生。

◎ 骨再生后到完全矿化要持续 1~3 年才能完成，该期间外固定支架要保留防止发生骨折[6]。

参考文献

[1] 骆苏红，栾波，王积辉.治疗感染性骨不连伴大段骨缺损的探讨与思考[J].医学与哲学（B），2014,35（20）：17-18.
[2] 吴凌峰，蔡晓斌，蓝益南，等.带蒂复合组织瓣联合 Ilizarov 技术治疗小腿大段骨、软组织缺损伴感染[C].2014 年浙江省医学会手外科暨显微外科学学术年会论文汇编，2014.
[3] 夏和桃.实用骨外固定学[M].北京：人民卫生出版社，2013：595.
[4] 尹燕军，牛勇.Ilizarov 牵伸技术在外伤性垂足治疗中的应[J].中国矫形外科杂志，2007,8：592-594.
[5] 周祥吉，薛丁山，杨富强，等.骨搬移联合皮瓣移植术在小腿医源性感染治疗中的应用[J].中国骨与关节损伤杂志，2014,29（12）：1233-1235.
[6] 郝光亮，张贵春，曹学成.骨搬移术治疗胫骨骨折术后感染性大段骨缺损的疗效分析[J].中国骨与关节外科，2014,10（5）：370-373.

66 分期治疗膝关节严重瘢痕挛缩畸形

广东省顺德和平外科医院·张敬良

烧伤导致肢体大面积瘢痕较为常见，若合并关节挛缩畸形，必然导致肢体功能活动障碍，给患者心理及生活造成极大负担[1]。临床上我们遇到一例烧伤后下肢后侧瘢痕粘连造成膝关节极度屈曲13年的患者，一期切开瘢痕、松解关节，给予腘窝处皮瓣修复、余创面游离植皮，外固定支架固定，术后缓慢调整外固定支架持续牵引，取得良好的功能。

·病例介绍·

患者，男性，17岁。4岁时被烤火盆烧伤后致右下肢膝关节严重屈曲畸形，不能双腿直立，蹲行生活13年入院。专科检查：整个右大腿及小腿后侧由瘢痕蹼状粘连在一起。右膝关节成屈曲位，不能伸直，主被动活动范围为140°~150°；右下肢肌肉萎缩，肌力4级。右踝关节内翻畸形，足趾末梢血运好，感觉正常，足趾肌力4级。右大腿长37.5 cm，小腿长36 cm，左大腿长40 cm，左小腿长38 cm。患肢较健肢短缩4.5 cm。膝关节X线显示：右膝关节屈曲畸形，伸展不能，右膝关节正常存在，对应关系基本正常，构成膝关节诸骨结构完整连续，骨干关节发育细小，未见其他异常（图66-1）。

■ 治疗方法选择

此病例非常特殊和复杂，幼儿时烧伤后无医疗介入，自行愈合，至大小腿后侧瘢痕粘连膝关节严重屈曲畸形，并于发育期的13年中蹲行，无就医，影响肢体发育并引起组织挛缩。术前分析，瘢痕切开，深部组织进行游离、松解，分开几乎并拢的大小腿。根据术中情况，可能会有腘窝处的关节囊、韧带、肌腱、血管和神经的挛缩，需进行松解，术中松解程度取决于以不影响血管、神经功能为度，残余屈曲畸形则可以通过术后外固定支架缓慢牵引矫正。如果血管、神经挛缩，影响伸膝，则不能一期进行延长，术后需进行二期延长，达到伸直膝关节的目的。后侧产生的大面积皮肤缺损和腘窝处各组织的外露，需行皮瓣移植术，选择的方案是同侧以旋股外侧降支血管为蒂的逆行股前外侧血管蒂皮瓣转移覆盖创面，而松解后腘窝则可用皮片修复，以减少皮瓣切取面积。

■ 手术方法

在腰硬联合麻醉下行右大小腿相连瘢痕切开，右膝关节屈侧松解，见膝关节后侧腘部血管、神经、肌腱外露。半腱肌、半膜肌、股二头肌腱挛缩，将半腱肌、半膜肌、股二头肌腱行"Z"字切开，延长

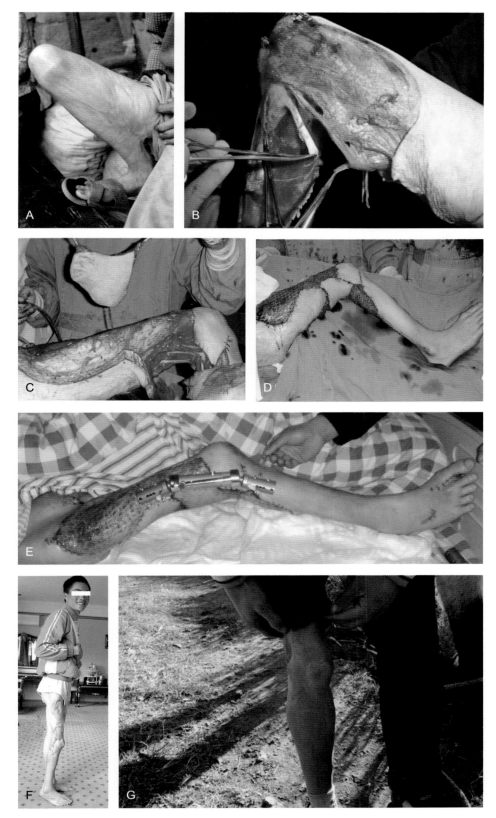

图 66-1 小儿烧伤后下肢后侧瘢痕粘连膝关节伸直术

A. 术前情况；B. 术中松解肌腱延长；C. 术中逆行股前外皮瓣切取；D. 术后创面覆盖及伸肢程度；E. 术后神经延长并伸膝；

F. 术后半年随访；G. 术后 2 年随访

备用。坐骨神经、腓总神经、胫神经、腘动脉及伴行静脉继续进行探查松解分离周围挛缩组织后，膝关节被动活动范围 150°（屈）—70°（伸）—0°，并腘窝处可见 11 cm×10 cm 的皮肤缺损，胫后及腓总神经仍呈弓弦状外露。

设计右侧大腿约 15 cm×14 cm 以股前外侧动脉降支远端为蒂的股前外侧逆行皮瓣（考虑后期延长需要，将皮瓣设计长宽各预留 4 cm），反转覆盖修复右腘窝处皮肤软组织缺损，右大腿供区、小腿后侧游离植皮，左大腿取皮术。闭合创面后，单臂外固定支架调至直线及最短位，在股骨远段及胫骨近段合适位置各打入 1 枚外固定支架用螺丝钉，远近侧夹块置于螺丝钉上略固定夹块，但不固定螺丝钉（螺丝钉与夹块间可相对转动）。此时，伸直位固定的支架延长杆与大小腿之间形成三角形，三角形底边即延长杆，延长底边使膝关节慢慢伸直。术后皮瓣及植皮顺利存活，同时调整外固定架以每天 1 mm 的速度持续牵引延伸，牵引延长 60 天后，膝关节已调至 5°（屈）—5°（伸）—0°，肢体远端感觉及运动无异常，拆除外固定架，先拄双拐进行站立行走训练。

术后经过 1 个月的系统康复治疗及在家自行锻炼，6 年随访见双足行走自如无跛行，膝关节主被动活动范围 150°（屈）—0°—0°（伸），右下肢外观无萎缩，周径无差异，肌力达 5 级，右踝关节无内翻畸形。

■ 注意事项

◎ 膝后侧的腘窝部结构复杂，是下肢血管和神经通往远侧的重要通道及肌肉和肌腱移行的重要枢纽。腘血管、胫后神经、腓总神经等重要的血管和神经位于深层，贴近关节囊走行，而半腱肌、半膜肌腱及股二头肌腱则较远离后关节囊。

◎ 手术难度较高，工程较大，除了一期瘢痕切开、膝关节后侧组织松解、肌腱延长、皮瓣覆盖外，二期还进行了神经延长伸膝术。股前外侧皮瓣在修复肢体组织缺损应用广泛，被誉为"万能皮瓣"，是游离修复肢体创伤的首选，临床上有学者采用逆行带蒂皮瓣移位修复膝部软组织缺损取得满意疗效[2]。

◎ 需要特别关注的是：①术前做充分和尽可能准确的病情评估，制订详细的手术方案及备选方案。②要熟悉腘窝详细解剖，做到最充分和可能地松解、游离。③神经延长是个难点，稍有不慎或粗心就会造成远侧肢体神经肌肉的瘫痪，所以，整个延长过程要细心并用心，密切观察肢体的感觉、运动变化，随时调整延长速度，做到每 1 mm 分为最少 4 次进行延长，确保神经安全。④尽早投入生活和工作非常有利于康复。

参考文献

[1] 张梦思，付晋凤，刘军，等 . 儿童下肢烧伤后严重瘢痕挛缩临床治疗体会 [J]. 昆明医科大学学报，2014, 35（6）：164.
[2] 郑鑫，安洪宾，陈滔，等 . 膝上外侧动脉穿支髂胫束皮瓣修复腘窝部瘢痕挛缩 [J]. 中国骨伤，2013, 26（2）：128-130.